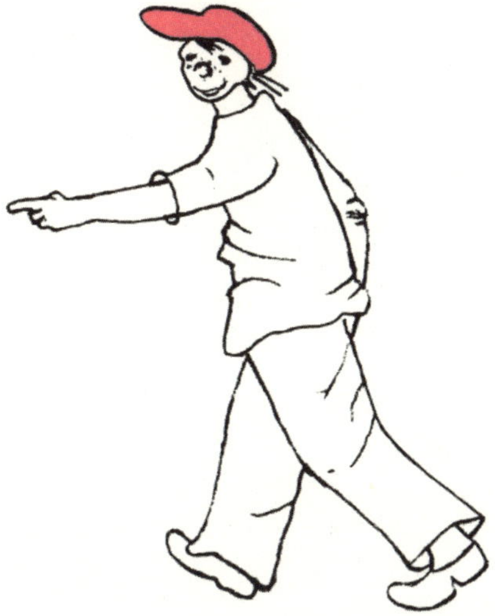

Roger Russell

Dem Schmerz den Rücken kehren

Die kluge Lösung für Rückenschmerzen

Die Feldenkrais-Methode in der Praxis

Mit Illustrationen von Susanne Mertner

Junfermann Verlag • 2003

English title: Turn your Back on Pain

Illustrationen: Susanne Mertner
Fotos: Willi Wagner, M. Wolgensinger, Paul Mahrt
Covergestaltung: Heike Carstensen

ISBN 3-87387-537-3

Bibliografische Information Der Deutschen Bibliothek
Die Deutsche Bibliothek verzeichnet diese Publikation in der Deutschen Nationalbibliografie; detaillierte bibliografische Daten sind im Internet über http://dnb.ddb.de abrufbar.

Haftungsausschluss
Die Feldenkrais®-Methode ist keine therapeutische Anwendung.
Personen, die medizinische Probleme haben, sollten in jedem Fall ihren Arzt konsultieren.

Widmung

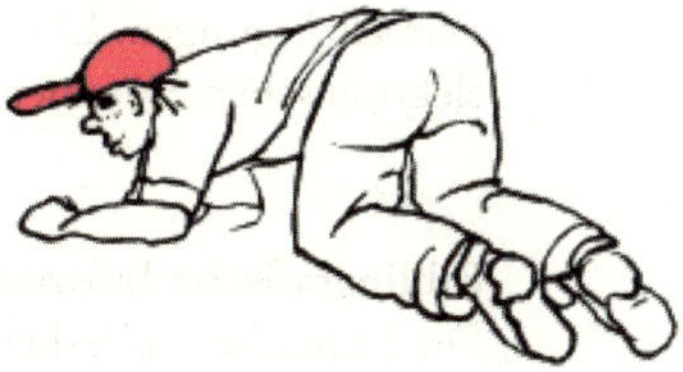

Für

Ulla, Daniel, Moshé, Carl, Else, Klaus, Esther,
Angelika, Thomas und Groovy

INHALT

EINLEITUNG

Ist Ihnen Ihr Rücken zur Schmerzquelle geworden? Hat man Ihnen schon einmal gesagt, dass Sie „Haltungsschäden" haben? Mussten Sie deswegen bestimmte Freizeitaktivitäten aufgeben oder gar auf berufliche Möglichkeiten verzichten? Haben Sie schon alles versucht? – Dann ist dieses Buch für Sie geschrieben. Es zeigt Ihnen, wie Sie mit einem gesunden Rücken durchs Leben gehen können.

Mein Freund Tom und ich werden Ihnen als Wegweiser dienen. Ich werde zwar einige wissenschaftliche Erkenntnisse zur Sprache bringen, um Ihnen die erforderlichen Hintergrundinformationen zu geben. Tom wird jedoch dafür sorgen, dass es unterhaltsam bleibt. Und im Vordergrund werden stets Ihre Belange stehen, Ihre Gesundheit und Lebensqualität.

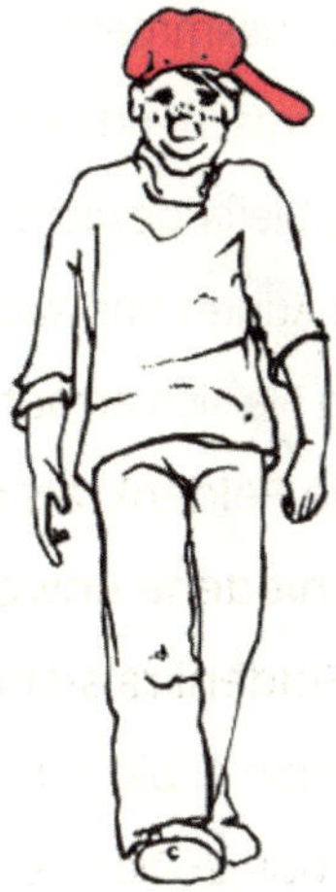

Sie wissen sicherlich, dass Schmerz, Stress, Anstrengung und Verletzungen Ihre Bewegungsfreiheit einschränken. Wie Sie dagegen lernen können, sich leicht, ungehindert und schmerzfrei zu bewegen, werden wir Ihnen hier zeigen. Wichtig dabei ist, dass Sie lernen, Ihre Bewegungen „klüger" zu steuern. „Wie soll denn das gehen?" mögen Sie fragen. Hierzu werden wir Sie zurück zur Quelle Ihrer „Bewegungsklugheit" führen. Diese Klugheit liegt in den Prozessen Ihrer Bewegungsentwicklung, die Sie als Säugling begonnen und bis heute noch nicht abgeschlossen haben und sogar bis ins hohe Alter weiterentwickeln können.

Entdecken Sie mit uns die Geheimnisse dieses lebenslangen Entwickl ungsprozesses. Sie werden lernen, wie Sie diese Geheimnisse umsetzen können, um die Schmerzsymptome umzukehren, Ihre Bewegungsfreiheit wieder zu erlangen und einen starken Rücken zu bekommen. Wir werden Ihnen zeigen, dass nicht die Muskulatur oder das Skelett unsere wichtigsten Bewegungsorgane sind, sondern das Gehirn. Im Laufe der menschlichen Evolution hat sich das Gehirn nämlich in Bezug auf die Bewegung entwickelt, um sie effizient und effektiv zu machen. Außerdem werden Sie erkennen, dass die Wirbelsäule eine Bewegungsachse bildet. Alles, was Sie in Ihrem Leben tun, dreht sich um diese Achse. Wenn die Bewegungsachse Ihres Körpers frei funktioniert, vollzieht sich alles, was Sie tun, leicht und schmerzfrei.

Ich habe dieses Buch von den folgenden Annahmen ausgehend geschrieben:

- Sie möchten wissen, was Sie tun können, um mit einem schmerzfreien Rücken zu leben.

- Sie möchten wissen, wie Sie dies auf optimale Weise erreichen können.

- Sie möchten wissen, warum es Sinn macht, den später in diesem Buch beschriebenen Techniken zu folgen, und warum sie so wirksam sind.

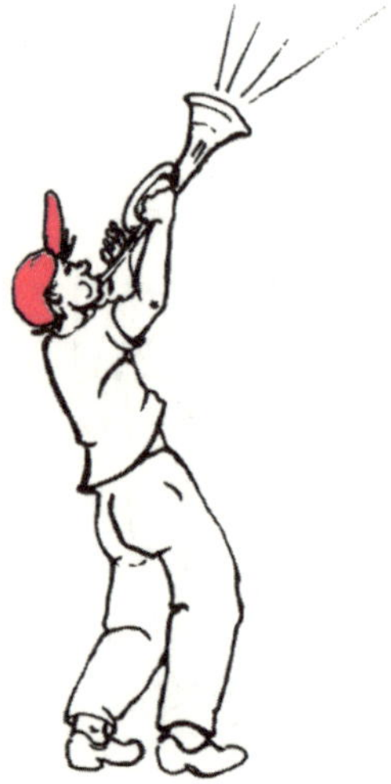

Dieses Buch wird Ihnen Antworten auf Ihre Fragen geben. Zunächst werde ich Ihnen die Geschichte einer Frau vorstellen, die als typisches Beispiel dient. Wahrscheinlich werden Sie Ihre eigenen Erfahrungen darin wiedererkennen. Anschließend werden wir vier Methoden betrachten, die Lösungen für Rückenschmerzen anbieten. Wir werden zwar einige Zeit mit einer dieser Methoden, der Fitnessmethode, verbringen. Es lohnt jedoch, sich diese Zeit zu nehmen, denn Sie werden wichtige Informationen erhalten über die Art und Weise, wie Sie Ihre Wirbelsäule bewegen. Auch werden wir im Verlauf des Buches immer wieder auf diese Informationen zurückgreifen – und mit ihrer Hilfe gelangen wir zu einer wichtigen Unterscheidung.

Es gibt zwei grundsätzlich verschiedene Vorgehensweisen zur Linderung von Rückenschmerzen. Mit der ersten werden Kraft und Ausdauer der Rückenmuskulatur verbessert. Mit der anderen wird die Bewegungskoordination des Rückens verfeinert. Für die eine müssen wir uns anstrengen, für die andere benötigen wir „Klugheit".

Diese Unterscheidung führt uns dann zum eigentlichen Anliegen dieses Buches, nämlich Ihnen zu zeigen, wie die Bewegungskoordination des Rückens funktioniert und wie Sie diese Koordination weiterentwickeln können.

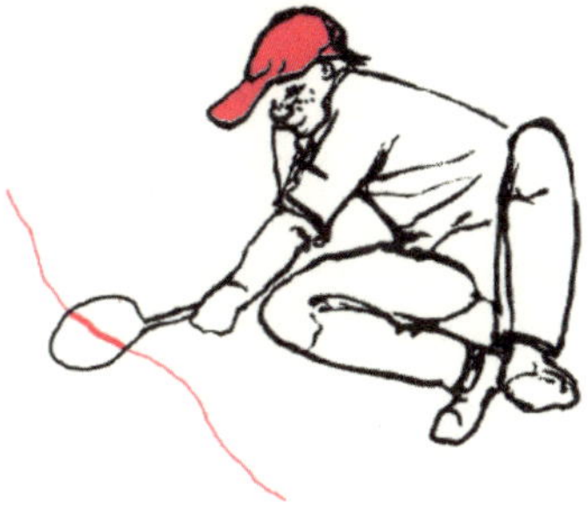

Beginnend bei der Evolutionsgeschichte unserer Wirbelsäule werden wir einem roten Faden folgen, der zu Ihrer eigenen Entwicklung der Bewegungskoordination führt.

Dazu werde ich Ihnen zwei Werkzeuge vorstellen, die Ihnen einen Überblick über die kindliche Bewegungsentwicklung geben. Insbesondere werden wir unser Augenmerk auf die Drehbewegungen der Wirbelsäule richten. Sie werden erkennen, dass diese Drehbewegungen die „Quelle Ihres Bewegungslebens" sind. Mit diesem Wissen werden Sie auch begreifen, wie Rückenprobleme im Laufe des Lebens entstehen.

Was aber noch wichtiger für Sie ist: mit Ihrem neu gewonnenen Verständnis der Bewegungskoordination der Wirbelsäule können Sie direkt zur Tat schreiten. Hierzu finden Sie im Anhang des Buches Beispiele, wie Sie ihren Rücken bequemer bewegen können, und Sie können sie gleich ausprobieren.

Alle Einsichten und Techniken, die Sie im Laufe dieses Buches kennen lernen, sind das Ergebnis langjähriger Erfahrung – sowohl am eigenen Leib als auch durch meine SchülerInnen und PatientInnen im Unterricht. Ich stelle sie hier all jenen vor, die ihren Rücken „klüger" bewegen möchten, und wünsche Ihnen allen viel Spaß und Erfolg dabei.

Annas Geschichte
Ein typisches Beispiel

Lassen Sie mich Ihnen von Anna erzählen. Ich lernte sie durch einen verzweifelten Anruf kennen: Sie hatte ständig Rückenschmerzen und wusste nicht mehr, was sie tun sollte. Eines akuten Schmerzes wegen war sie schon bei einem Orthopäden gewesen, allerdings ohne Erfolg. Hin und wieder zog sich der Schmerz sogar bis ins linke Bein hinunter. Ihr Rücken war ständig verspannt, Sitzen und Heben schmerzhaft. Ich bat sie, zu einer Beratung zu kommen.

Von den Ärzten war festgestellt worden, dass Anna einen Bandscheibenvorfall hatte. Nicht ernsthaft genug um ihn zu operieren, aber zu schmerzhaft um ihn zu ignorieren. Sie erzählte mir ihre Geschichte.

Soweit sie sich zurückerinnern konnte, hatte Anna als Kind immer wieder Verspannungen im Rücken, Schmerzen im Kreuz oder zwischen den Schulterblättern. Im Schulsport hatte sie stets Schwierigkeiten. Später als Teenager fiel ihr auf, dass ihr Gang eher tollpatschig war, nicht so elegant wie der anderer Mädchen. Das Sitzen auf der Schulbank war für sie oft eine Qual. Die Lehrer versuchten ihr zu helfen und der Schularzt schlug ihr Kräftigungsübungen vor – ein spezielles Rückentraining für Jugendliche.

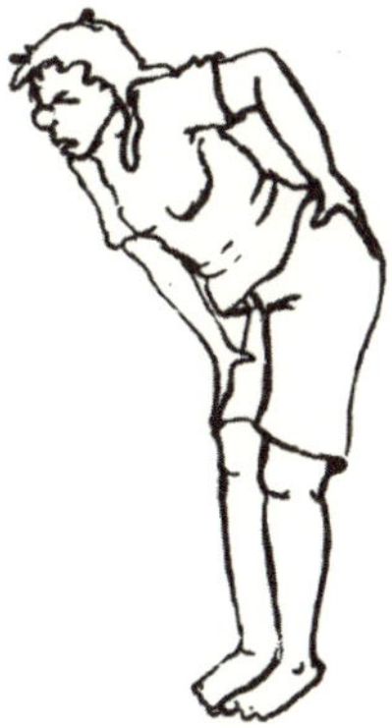

Danach ergriff Anna einen Beruf, in dem sie viel sitzen musste, und sie hatte immer häufiger Schmerzen. Untersuchungen ergaben vorerst nichts Spezifisches. „Sport treiben“, sagte der Arzt, „und Massagen. Außerdem sollten Sie lernen, sich zu entspannen.“ Sie ging in einen

Sportverein, machte Gymnastik, fand dies aber nicht ansprechend. Es war anstrengend, und sie hatte den Eindruck: „Dafür bin ich nicht geeignet." Sie ging zur Rückenschule. Dort lernte sie viele Regeln – wie sie sitzen sollte, wie sie etwas richtig heben oder tragen kann, auch wie sie laufen sollte. Man sagte ihr, sie habe einen krummen Rücken und solle unbedingt noch mehr üben. Aber genau das frustrierte sie nur noch mehr. Darum gab sie es bald auf.

Später, als der Bandscheibenvorfall erkannt worden war, ging Anna zur Krankengymnastik. Dort erhielt sie wieder eine andere Rückenschulung. Sie praktizierte Muskelaufbautraining, um ihre Bauch- und Rückenmuskeln zu stärken. Auch lernte sie, sich bei Autogenem Training zu entspannen. Das Ergebnis: oft ging es ihr deutlich besser, dann aber wieder gar nicht gut.

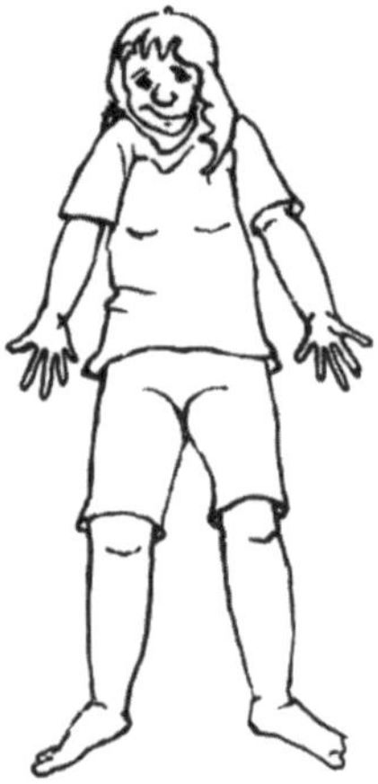

„Mir war nicht klar, warum. Wenn ich fleißig übe, konzentriert entspanne und richtig sitze, warum habe ich dann immer wieder Schmerzen?" stöhnte Anna.

Was also machte Anna falsch? Fehlte es ihr an Motivation? Hatte sie sich nicht genügend angestrengt, sich noch nicht genug Kraft antrainiert? – Zugegeben, nach ihrer und der Meinung der Experten ist sie viel zu verspannt. Dann also müsste sie lernen, noch besser zu entspannen. Aber vielleicht wurde sie auch mit einer schwachen Anlage geboren. Oder gibt es möglicherweise noch andere, bislang noch nicht erkannte Ursachen?

Hört sich Annas Geschichte nicht bekannt an? – Und das ist sie auch. Diese Geschichte ist ein Musterbeispiel für unzählige Menschen, die unter Schwierigkeiten mit dem Rücken leiden. Oft verläuft ihre Entwicklung nach einem typischen Muster: Als Kind beklagen sie sich über Rückenschmerzen. Die Eltern nehmen sie ernst, doch eine Lösung wird selten gefunden – und wenn, dann meist nur vorübergehend. „Es gibt keine organische Ursache." sagt der Arzt. Als Teenager entwickeln sie, was man Haltungsschäden oder Haltungsschwäche nennt. In der Schule, beim Sportunterricht, merken sie, dass sie ungeschickt sind und nicht so beweglich wie die anderen. Meist geben sie auf. Und sie haben gelernt, sich in bestimmte Kategorien einzuordnen.

Kreuzen Sie an, was auf Sie zutrifft bzw. was Sie gelernt haben, über sich zu glauben. Ich habe auch Platz gelassen, damit Sie die Liste noch ergänzen können.

„Ich bin ...

- ☐ steif
- ☐ langsam
- ☐ tollpatschig
- ☐ krumm
- ☐ schwach
- ☐ schief
- ☐ unkoordiniert
- ☐ faul
- ☐ . . . .
- ☐ . . . . “

Auch als junge Erwachsene haben diese Menschen immer noch Schmerzen. Bei Untersuchungen ergeben sich dann Vermutungen über undefinierbare Ursachen. Irgendwann schießt der Schmerz, verbunden mit Bewegungsbehinderung, dann richtig in die Glieder: In Stresssituationen etwa oder manchmal aus heiterem Himmel bricht ein scharfer Schmerz aus, im Nacken, zwischen den Schultern oder im Kreuz. Man spricht dann von einem „Hexenschuss“.

Meist wird irgendeine Art von Therapie verschrieben, oft kommt es auch zu einer Linderung. Sehr häufig jedoch müssen diese Menschen Einbußen in ihren Berufsmöglichkeiten und Freizeitaktivitäten hinnehmen. Später, im älteren Erwachsenendasein, wird die Einschränkung ihrer Bewegungen unumkehrbar. Das macht das Alter besonders mühsam. Jede Geschichte ist anders, doch sie alle sind Ausdruck einer für alle Betroffenen identischen Situation: Die Schmerzen kehren immer wieder zurück und schränken sie in vieler Hinsicht ein. Und trotz großer Anstrengungen wird keine dauerhafte Lösung gefunden. Gleichzeitig leidet das Selbstvertrauen. Sätze wie: „Ich bin nicht fähig.“ und „Ich finde keine Lösung.“ werden verinnerlicht.

Was passiert, wenn diese Menschen keine Lösung finden? Aufwand und Kosten an menschlicher und wirtschaftlicher Leistung sind enorm. Die Volkskrankheit „Rückenschmerzen“ hat gesellschaftliche Folgen – in der Arbeitswelt, im Zusammenleben der Menschen, für ihre Lebensqualität und Leistungsfähigkeit. Wenn wir den verschiedenen Geschichten der Betroffenen folgen, dann fragen wir mit wachsender Dringlichkeit: Was können Sie tun? Natürlich können Sie und sollten Sie auch weiterhin zum Arzt und zur Therapie gehen. In diesem Buch geht es jedoch darum, wie Sie sich selbst helfen können, was Sie selbst für ihre Gesundheit tun können.

Manche Betroffenen akzeptieren einfach ihre Schwierigkeiten und leiden „im stillen Kämmerlein“. Andere strengen sich noch mehr an, um die Therapie oder den Sport zu intensivieren. Irgendwann jedoch stoßen sie an ihre Grenzen: „Nein, das ertrage ich nicht mehr.“ Dann können sie sich entweder einer Operation unterziehen oder auf Versprechungen von „Wundertätern“ eingehen. Viele von Ihnen kennen sicherlich den Verlauf solcher Geschichten. Es scheint einfach keine wirklich wirksame, nachhaltige Abhilfe für das Problem zu geben. Ich hingegen sage: „Doch, es gibt sie!“

FAZIT

Rückenschmerzen haben eine Geschichte.

Trotz aller Unterschiede haben die Betroffenen etwas gemeinsam.

Trotz aller Versuche zur Linderung werden viele Betroffene von ihren Schmerzen immer wieder eingeschränkt.

Wir brauchen neue Lösungen und einen neuen Überblick.

Linderung von Rückenschmerzen

Vier Methoden

Es gibt im Grunde vier Methoden, von denen drei sehr bekannt sind. Die vierte ist ungewöhnlich – und sie bietet eine Lösung, da sie die Art, wie wir den Rücken bewegen, grundlegend verbessert.

- Die erste Methode besteht darin, dass wir den Verhaltensregeln unserer Gesellschaft folgen – jenen Regeln, die uns unsere Haltung vorschreiben, die uns sagen, wie wir uns verhalten, gehen, stehen und sitzen sollen. Sie sollen uns helfen, uns „richtig" zu bewegen.

- Mit der zweiten Methode sollen wir zur Entspannung finden. Wir erlernen die eine oder andere Technik, um uns zu entspannen und Anspannungen zu vermindern.

- Die dritte ist die Fitnessmethode: Wir sollen uns anstrengen, Sport treiben, uns kräftigen, die steifen, kurzen Muskeln dehnen, unsere Ausdauer aufbauen.

- Die vierte Methode ist noch nicht sehr bekannt. Sie verfolgt einen ganz anderen Ansatz, und mit ihr beschäftigt sich dieses Buch. Ich nenne sie die Entwicklungsmethode. Dabei geht es darum, wie Sie Ihre Bewegungskoordination (die Art und Weise, wie Sie Ihre Bewegungen steuern) weiterentwickeln können.

Um einzusehen, warum sich die von mir als „Entwicklungsmethode" bezeichnete vierte Methode so stark von den Alternativen unterscheidet, ist es zunächst nötig, diese zu verstehen. Schauen wir uns die ersten drei Methoden näher an.

Den Regeln folgen

Die erste und gewöhnlichste Reaktion auf Bewegungs- und Haltungsschwierigkeiten ist tief in unserer Kultur verankert: Wir passen unser Verhalten und unsere Haltung bestimmten Regeln an. Sie kennen diese Regeln, die angeblich gut für uns sind. Als Kinder haben wir gelernt, ihnen folgen zu müssen: „Das ist gut für dich." Oder: „Was du hier tust, ist schlecht, hör auf damit. So musst du es machen." Dies oder Ähnliches hörten wir von unseren Eltern. Sie wollten das Beste für uns, wollten, dass wir gut aussehen und erfolgreich werden. Unsere Lehrer, die Regeln amtlich vorgeschrieben bekommen und sie als Berufsinhalt vertreten, gaben sie an uns weiter. Sogar andere Kinder, die solche Regeln bereits verinnerlicht hatten, erinnerten uns immer wieder daran, uns nach den Regeln auszurichten – manchmal mit brutalster Wirkung. Sodann rieten, lehrten, leiteten uns Ärzte, Therapeuten, Trainer, Sportlehrer und Gurus. Und wir haben ihnen geglaubt.

Erinnern Sie sich an solche Regeln und Unterweisungen? Und an den Moment, in dem Sie entdeckten, dass die Regeln aus der Kindheit für Erwachsene durchaus nicht gültig sein müssen? Jedoch hatte uns eine Autorität gesagt, wie wir uns verhalten sollten, und welch schlimme Dinge passieren, wenn wir die Weisungen nicht befolgen. Und ergo, lange nach der Kindheit befolgen wir sie immer noch.

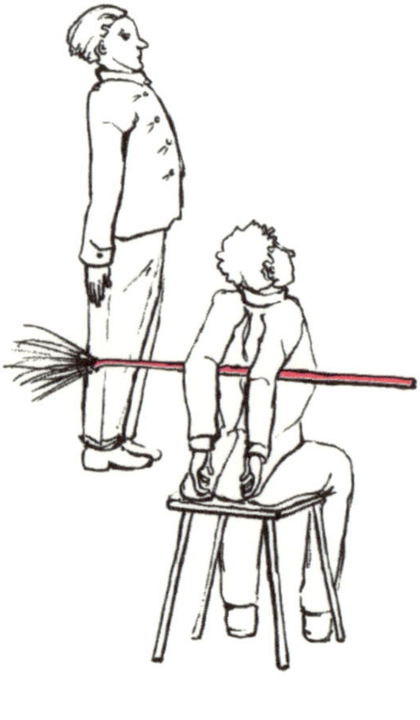

Auch zu unserer Haltung, Aufrichtung und Bewegung haben wir solche Regeln gelernt:

Aufrecht stehen! Diszipliniert gehen! Gerade sitzen!

Oder: Mädchen sollen sich nicht hinlümmeln. Oder: Jungen sollen nicht mit Hüftschwung gehen. Was passiert, wenn die Gesellschaft, die solche Regeln aufstellt, über uns „den Daumen senkt" wie einst die römischen Kaiser?

Wir verlieren Ansehen und Anerkennung. Wir stellen unsere Attraktivität in Frage. Also folgen wir den wirkungskräftigen, verinnerlichten Regeln ein Leben lang – unterstützt durch Ratgeber, Experten und/oder unsere eigene Unwissenheit. Wir hatten schließlich weder das Wissen noch die Erfahrung, um solche Gebote in Frage zu stellen. Was aber wissen diese Experten wirklich über Haltung und Bewegung? Was macht sie so sicher? Und wie können wir ihrer sicher sein?

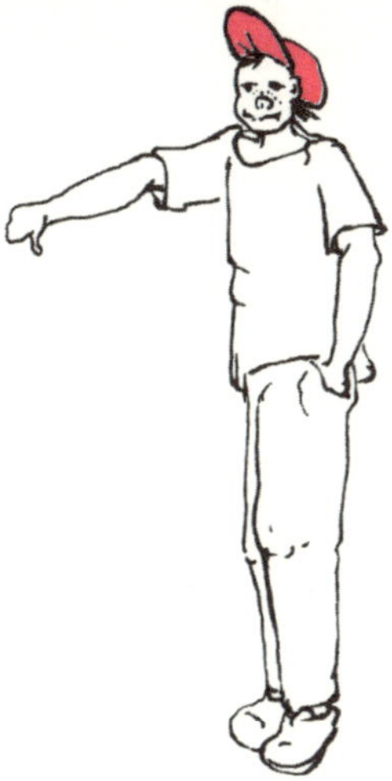

Wer war es, der Sie mit diesen Regeln bekannt gemacht hat? Und hatte es wirklich eine „gute“ Wirkung, diesen Regeln zu folgen, oder war es nur anstrengend? Haben Ihnen die Lehrer wirklich geholfen? War die „Geradesitz-Regel“ am Esstisch hilfreich? Haben Ihnen diese Regeln bei Ihrer Selbsteinschätzung geholfen? Wurde Ihr Selbstvertrauen gestärkt? Und was passiert denn eigentlich, wenn wir die Regeln einmal beiseite lassen und offen sind für andere Möglichkeiten? Gibt es vielleicht etwas Besseres, als Regeln blind zu folgen?

Die Entspannungsmethode

Wie sieht es nun mit dem zweiten Lösungsweg, der Entspannungsmethode aus? Entspannung ist eine populäre Methode gegen Rückenschmerzen. Es gibt verschiedene Techniken zur Entspannung: Autogenes Training, Meditation oder Funktionale Entspannung zum Beispiel. Die allgemeine Begründung für diese Methode ist, dass Schmerzen durch zu viel Spannung in der Muskulatur verursacht werden. Ob es nun der Nacken, die Schultern, der obere oder untere Rücken, das Kreuz oder die Hüften sind: Wenn es da schmerzt, sind die Muskeln verspannt. Folglich ist die Lösung einfach: Wir müssen nur herausfinden, wie wir die Verspannung dieser Muskeln lösen können. Mit Hilfe der Entspannungstechniken lernen wir, die Verspannung in den Muskeln zu spüren und diese weicher, länger oder wärmer zu machen. Und als Ergebnis haben wir eine entspannte Haltung und ein schmerzfreies Leben.

Diese Theorie ist an sich gar nicht schlecht. Aber es gibt ein paar Überlegungen, die uns zeigen, worauf es bei dieser Spannungslösung wirklich ankommt.

Die erste: Wenn die Muskulatur wirklich entspannt ist, können wir sie nicht benutzen. Dann können wir uns nicht bewegen – und somit können wir nicht aufstehen, uns nicht drehen, nicht laufen. Denn jede Bewegung setzt eine Muskeltätigkeit voraus und diese erzeugt Spannung in der Muskulatur. Mit vielen Entspannungstechniken lernen wir nicht, die Muskelspannung beim Bewegen neu zu regeln. Sobald wir uns bewegen, nachdem wir uns entspannt haben, müssen wir die bekannte Spannung der Muskulatur wieder einsetzen. Die Entspannung verschwindet also, sobald wir etwas unternehmen.

Eine zweite Überlegung: Vor zig Millionen Jahren kamen unsere Vorgänger in der Familie der Wirbeltiere aus dem Wasser und haben das trockene Land als neuen Lebensraum erobert. Dazu mussten sie ein System für die Steuerung ihres Gleichgewichts entwickeln. Dieses System nennt man, logischerweise, das Gleichgewichtssystem. Es bewirkt, dass die Streckmuskeln des Rückens und der Glieder sich spannen und Kraft erzeugen, um den Körper über dem Boden zu halten.

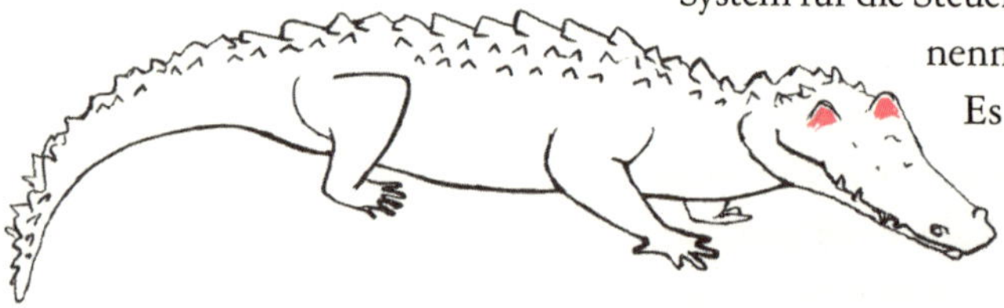

Bei uns ist dies genauso. Das Gleichgewichtssystem erzeugt auch bei uns Spannung in der Rückenmuskulatur. Wenn wir diese Muskelspannung zu sehr reduzieren, können wir unser Gleichgewicht nicht halten. Wir liegen auf dem Boden wie eine Qualle – vielleicht ganz entspannt und bequem, aber nicht bereit für's Leben. Was wir wirklich brauchen, ist das optimale Verhältnis zwischen Spannung und Entspannung während wir uns bewegen. Welche Muskeln brauchen welche Spannung? Welche können sich entspannen – und wann?

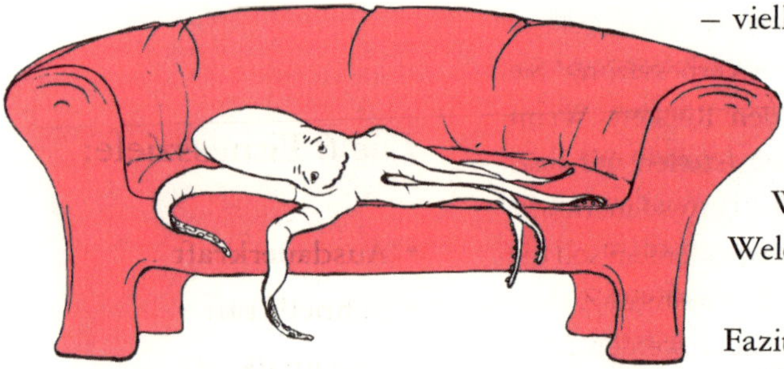

Fazit: Entspannungsübungen fühlen sich gut an und bieten vorübergehende Erleichterung. Doch die wahre Aufgabe besteht darin zu spüren, wie viel Spannung nützlich ist und wie wir sie in fließende Bewegungen umsetzen können. Damit kommen wir zu der Frage: Wie werden unsere Bewegungen vom Gehirn koordiniert? An späterer Stelle werde ich Ihnen genau erklären, wie Muskelspannung und -entspannung vorprogrammiert sind – als Teil der Bewegungsimpulse, die vom Gehirn zur Muskulatur gesendet werden.

Um die Spannung zu verbessern, müssen diese Impulse vom Gehirn verändert werden. Und genau darin besteht die Lösung für unsere Rückenprobleme. Dies ist die Methode, die ich Entwicklungsmethode nenne. Aber bevor wir uns damit beschäftigen, betrachten wir die bekannteste Methode zur Linderung von Rückenschmerzen genauer: die Fitnessmethode.

Die Fitness- oder Anstrengungsmethode

Menschen mit Rückenbeschwerden meinen oft, ihre Muskeln seien zu kurz oder zu schwach, es fehle ihnen an Kraft oder sie hätten nicht genügend Ausdauer – kurz, sie seien nicht fit genug. Diese dritte Lösungsmethode stellt zweifellos einen Fortschritt dar. Denn mit ihr werden wir selbst aktiv. Wenn unsere Bewegungen nicht stimmen, unsere Haltung nicht ideal ist, unsere Muskeln empfindsam, verspannt oder schwach sind, werden wir zum Handeln animiert. Wir versuchen die Anstrengungsmethode: die schwachen Muskeln kräftigen, die kurzen Muskeln dehnen, Ausdauer trainieren und voilà: Wir fühlen uns besser und sehen besser aus. Wir sind glücklich und meinen, uns Gutes getan zu haben. Doch auch diese Medaille hat zwei Seiten. Deshalb müssen wir genau hinschauen, wenn wir die Vorteile wollen ohne uns sinnlos anzustrengen, wenn es doch einfacher geht.

Zunächst der große Vorteil: Fitness ist immer eine Verbesserung. Sie ist tatsächlich gut für die Gesundheit und für den Rücken. Wenn wir die Ziele jedes Fitnessprogramms betrachten, stellen wir fest, dass verschiedene Arten von Kraft trainiert werden – Ausdauerkraft, Schnellkraft und die Maximalkraft der Muskulatur. Außerdem soll die Herz- und Kreislaufkondition verbessert werden. Ein weiteres Ziel ist die optimale Beweglichkeit der Gelenke. Normalerweise werden dafür die Muskeln gedehnt. Und schließlich soll die Bewegungskoordination verbessert werden. Jedes Fitnessprogramm, ob Sport oder Therapie, hat diese sechs Ziele. Ich teile diese Ziele in so genannte „Anstrengungsziele“ und „Klugheitsziele“ ein. Mehr darüber später. Auf jeden Fall wirkt sich die Verfolgung dieser Ziele positiv auf die Gesundheit aus. Was bedeutet das für Sie und Ihren Rücken?

Die 6 Fitnessziele:

- Ausdauerkraft
- Schnellkraft
- Maximalkraft
- Herz- und Kreislaufkondition
- Gelenkbeweglichkeit
- Koordination

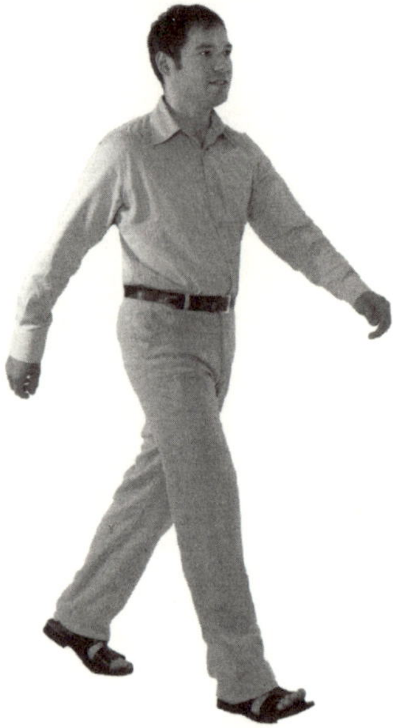

Finn

Wenn die Muskulatur durch unsere sitzende Tätigkeit und unseren Lebensstil geschwächt ist, dann ist Kräftigung hilfreich. Die Vorteile der Dehnung hingegen werden vielfach missverstanden. Die Forschung zeigt, dass Muskeldehnung nicht zu einer langfristigen Verlängerung der Muskulatur führt, sondern eine begrenzte Verbesserung der Beweglichkeit der Gelenke bewirkt. Ausdauer ist immer ein Plus. Aber interessanterweise sind die Rückenmuskeln von Natur aus so geartet, dass sie in ihrer Aufgabe, uns aufzurichten, beinahe unermüdlich sind. Die Ausdauer der Rückenmuskulatur ist somit nicht das Hauptproblem, wenn Sie Rückenschmerzen haben.

Grundlagen der Bewegung

Um zu sehen, wie diese verschiedenen Ziele erreicht werden können und auch ihre Möglichkeiten und Grenzen zu erkennen, sollten wir Bewegung genauer betrachten. Damit werden wir nicht nur einen interessanten

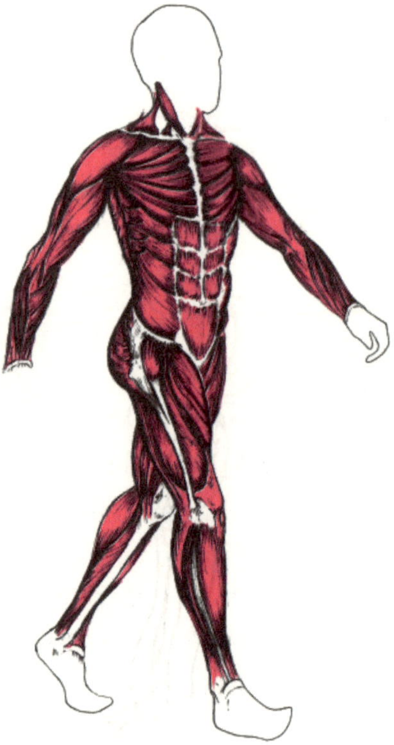

Finns Muskeln

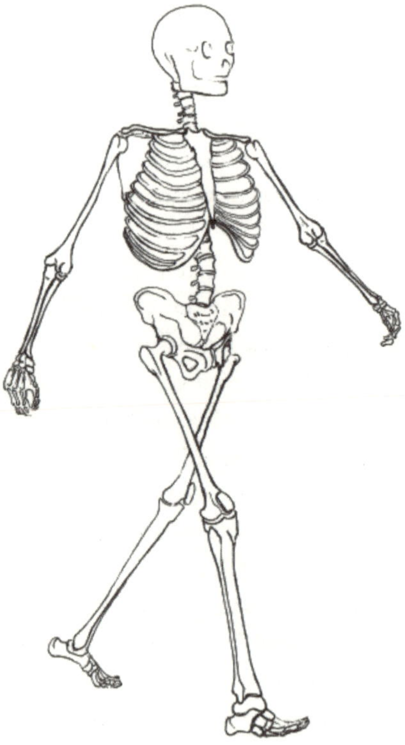

Finns Skelett

Ausflug in die menschlichen Bewegungsabläufe machen. Auch auf die Erkenntnisse, die wir dabei gewinnen, werden wir im weiteren Verlauf dieses Buches immer wieder zurückgreifen, denn sie sind Teil unseres roten Fadens. Schauen wir also Toms Freund Finn dabei zu, wie er läuft. Die erste der auf diesen beiden Seiten dargestellten Abbildungen zeigt, wie er läuft, die nächste seine Muskeln, dann folgt sein Skelett, sein Gehirn und seine Nerven und schließlich sein Herz- und Kreislaufsystem. Die Muskulatur ist das „Kraftwerk" unseres Körpers. Dessen Kräfte wirken über die Sehnen auf das Knochengerüst. Die Muskelkräfte werden durch die Knochen geleitet und wirken in diesem Fall auf den Boden, um Schubkraft nach vorn zu verleihen. Die Bewegungen der Knochen und die Kräfte der Muskeln werden durch das Nervensystem gesteuert. Das Herz- und Kreislaufsystem liefert die erforderlichen Nährstoffe und den nötigen Sauerstoff, damit Muskeln und Gehirn ihre Aufgabe erfüllen können. Alle diese Systeme sind stets gemeinsam an allen Tätigkeiten beteiligt.

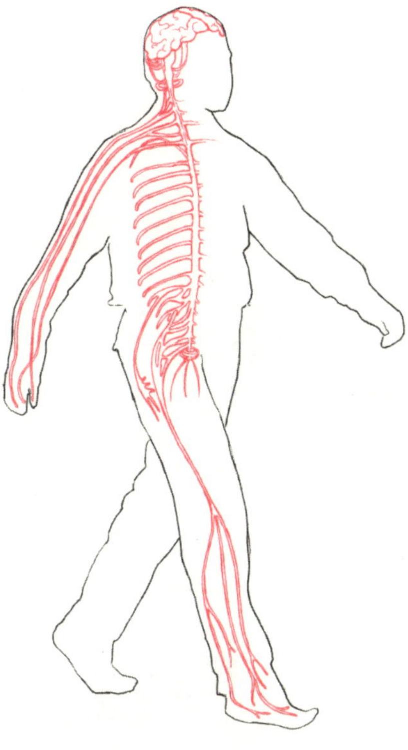

Finns Nervensystem

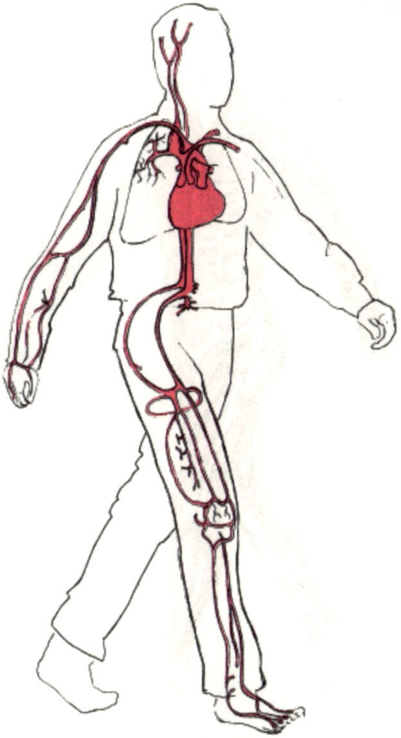

Finns Herz- und Kreislaufsystem

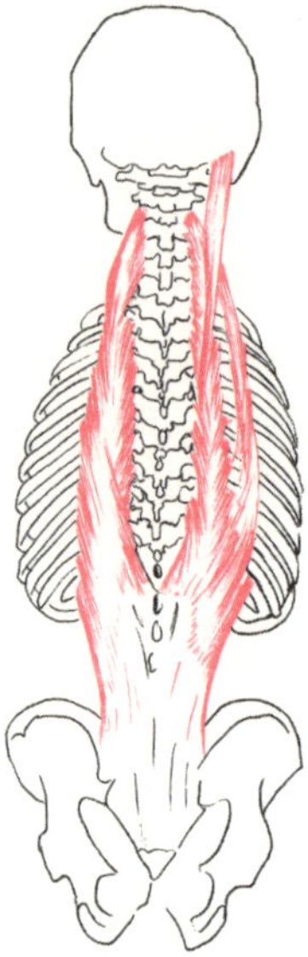

Die Rückenmuskulatur überspannt mehrere Gelenke der Wirbelsäule.

Betrachten wir zunächst die Muskulatur. Jeder Muskel ist mit zwei verschiedenen Knochen durch jeweils eine unelastische Sehne verbunden. Jeder Muskel verläuft über mindestens ein Gelenk. Viele Muskeln überbrücken zwei Gelenke, etwa die Muskeln an der Rückseite des Oberschenkels. Auch gibt es Muskeln (z. B. die zum Strecken des Rückens), die sich sogar über mehrere Gelenke spannen.

Die Muskeln werden kürzer, wenn zwei verschiedene Arten von Muskeleiweißfasern ineinander gleiten. So erzeugen sie Kraft, und der Gelenkwinkel wird verringert. In der Abbildung 1 sehen Sie, wie die ineinander gleitenden Eiweißfasern den Muskel kontrahieren. Um eine Gruppe von Muskelfasern zu kontrahieren, müssen sie von den entsprechenden Nerven stimuliert werden, deren Ursprung sich im Rückenmark befindet (Abbildung 2). Dadurch wird der Muskel kürzer bzw. er spannt sich. Die entsprechenden Nerven werden wiederum vom Gehirn kontrolliert. Ein Muskel, z. B. der Brachialis, der den Arm beugt, besteht aus Hunderten solcher Fasergruppen, und wird entsprechend von Hunderten solcher motorischer Nerven des Rückenmarks gesteuert.

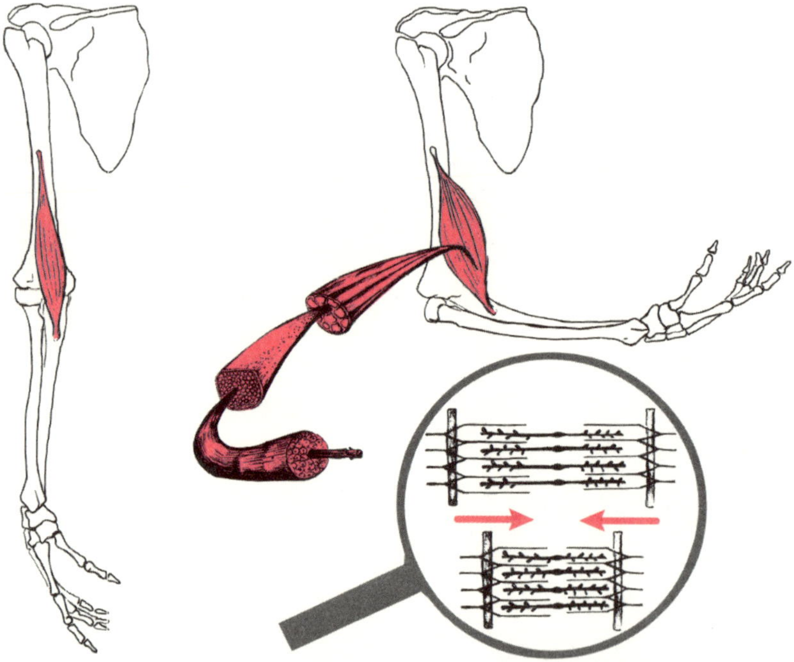

Abb. 1: Beim Beugen des Armes gleiten zwei verschiedene Eiweißfasern ineinander, um den Muskel zu verkürzen.

Dies führt uns zu einer sehr wichtigen Erkenntnis: Um einen Muskel zu verlängern, müssen dessen motorische Nerven aufhören, Impulse an den Muskel weiterzuleiten. Nur wenn der Muskel keine Impulse mehr erhält, unterbricht er seine Kontraktion und kann somit länger werden und sich entspannen. Dies spielt bei der Koordination der Bewegung eine entscheidende Rolle.

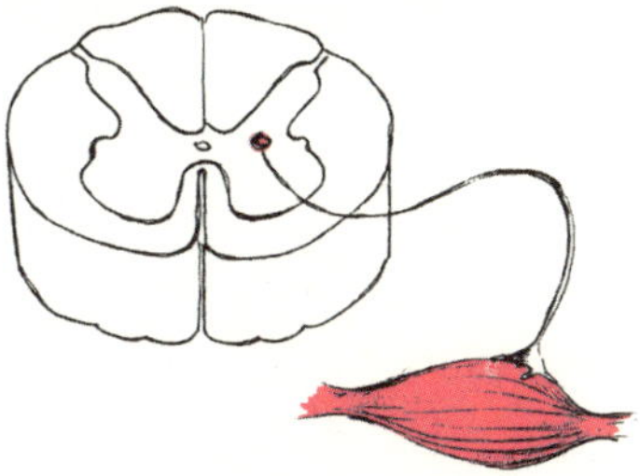

Abb. 2: Ein Muskel wird vom entsprechenden Rückenmarksnerv stimuliert.

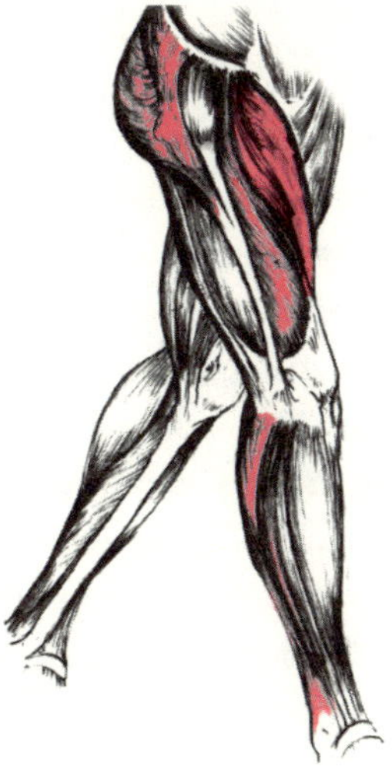

Abb. 3: Die Kette der Streckmuskeln im Bein

Unsere Muskeln arbeiten nie allein. Sie wirken immer als Gruppe zusammen mit allen Muskeln, die um das selbe Gelenk tätig sind, und darüber hinaus in einer Kette, die mehrere Gelenke zusammen bewegt. Zum Beispiel: Wenn Sie einen Schritt machen, ist es eine Kette von Knochen im Bein, die sich zusammen bewegen. Beim Gehen bewegen sich zwischen einem Hüftgelenk und dem entsprechenden Fuß insgesamt 29 Knochen gemeinsam.

An diesen Knochen und Gelenken befinden sich mehr als 50 Muskeln. Und das nur an einem Bein. Wenn wir gehen, arbeitet diese gesamte Kette von Muskeln als „Bewegungsteam“ zusammen. Und mit den Muskeln ist es nicht getan. Das nächste System, das unsere Bewegung bestimmt – das Skelett – ist genauso wichtig.

Was machen die Knochen, wenn wir uns bewegen? Sie erinnern sich, dass die Muskeln ihre Kraftwirkung auf die Knochen haben, indem sie durch die Sehnen an den Knochen ziehen. Die Knochen übertragen diese Kräfte über die Gelenke von einem Knochen zum nächsten, die ganze Knochenkette entlang (Abbildung 4). Beim Gehen summieren sich die Muskelkräfte von Hüfte, Oberschenkel und Unterschenkel über die Gelenke zum Fuß und zum Boden, wo sie die für das Gehen erforderliche Schubkraft erzeugen. Wenn Sie mit dem Fuß auf dem Boden abrollen, drücken die gesamten Kräfte dieser Muskelkette Sie nach vorn.

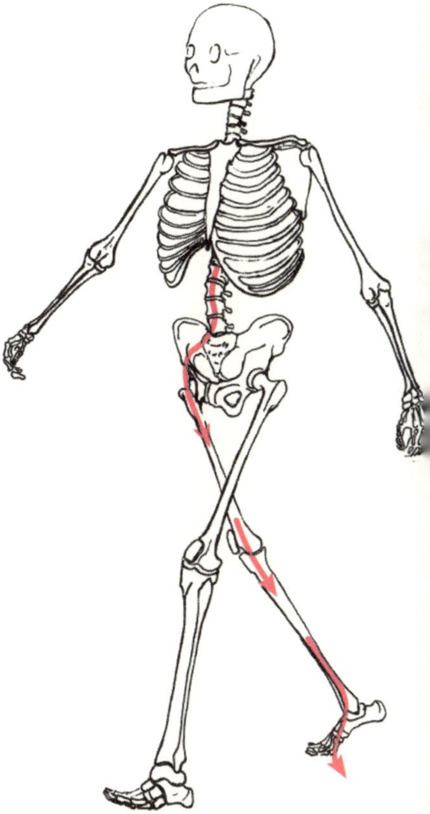

Abb. 4: Die Pfeile zeigen den Verlauf der Kraftwirkung durch das Skelett zum Boden.

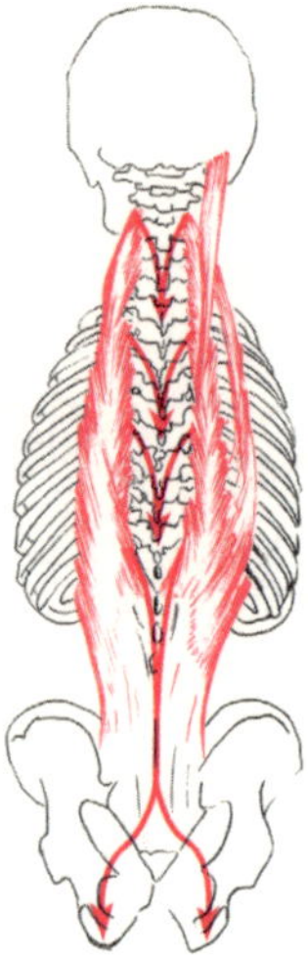

Abb. 5: Die eingeblendeten Pfeile zeigen, wie die Kräfte der Rückenmuskeln bis hinunter zu den Sitzknochen wirken.

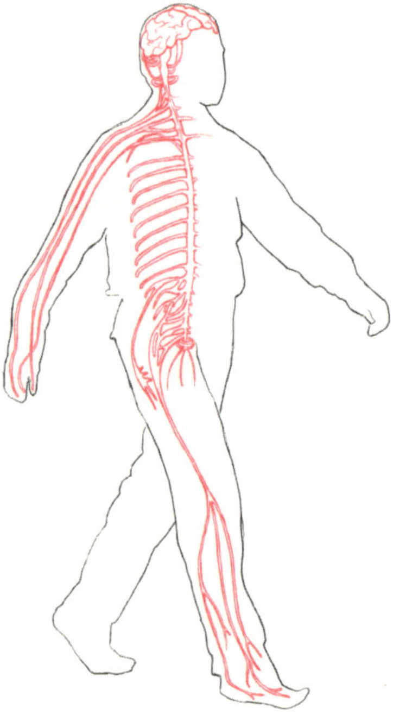

Finns Nervensystem steuert seine Bewegung.

Bei jeder Tätigkeit ist es genau diese Zusammenarbeit zwischen den Muskelketten und den Knochenketten, die unsere Bewegungen erzeugen. Beim Aufstehen sind es die Muskeln in den Hüften und in den Beinen, die die Kräfte über die Bein- und Fußknochen zum Boden bringen. Wenn Sie sitzen und sich aufrichten, hält die Streckmuskulatur des Rückens einen Wirbel nach dem anderen, um das Gewicht des Körpers zu balancieren. Die Kräfte dieser Muskulatur wirken auch über die Wirbelsäule zu den Sitzknochen (Abbildung 5).

Wenn Sie jetzt einmal die Lektüre kurz unterbrechen und Ihre Aufmerksamkeit für einen Moment auf Ihre Atembewegungen richten, dann können Sie vielleicht spüren, wie die Bewegungen des Bauches und des Brustkorbs auf alle Knochen des Rumpfes wirken – auf Rippen, Schulterblätter, Wirbel und Becken. Wenn Sie genau hinspüren merken Sie, dass die Sitzknochen nicht absolut still auf der Sitzfläche bleiben. Sie verlagern sich in einer kleinen Bewegung mit der Atmung. Diese Bewegung macht spürbar, wie die „Teamarbeit" der Muskeln und Knochen funktioniert. Beim Atmen sind die Kräfte aller Rumpfmuskeln tätig und wirken über die Knochenkette der Wirbelsäule zum Becken, um diese kleine Bewegung zu erzeugen.

Somit schließen unsere Bewegungen komplexe Bewegungsketten von Muskeln und Knochen im ganzen Körper ein. Welche Rolle spielt nun das Gehirn dabei? Das Gehirn entscheidet, welche Bewegungen auszuführen sind und wie. Jede der abertausend Muskelfasern der Muskelketten muss in der richtigen Richtung, im richtigen Rhythmus, in der richtigen Geschwindigkeit und mit der richtigen Kraft mitspielen. Sonst fühlen wir uns nicht gut bei einer Bewegung, sie schmerzt oder schlägt sogar fehl. Dazu gibt es auf den Seiten 97 bis 106 vier Beispiele. Es ist also Aufgabe des Gehirns, diese Teamarbeit zu dirigieren. In der Fachsprache wird diese Bewegungssteuerung als Koordination bezeichnet.

Und schließlich liefert das Herz- und Kreislaufsystem über die Adern und Venen die von den Muskeln benötigte Energie und den erforderlichen Sauerstoff, damit sie diese Kräfte entwickeln können. Ebenso transportiert dieses System die Reststoffe der Energieverbrennung zurück zu den Lungen und den Nieren, damit sie ausgeschieden werden können.

Wenn wir von Fitness reden, brauchen wir Muskeln, die wirksam Kraft produzieren, Knochen, die diese Kräfte an den richtigen Ort übertragen, sowie ein Herz- und Kreislaufsystem, das die erforderliche Energie und den nötigen Sauerstoff an die Muskeln und ans Gehirn liefert. Und natürlich ein kluges Gehirn, das dies alles koordiniert. So funktioniert, im ersten Überblick, unser Bewegungssystem. Damit werden die sechs Fitnessziele abgedeckt, die ich zuvor erwähnt habe. Aber was genau müssen wir tun, um diese Ziele zu erreichen? Schauen wir uns auch das genauer an.

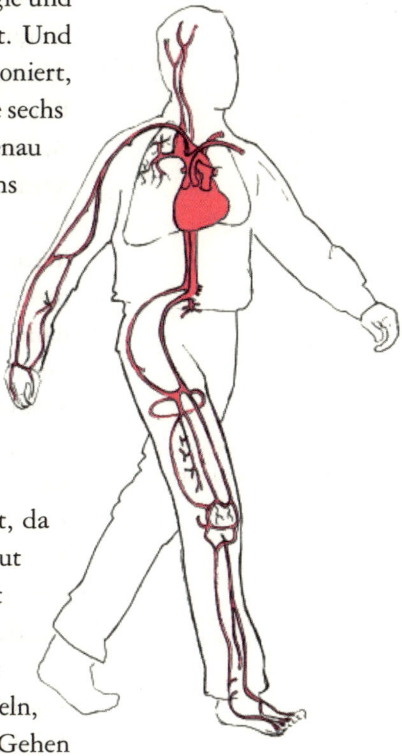

Finns Kreislaufsystem liefert Sauerstoff und Energie.

Jeder Muskel hat zwei grundlegend verschiedene Arten von Muskelfasern. Diese kennen Sie vom Brathähnchen oder Truthahn – das dunkle und das helle Fleisch. Diese Muskelfasern nehmen bei unseren Bewegungen unterschiedliche Aufgaben wahr. Die dunklen sind die „tonischen" Muskelfasern. Sie kontrahieren relativ langsam, doch dafür sind sie fast unermüdlich. Sie werden stärker durchblutet, da sie für ihre Dauerarbeit einen ununterbrochenen Zufluss von Blut mit Energie und Sauerstoff benötigen. Und weil sie sehr stark mit Blut versorgt werden, sind sie dunkel. Doch obwohl sie extrem ausdauernd sind, sind sie nicht sehr kräftig. Ihre Kraft reicht jedoch, um „Alltagsaufgaben" zu lösen – z.B. für die Rückenmuskeln, um die Wirbelsäule aufzurichten, oder für den Antrieb zum Gehen in normalem Tempo.

Für größere Kraftleistungen hat uns die Natur mit dem zweiten Typ von Muskelfasern ausgestattet, den „phasischen" Muskelfasern in den hellen Muskeln. Diese Fasern können sehr schnell sehr viel Kraft erzeugen. Sie werden eingesetzt, um „Kraftakte" zu vollziehen – Treppensteigen, Heben, Springen, Rennen usw. Um so schnell kontrahieren zu können, brauchen sie ihren eigenen Energievorrat, der sofort verbrannt werden kann. Dabei werden sie zunächst nicht gleich mit neuer Energie und frischem Sauerstoff durch das Blut versorgt. Dies erfolgt erst kurze Zeit, nachdem sie ihre Arbeit aufgenommen haben. Da die phasischen Fasern nicht so stark durchblutet sind, erscheinen sie heller, denn sie weisen weniger Kapillaren auf als die tonischen Fasern.

Die Anstrengungsziele: Kraft und Kondition

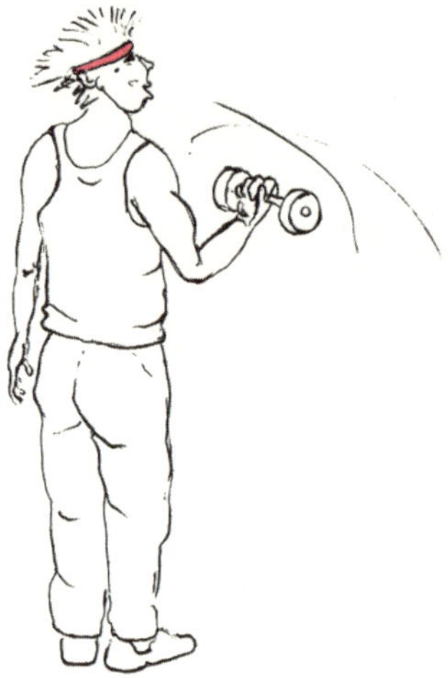

Trainieren der Ausdauerkraft der Muskeln

Um von diesen beiden unterschiedlichen Bewegungsmotoren unseres Körpers die jeweils beste Leistung zu erhalten, sollten wir sie auf verschiedene Art trainieren. Das erste der genannten Anstrengungsziele war die Verbesserung der Ausdauerkraft. Wenn wir leicht anstrengende Bewegungen wie z.B. Gewichte heben oft genug wiederholen (sagen wir jeweils 20 bis 50 mal), wenn wir zwei Stunden Rad fahren, dann trainieren wir die Ausdauerkraft der Muskulatur. Insbesondere die tonischen Muskelfasern entwickeln dabei eine effiziente Art, Energie und Sauerstoff zu verbrennen. Sie werden kräftiger und können ohne Erschöpfung länger arbeiten. Darüber hinaus lernt das Gehirn, die verschiedenen Muskelfasern so zu aktivieren, dass einige Fasern kontrahieren, während andere im selben Muskel eine kurze Pause einlegen. Auf diese Weise kann sich ein Teil der Muskeln erholen, während die anderen arbeiten.

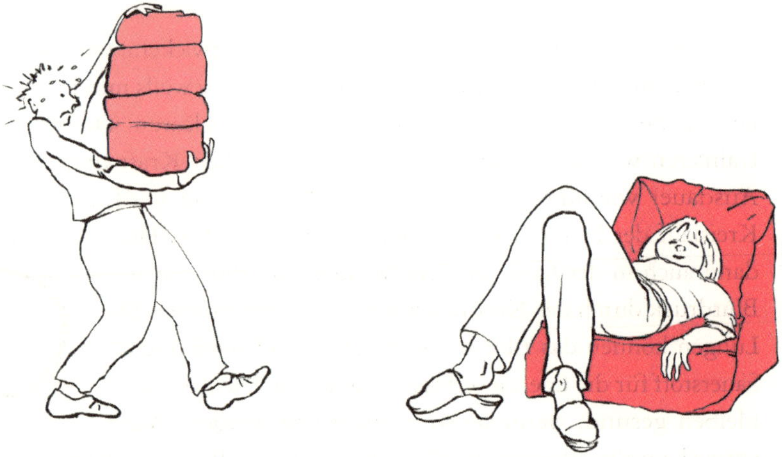

Manche Muskelfasern arbeiten, während sich andere ausruhen.

Mit dem zweiten Ziel wird die Schnellkraft verbessert, indem wir mehrere kurze und schnelle Kontraktionen gegen Widerstand machen und danach eine Pause einlegen. Dieser Anspruch stärkt die phasischen Muskelfasern in ihren Arbeitsfunktionen, kräftigt sie und verbessert ihre Energie-Effizienz.

Das dritte Ziel ist die Entwicklung von Maximalkraft. Diese trainieren wir, indem wir nur wenige Wiederholungen mit maximaler Belastung für den jeweiligen Muskel machen, also bis an der Grenze unserer Leistungsfähigkeit gehen. Im Gegensatz zur Ausübung von Ausdauerkraft, bei der einige Muskelfasern kontrahieren, während die anderen eine kurze Pause einlegen können, müssen die Fasern bei der Entfaltung von Maximalkraft alle gleichzeitig arbeiten.

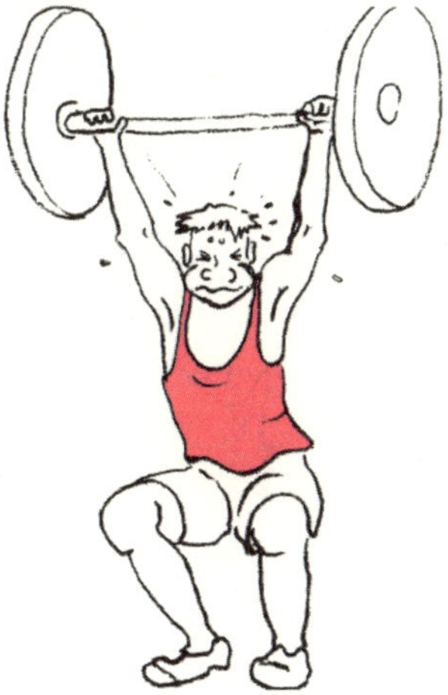

Trainieren der Maximalkraft

Um ihre Aufgabe als Bewegungsmotoren erfüllen zu können, benötigen die Muskeln Energie. Diese wird ihnen über den Blutkreislauf zugeführt. Und deshalb ist das vierte Ziel die Steigerung der Herz- und Kreislaufkondition. Dies ist ein anderer Prozess als die Muskelkräftigung. Es geht um ein leistungsfähiges Herz, das unser Blut effizient durch gesunde Lungen pumpt, wo es den Sauerstoff aufnimmt, um ihn zur Muskulatur und zum Gehirn zu transportieren. Die erforderlichen Energiestoffe erhält das Blut von den Verdauungsorganen. Die Muskeln verbrennen Zucker und Sauerstoff, um Kraft für die Bewegung zu entwickeln.

Um eine gute Herz- und Kreislaufkondition zu entwickeln, müssen wir das Herz und das Kreislaufsystem regelmäßig für jeweils mindestens eine halbe Stunde lang überdurchschnittlich belasten. Damit trainieren wir den Herzmuskel, und er entwickelt Kraft und Ausdauer wie alle anderen Muskeln. Gleichzeitig wird der Kreislauf der Herzmuskulatur selbst verbessert. Das Herz ist dann auch in der Lage, größere Mengen von Blut mit mehr Blutdruck durch das Kreislaufsystem zu transportieren. Die Lungen können das Blut besser belüften und somit mehr Sauerstoff für die Energieverbrennung liefern. Die Arterien bleiben gesund, wenn sie so beansprucht werden. Auch entwickeln die arbeitenden Muskeln mehr Kapillaren. In Kürze, das ganze System von Muskulatur und Kreislauf arbeitet effizienter.

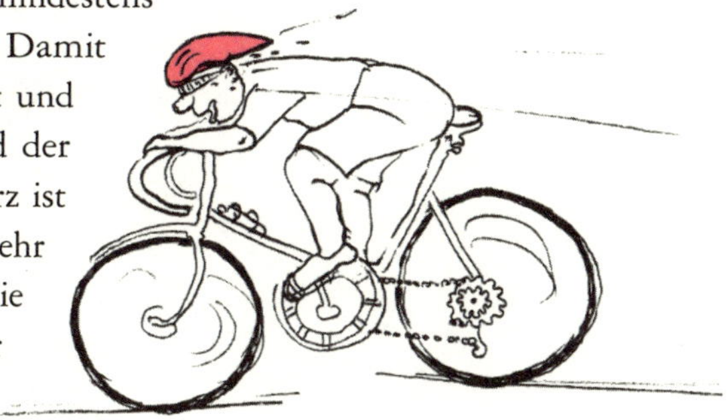

Die Herz- und Kreislaufkondition wird z. B. beim Fahrrad fahren trainiert.

Außerdem wird beim Kraft- und Konditionstraining das Skelett belastet, und damit werden auch die Gelenke und Bänder beansprucht. Dadurch werden Sie ebenfalls leistungsfähiger. Das ist ein wichtiger Gewinn für Ihre Körperfunktionen und Ihre Spannkraft – vor allem mit zunehmendem Lebensalter.

Die Klugheitsziele: Gelenkbeweglichkeit und Bewegungskoordination

Wie Sie sehen, sind Kraft und Kondition für unsere Gesundheit unerlässlich. Aber was ist mit den anderen beiden Fitnesszielen? Sie fallen in eine ganz andere Kategorie als diese ersten vier, die ich Anstrengungsziele genannt hatte. Diese Kraft- und Konditionsziele sind das, was wir uns üblicherweise vorstellen, wenn wir von Fitness reden. Ich spreche von Anstrengungszielen, weil man sich regelmäßig anstrengen muss, um Kondition und Kraft zu erlangen. Die beiden letzten Ziele hingegen – die Verbesserung der Gelenkbeweglichkeit und der Koordination – beziehen sich auf körperliche Vorgänge ganz anderer Art. Ich nenne sie „Klugheitsziele". Warum? Weil wir uns dafür nicht körperlich anstrengen, sondern eher denken und spüren müssen, um sie zu erreichen. Somit trainieren wir unser Gehirn, die Wahrnehmung unserer Muskeln und unseren Bewegungssinn.

Diese Unterscheidung wird nicht immer richtig verstanden. Das führt mitunter zu Trainingsproblemen. Ich möchte diese Missverständnisse mit diesem Buch aufklären, um Ihnen einen neuen Weg zu einem gesunden Rücken zu zeigen. Sie werden sehen: Wenn Sie zwischen diesen zwei unterschiedlichen Kategorien der Fitnessziele klar unterscheiden, also den Anstrengungszielen, für die wir uns tatsächlich anstrengen müssen, und den Klugheitszielen, für die wir das Gehirn trainieren müssen, erzielen Sie in beiden Bereichen bessere Ergebnisse. Wenn Sie lernen, mit Ihrem Rücken klug umzugehen, gewinnen Sie auch Kraft und Ausdauer. Dann werden sich viele Schwierigkeiten, Schmerzen und Behinderungen, mit denen Sie sich quälen, dauerhaft beseitigen lassen.

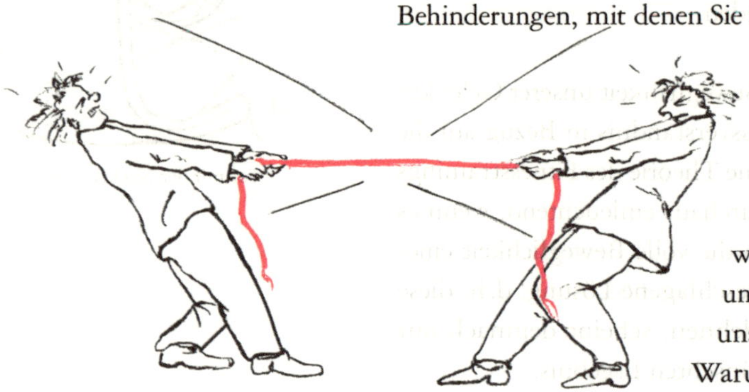

Wenn Muskeln gegeneinander arbeiten, wird Energie verschwendet.

Was sind nun diese Klugheitsziele, für die wir unser Gehirn trainieren? Das erste ist die Verbesserung der Gelenkbeweglichkeit. Mit diesem Ziel wollen wir sicherstellen, dass uns die uneingeschränkte Mobilität der Gelenke für unsere Bewegungen zur Verfügung steht. Warum ist das wichtig? Wenn wir z. B. eine Treppe hinaufgehen und die Beweglichkeit der

Hüften nicht vollständig frei ist, werden Teile der Muskelkräfte nicht genützt, um unser Gewicht zu heben. Es geht ein Teil der Muskelkraft verloren, denn ein Teil des Kraftreservoirs wird fehlgeleitet. Die Muskeln arbeiten gegeneinander, statt miteinander.

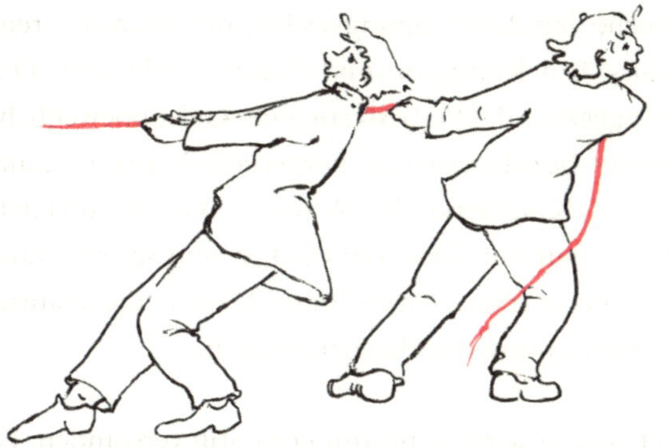

Viel leichter geht's, wenn die Muskeln miteinander arbeiten.

Damit verschwenden wir Energie und verursachen möglicherweise auch Schmerzen. Wenn wir uns z. B. beim Rückwärtsfahren im Auto umschauen und unsere Muskeln arbeiten nicht richtig miteinander, steht uns nicht die volle Drehbewegungsfähigkeit der Wirbelsäule zur Verfügung. Dann tut uns der Nacken weh. Dies kann sogar so weit gehen, dass manche Bewegungen gar nicht mehr möglich sind. Unser Bewegungsleben ist somit ärmer geworden.

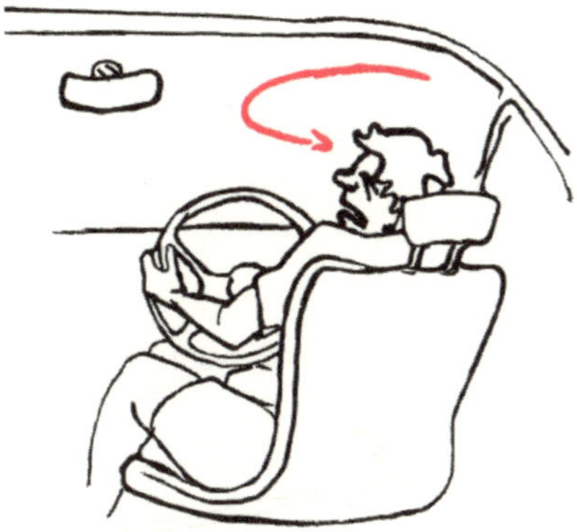

„Tut mir der Nacken weh!"

Wie erreichen wir die so wichtige volle Beweglichkeit unserer Gelenke? Mit dieser Frage stoßen wir auf ein Missverständnis in Bezug auf die Funktionsweise der Muskeln, auf dem die Theorie des Fitnesstrainings jedoch aufgebaut ist. Es klingt zwar durchaus einleuchtend, wenn es heißt, die Muskeln seien „zu kurz", um die volle Beweglichkeit eines Gelenks zu ermöglichen. Und die vorgeschlagene Lösung, d. h. diese Muskeln länger zu machen, also zu dehnen, scheint demnach nur logisch. Doch sie führt nicht zum gewünschten Ergebnis.

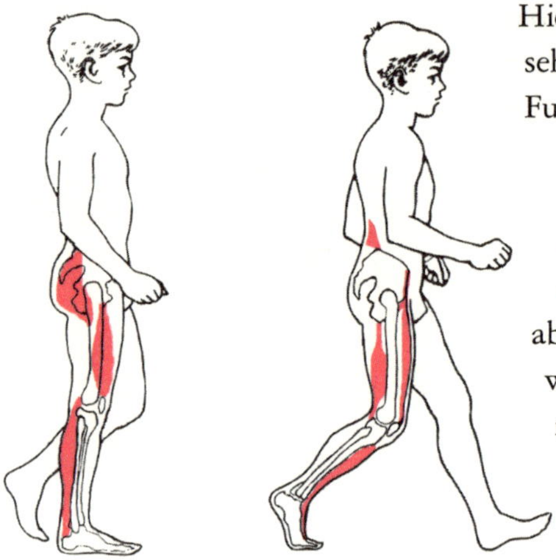

Abb. 6: Finn beim Gehen; links die Kette der Streckmuskeln, rechts die Kette der Beugemuskeln des Beines.

Betrachten wir einmal die Idee, die hinter der Muskeldehnung steckt. Hierzu müssen wir uns noch einmal anschauen, wie Finn läuft. Sie sehen, dass sich sein Hüftgelenk streckt, wenn er beim Gehen den Fuß abrollt.

Dadurch werden die Kräfte, die von den Streckmuskeln der Hüfte und des Oberschenkels über die Knochenkette des Beins geleitet werden, auf den Boden übertragen. Wenn aber die Muskulatur, die das Hüftgelenk und Knie beugt, sich während dieser Bewegungsphase nicht entspannt und somit nicht verlängert, ist der volle Bewegungsausschlag des Beins beim Abrollen vermindert. Dann wird nicht die volle Kraft der Streckmuskulatur zum Boden geleitet. Die Bewegung ist damit ineffizient, und Finn empfindet sie als mühsam oder sogar schmerzhaft.

Es scheint vernünftig zu sagen, dass er dies verbessern kann, wenn er die „zu kurzen“ Muskeln dehnt. Dies kann er auf verschiedene Weise tun, aber die Grundidee dabei ist immer, die kurzen Muskeln erst zu entspannen und dann die Muskeln auseinander zu ziehen, so dass die Muskelfasern aneinander vorbei gleiten. Die Abbildung 7 veranschaulicht, wie dies geschehen soll.

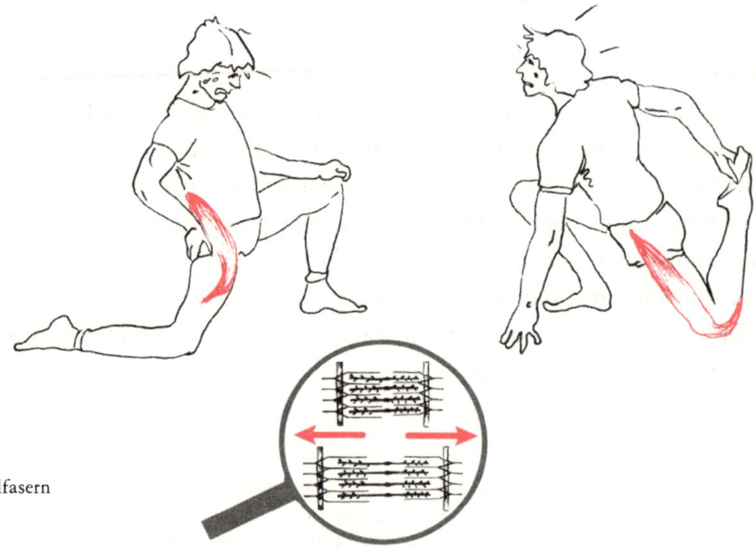

Abb. 7: Bei der Muskeldehnung sollen die Muskelfasern auseinandergezogen werden.

Leider beruht die Auffassung, wie die Muskeln gedehnt werden können, auf einer unklaren Vorstellung. Denn sie berücksichtigt nicht, wie das Gehirn ständig die Muskellänge bestimmt, kontrolliert und korrigiert. Wenn wir uns die Abbildung 8 anschauen, gewinnen wir drei wichtige Erkenntnisse, die diese Auffassung über Muskeldehnung in Frage stellen:

Wie wir bereits gesehen haben, wird die Aktivität eines Muskels von einer Gruppe motorischer Nerven im Rückenmark gesteuert. Um einen Muskel zu dehnen, müssen die entsprechenden motorischen Nerven, die diesen Muskel zur Kontraktion bringen, zuerst aufhören, Impulse an den Muskel zu senden. Denn solange Impulse an ihn gesendet werden, wird der Muskel weiterhin zur Kontraktion stimuliert. Er arbeitet also weiter, und dies erschwert die Verlängerung bzw. macht sie gar unmöglich.

Diese motorischen Nerven erhalten ihrerseits Impulse von übergeordneten Teilen des Nervensystems, die entscheiden, welche Muskeln zu aktivieren bzw. zu deaktivieren sind, um eine bestimmte Bewegungsabsicht zu verwirklichen. Diese Bewegungsabsicht wird vom Gehirn ausgearbeitet und verwirklicht, indem es Impulse über eine Vielzahl von Nervenbahnen durch das Rückenmark zu den entsprechenden motorischen Nerven des Muskels sendet. Auf diese Weise bestimmt das Gehirn, ob ein motorischer Nerv aktiviert ist und sich die entsprechende Gruppe von Muskelfasern zusammenzieht.

Wir haben gesehen, dass das Gehirn die Muskeln in ganzen Muskelketten mobilisiert, um ein Bewegungsmuster des gesamten Körpers auszuführen. Diese Tatsache führt uns zu einer weiteren Erkenntnis, nämlich dass alle motorischen Nerven im Rückenmark in einem zusammenhängenden Muster aktiviert oder deaktiviert werden. Die Steuerung der Bewegung ist also ein recht komplexer Vorgang, denn es gibt schließlich mehrere hundert Muskeln im menschlichen Körper, und jeder wird entsprechend nicht nur von einem, sondern von Hunderten motorischer Nerven gesteuert.

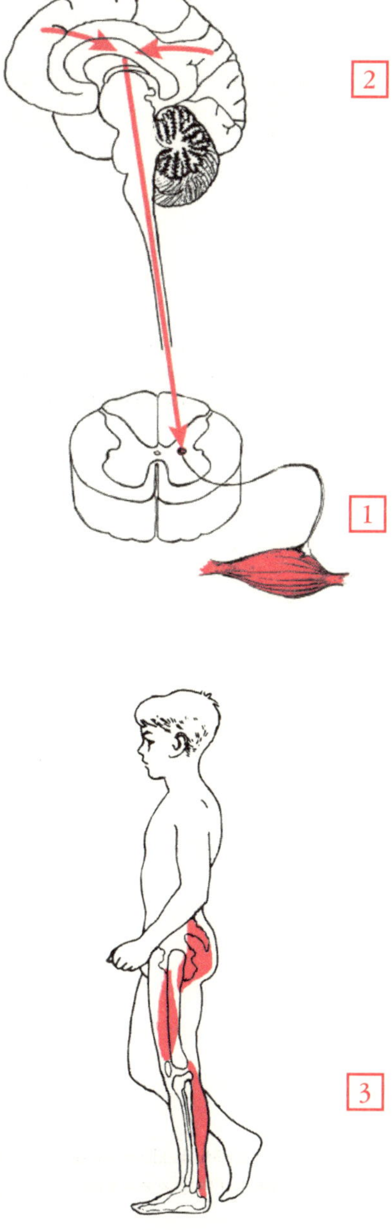

Abb. 8: 1: Ein Muskel wird vom entsprechenden Rückenmarksnerv stimuliert,
2: dieser wiederum wird vom Gehirn gesteuert und
3: durch diese Steuerung werden ganze Muskelketten mobilisiert.

Folglich kann kein Muskel gedehnt werden, ohne dass das Gehirn entscheidet, die entsprechenden motorischen Nerven des Rückenmarks zu deaktivieren. Da dies als Teil eines Gesamtmusters geschieht, kann kein Muskel unabhängig von der gesamten Muskelkette, zu der er gehört, wirksam gedehnt werden. Um uns dies bildlich vorzustellen, können wir jeden Muskel als einen Musiker in einem Sinfonieorchester verstehen. In einem Orchester ist jeder Musiker Teil einer größeren Gruppe. Jeder leistet seinen Beitrag zur Harmonie und steht immer in einer Beziehung zu dem, was die anderen Musiker tun. Wenn die Gesamtdarbietung des Orchesters gelingen soll, dann muss jeder Musiker sich der Gesamtheit anpassen und als Teil dieser Gesamtheit spielen. Mit der Muskulatur verhält es sich ähnlich. Ein einzelner Muskel entscheidet nicht allein über seine Rolle im Ensemble. Er wird immer vom Gehirn gesteuert, um seinen Teil zur gesamten Bewegungsharmonie beizutragen.

Das Gehirn bestimmt den „Ton“ und das Tempo jeder Bewegung. Alle Muskelkontraktionen und -verlängerungen werden in einer fein abgestimmten Harmonie von Zehntausenden von Muskelfasern koordiniert. Um die Muskeltätigkeit zu steuern, bekommt jeder motorische Nerv des Rückenmarks in jedem Sekundenbruchteil Hunderte von Botschaften von verschiedenen Teilen des Gehirns in unvorstellbar perfekter Koordination.

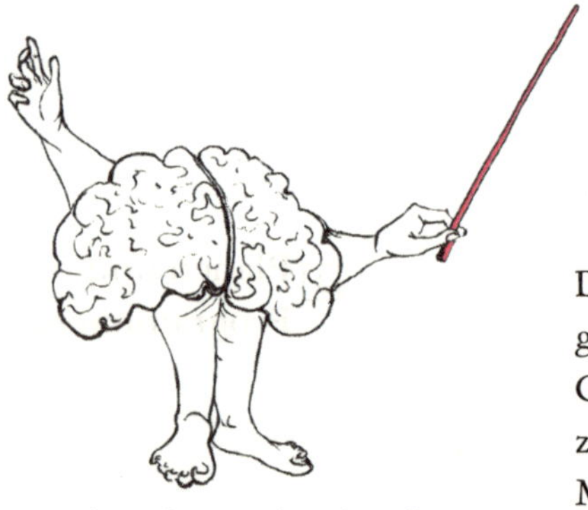
Das Gehirn „dirigiert“ die Arbeit aller Muskeln.

Dies bedeutet, dass das Gehirn das allerwichtigste Bewegungsorgan ist, gleichsam der Dirigent des Orchesters. Wenn es also darum geht, die Gelenkbeweglichkeit zu verbessern, ist es am besten, den Dirigenten zu überzeugen, die Gesamtharmonie zu verändern. Dann ändern alle Musiker ihre Spielweise, und eine neue Harmonie entsteht. Ebenso verhält es sich mit den einzelnen Gliedern der Muskelketten, die ihre Länge verändern, wenn das Gehirn dies bestimmt.

Um zu sehen, wie dies funktioniert, machen wir einen kurzen Ausflug in die Neurophysiologie. Wie und wann bestimmt Finns Gehirn die Muskellänge, während er geht? (Abbildung 9) Zuerst bestimmt das Gehirn seine Motivation (1); es entscheidet, wohin er gehen will und was er damit erreichen will. In anderen Worten, es legt seine Ziele fest. Gemäß diesem Ziel bereitet sich sein Nervensystem darauf vor, die notwendigen Bewegungen zu koordinieren. Dies erfolgt interessanterweise über die Aufmerksamkeit (2). Über sie werden die Nervenzentren im Gehirn aktiviert, die für die Planung und Ausführung dieses Ziels verantwortlich sind. Finn achtet auf die Zielrichtung im Raum und im Verhältnis zu seinem Körper. Damit ist sein Gehirn nun darauf eingestellt, seine Motivation in die Tat umzusetzen. Mit dieser wachen Zieleinstellung wird das „Planungsbüro" des Gehirns aufgerufen (3). Es plant dann seine Bewegungen in komplexen Mustern. Dabei werden die Muskelketten bestimmt, die die Bewegungen ausführen sollen. Ebenso entscheidet dieses Planungsbüro über den Bewegungsfluss und die während der Bewegung erforderliche Kraftentfaltung.

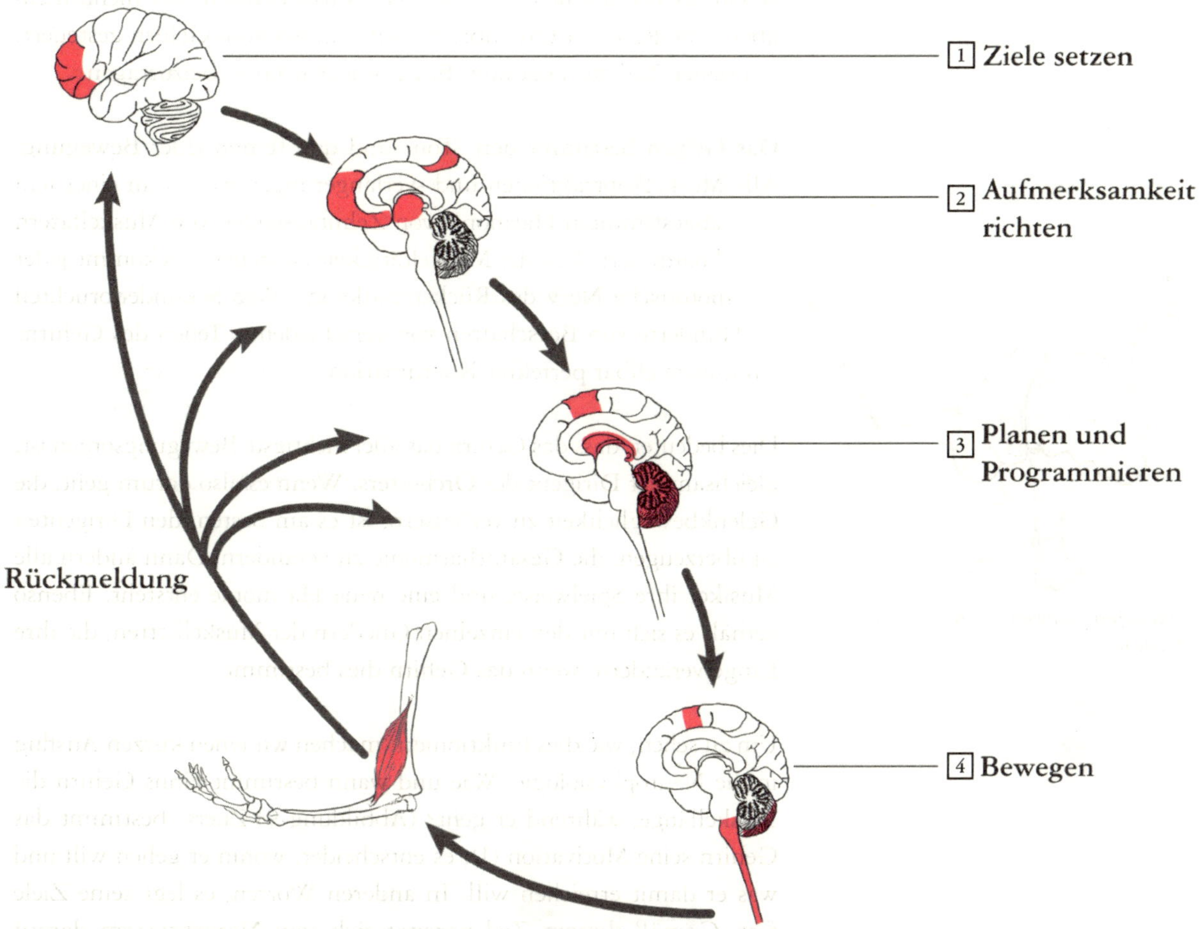

Abb. 9: Alle Bewegungen entfalten sich entsprechend der „Koordinationskaskade" des Gehirns.

Muskellänge und Muskelkraft werden genauso bestimmt wie die Abfolge, in der die jeweiligen Muskeln der Muskelketten nacheinander während des Bewegungsablaufs kontrahieren. Schließlich erfolgt der „Startschuss". Während die Bewegungen dann ablaufen (4), ist die Körperwahrnehmung aktiv, und das Gehirn wird über Rückkopplungsschleifen darüber informiert, wie die Pläne verlaufen. Finn nimmt, wenn notwendig, Korrekturen seiner Bewegungen vor, um an sein Ziel zu kommen.

Diese Vorgänge umfassen somit eine komplexe Abfolge, eine „Kaskade" von Steuerungsschritten. Sie entfalten sich, Schritt für Schritt, von einer Zielvorstellung zu einem immer detaillierteren Bewegungsplan bis zur Ausführung. Im letzten Schritt animieren die motorischen Rückenmarksnerven die entsprechenden Muskeln. Wenn sie aktiv sind und Impulse aussenden, kontrahieren die angesprochenen Muskeln, werden also kürzer. Wenn sie nicht aktiv sind und keine Impulse aussenden, entspannen sie sich und können länger werden. Diese Nerven werden ständig vom Gehirn „dirigiert".

Sie sehen, dass Muskellänge und -spannung beim Bewegen das Resultat dieser Kaskade von Koordinationsaktivitäten des Gehirns sind. Die Muskeln unterliegen somit zweifellos der Führung des Gehirns. Das Gehirn ist immer der „Chef", und dieser entscheidet, welche Muskeln arbeiten und welche sich ausruhen können.

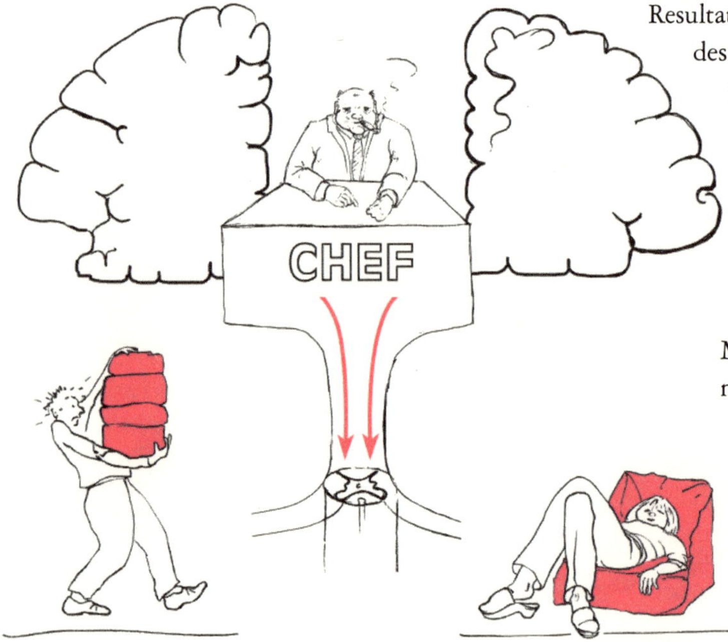

Der „Chef" entscheidet, welche Muskeln arbeiten und welche sich ausruhen können.

Wenn wir diese Reihe von Vorgängen, ausgehend vom Gehirn bis hin zur Muskelkontraktion begreifen, können wir nur einen Schluss ziehen: Durch Anstrengung können wir dieses letzte Glied in der Kette der Bewegungssteuerung nicht verändern. Um die Gelenkbeweglichkeit zu verbessern, hilft es nicht zu versuchen, die Muskeln durch Anstrengung zu dehnen. Die üblichen Dehnungstechniken berücksichtigen nämlich diese gesamte

Koordinationskaskade nicht. Mit Hilfe dieser Techniken wird zwar versucht, bestimmte Muskeln zuerst zu entspannen. Wenn wir jedoch nicht die gesamte Muskelkette verändern, in der sich der betreffende Muskel befindet, ist er noch aktiv und lässt sich nur mit Widerstand dehnen. Und sobald die gewohnten Bewegungsmuster wieder aktiviert sind, ist er wieder genau so kurz wie zuvor.

Wir können jedoch dem Gehirn beibringen, die gesamte Kaskade von der Zielsetzung bis zur Muskelkontraktion neu zu gestalten. Mit neuen Zielen und neuen Plänen ändert sich die Länge und Spannung jedes Muskels als Teil eines neuen Musters. Damit verbessern wir die Gelenkbeweglichkeit schnell, auch bei scheinbar versteiften oder verkürzten Muskeln, und zwar ohne Anstrengung oder Schmerz, sondern durch „Klugheit“. Damit wird die Spannung der gesamten Muskulatur optimal geregelt und die Beweglichkeit der Gelenke während einer Bewegung in vollem Umfang umgesetzt. Entspannung und Gelenkbeweglichkeit werden also durch die sinnvolle Koordination einer Bewegung optimiert.

Bewegungskoordination: wichtig für einen gesunden Rücken

Betrachen wir nun das sechste Fitnessziel: die Verbesserung der Koordination. Vielleicht ist Ihnen bereits aufgefallen, dass die Verbesserung der Gelenkbeweglichkeit eine Änderung der Koordination voraussetzt. Somit betreffen die letzten beiden Fitnessziele, die Verbesserung der Gelenkbeweglichkeit und der Koordination, lediglich zwei Facetten des gleichen Vorgangs. Wenn Sie sich Finns Skelett während des Gehens noch einmal anschauen, erkennen Sie, wie sein Gehirn eine fast unglaubliche Koordination leistet. Er hält sein Gleichgewicht, während er einen Vorwärtsschub erzeugt. Dabei wird die Kraftwirkung von Tausenden von Muskelfasern, die in verschiedenen Kombinationen, Geschwindigkeiten und Spannungen kontrahieren, über eine Kette von mehr als zweihundert Knochen auf den Boden übertragen.

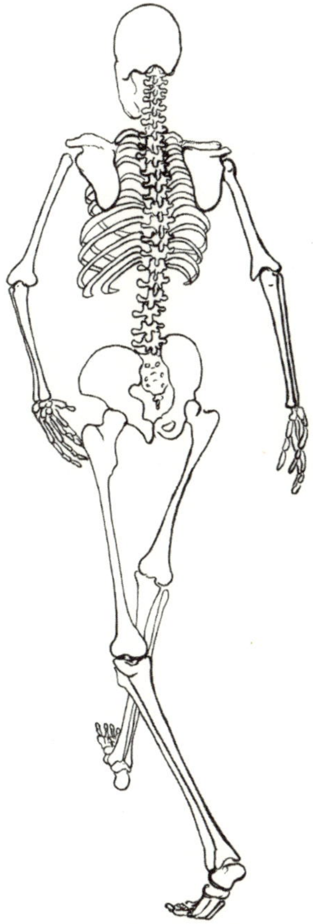

Finns Skelett beim Gehen

Schauen wir uns genauer an, was bei jedem Schritt passiert, dessen Ablauf so komplex und genau koordiniert ist. Was tut Finn, um diesen Ablauf zu koordinieren? Zuerst will er wissen, wohin er geht. Um sich zu orientieren, schaut und hört er, achtet auf seinen Gleichgewichtssinn. Die entsprechenden Sinnesorgane befinden sich alle im Kopf.

Dazu muss er den Kopf auf den Halswirbeln balancieren und die Bewegungen der Augen, des Schädels und der Halswirbel miteinander steuern, sonst wird ihm schnell schwindlig. Dies umfasst unter anderem die Steuerung der Balance des Schädels auf dem ersten und zweiten Halswirbel, die anders gebaut sind als die übrigen Halswirbel.

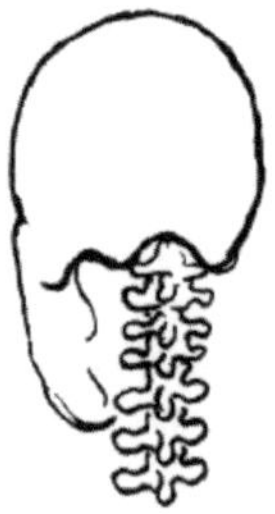

Der Kopf balanciert auf den Halswirbeln.

Die insgesamt sieben Halswirbel und der Schädel werden auch auf der Brustwirbelsäule balanciert. Sie umfasst zwölf Brustwirbel, 24 Rippen und das Brustbein.

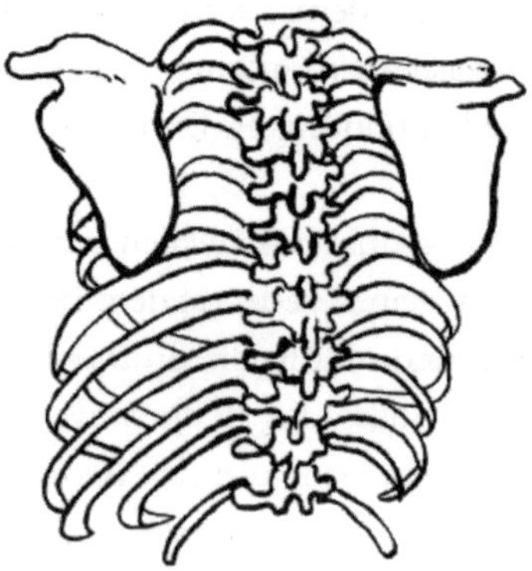

Brustkorb und Brustwirbel tragen Hals und Kopf.

Das Gleichgewicht von Kopf und Halswirbeln auf dem Brustkorb wird erschwert durch die Bewegungen der Arme und Schulterblätter, die am Brustkorb anliegen und ihn beeinflussen.

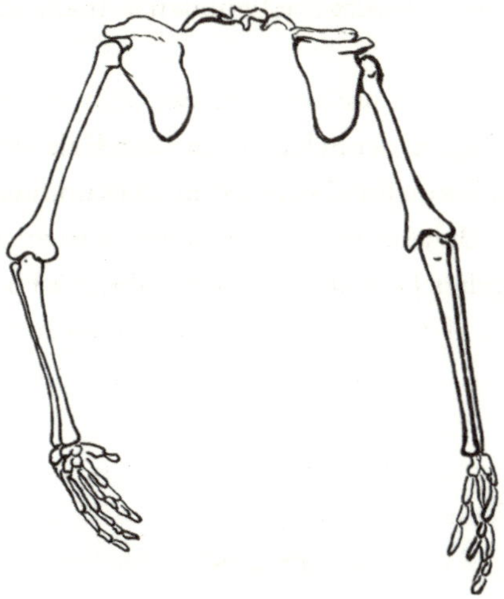

Die Bewegungen der Schultern und Arme beeinflussen die Koordination des Gleichgewichts beim Gehen.

Während Finn geht, bewegt er die Schultern und Arme in gegenläufiger Richtung zu den Beinen, so dass im Brustkorb eine Rotation des oberen Endes der Brustwirbelsäule entgegen den Bewegungen des Beckens und der Lendenwirbel stattfindet. Diese Gegenrotation findet entlang der gesamten Brustwirbelsäule statt.

Das nach unten gerichtete Gewicht des Körpers wird über die Kette der Wirbel weitergeleitet. Es liegt auf dem Kreuzbein am Becken, wo es – vergleichbar mit einem klassischen römischen Bogen – zu den beiden Hüftgelenken geleitet wird (Abbildung 10, Seite 42).

Das heißt, dieses Gewicht wird über das Becken auf die beiden Beine verteilt. Je nachdem, welches Bein gerade auf dem Boden ist, wird das Gewicht über das entsprechende Hüftgelenk und Bein zum Boden weitergeleitet. Hinzu kommt, dass das Becken als Hauptkraftwerk des Körpers fungiert. Die Muskulatur um das Becken herum ist die stärkste überhaupt – und sie erzeugt die Kraft zum Gehen. Die Kräfte, die von der Muskulatur des Beckens und der Oberschenkel ausgehen,

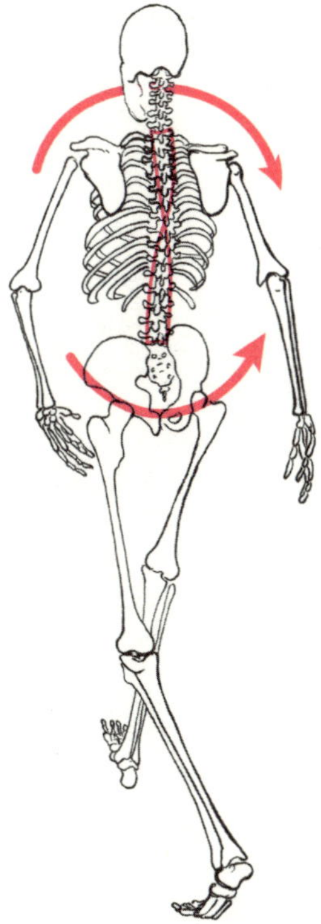

Beim Gehen drehen sich die Schultern und das Becken gegenläufig und bewirken eine Rotation der Brustwirbelsäule.

werden durch genau gesteuerte Bewegungen der Beine und Füße auf den Boden übertragen (Abbildung 10). Damit steuern diese Muskeln das Gehen und verleihen diesen Bewegungen die hierfür erforderliche Kraft. Dieses Balancieren und diese Leitung der Kräfte zum Boden wird während des Gehens abwechselnd von einem und dann vom anderen Bein übernommen.

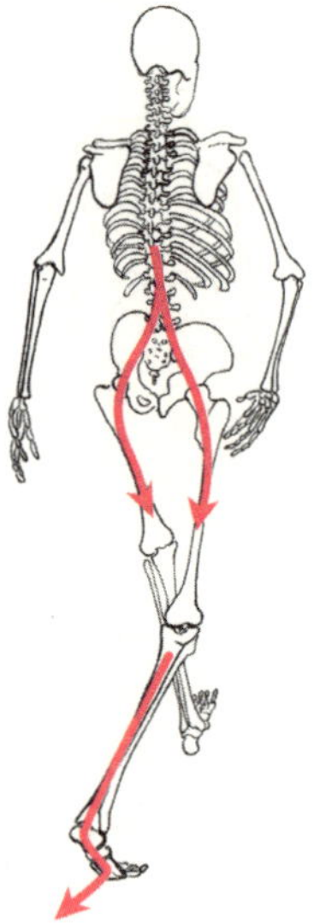

Abb. 10: Das Gewicht des Körpers wird über das Kreuzbein, die Hüftgelenke und die Beine auf den Boden übertragen.

Eine hochkomplizierte Angelegenheit! Und sie wird sogar noch komplizierter, denn es geht dabei nicht nur um das Balancieren unseres Gewichts. Auch die Bewegungen des Atmens erzeugen Kräfte, die diese komplexe Gleichgewichtsleistung erschweren. Doch Finn hebt und senkt die Rippen und das Zwerchfell während des Atmens, ohne dabei die Gegenrotation des Brustkorbs beim Gehen zu stören.

Und schließlich erzeugt der Boden, auf dem Finn geht, Gegenkräfte (Abbildung 11). Diese wirken in der dem Gewicht und der Muskelkraft entgegengesetzten Richtung, also über das Skelett den Körper hinauf. Finns Problem, all dies zu steuern, besteht in der Notwendigkeit, die Kräfte des Gewichts und der Muskulatur wie auch die Gegenkräfte des Bodens exakt so auszugleichen, dass er mit seinem Körper machen kann, was er will.

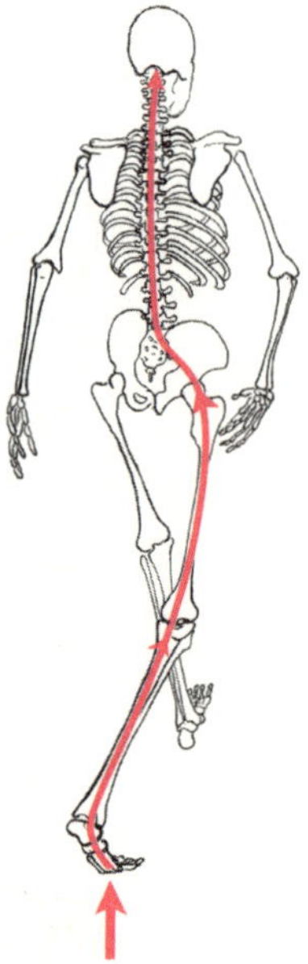

Abb. 11: Die Gegenkräfte vom Boden werden durch das Skelett nach oben übertragen.

Sie sehen, wie kompliziert es ist, das Gehen zu koordinieren. Und dennoch, wenn Sie jetzt selbst einmal aufstehen und durchs Zimmer gehen, werden Sie feststellen, dass Sie diese komplizierte Aufgabe mühelos ausführen und sich nicht darauf konzentrieren müssen, wie es funktioniert.

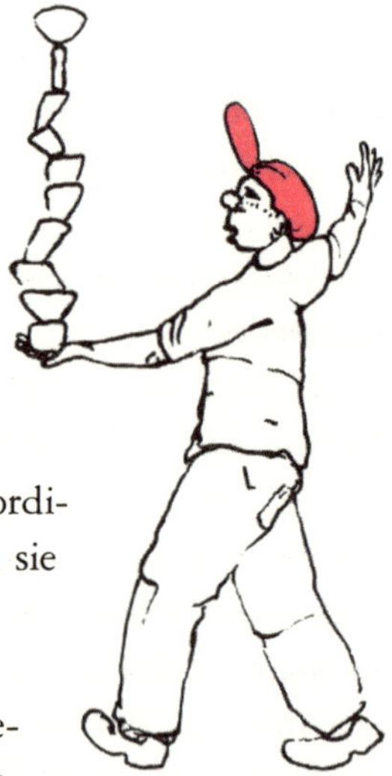

Tom weiß, dass Balancieren eine hochkomplizierte Angelegenheit ist!

Wie erklärt sich eine solch verblüffende Koordinationsfähigkeit? Ganz einfach. Wir erlernen sie in den ersten Jahren unseres Lebens.

Dieses Bewegungslernen braucht kein akademisches Verständnis wie das Lernen in der Schule. Das Kind empfindet, erforscht, experimentiert, spielt – und freut sich über seine Entdeckungen. Es stellt

Bewegungsmuster wie Krabbeln, Laufen, Greifen, Schauen, Aufrichten und Gehen zusammen. Dabei richtet sich das kindliche Gehirn nach zwei grundlegenden biologischen Kriterien der Bewegungseffizienz, die es befähigen, die beste Koordinationsweise auszuwählen.

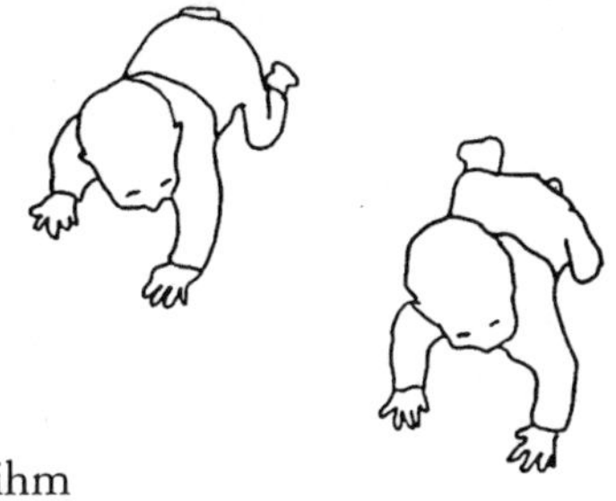

Zum einen findet es heraus, ob die neu erlernten Bewegungsmuster ihm helfen, in der Welt herumzukommen und sie zu entdecken. Und zweitens, ob sie leicht oder fließend wirken. Wenn beides der Fall ist, dann werden diese Bewegungsmuster in der Koordinationskaskade verankert.

Durch einen Prozess des erforschenden Lernens wächst das Bewegungsrepertoire des Kindes. Jede neue nutzbare und geschmeidige Bewegung wird schließlich zur Gewohnheit fürs Leben – vertraut, brauchbar und automatisch. Wir können nur hoffen, dass es gute Gewohnheiten sind. Aber in der Regel sind sie für das Kind beinahe ideal. Sie werden geleitet von einer unfehlbaren Empfindung für das, was optimal ist, unbelastet durch Regeln, Verbote oder gesellschaftliche Rollenzuweisungen, die unser Erwachsenenverhalten und unsere Körperwahrnehmung bestimmen und einschränken.

Wenn also unsere Bewegungsgewohnheiten uneingeschränkt, d. h. flexibel sind, können wir Muskeln und Knochen harmonisch koordinieren, ohne uns damit zu beschäftigen, wie das funktioniert. Wenn diese Gewohnheiten jedoch nicht optimal sind, dann bewegen wir uns mit Anstrengung. Verletzungen der Gelenke, Muskeln und Sehnen, der Bandscheiben und sogar der Knochen und Nerven können die Folge sein.

Die Koordination all der unterschiedlichen Kräfte, die an unseren Bewegungen beteiligt sind, und die Weiterentwicklung dieser Koordination sind von zentraler Bedeutung für unsere Gesundheit und unser Lebensgefühl. Somit ist die Verbesserung der Bewegungskoordination ein ganz wichtiges Fitnessziel. Denn was hätten wir davon, wenn wir unsere Muskelkraft und Ausdauer entwickelten, diese aber nicht harmonisch einsetzen könnten?

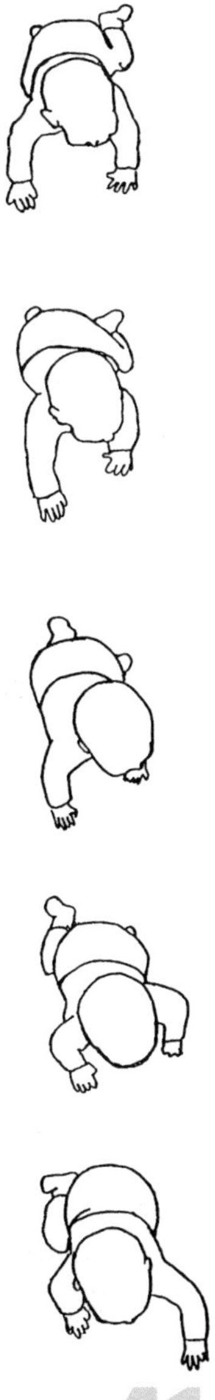

Wir lernen unsere Bewegungskoordination in der frühen Kindheit.

Eine wichtige Unterscheidung

Fassen wir die verschiedenen Fitnessziele einmal mit einer ungewöhnlichen Metapher zusammen. Das hilft Ihnen, die unterschiedlichen Rollen der Muskeln, des Skeletts und des Gehirns für eine gesunde Bewegung zu verstehen, und insbesondere klar zwischen Kraft und Koordination zu unterscheiden:

In dieser Abbildung sehen Sie Toms Auto. Um gut zu funktionieren, braucht es zuerst eine Kraftquelle, den Motor. Dann eine Antriebswelle, um die Kraft des Motors zu den Rädern zu leiten. Und schließlich ein Steuerungssystem (inklusive Tom), das die Geschwindigkeit und Richtung des Autos bestimmt.

Mit Hilfe von Toms Auto verstehen wir den Unterschied zwischen Kraft und Koordination.

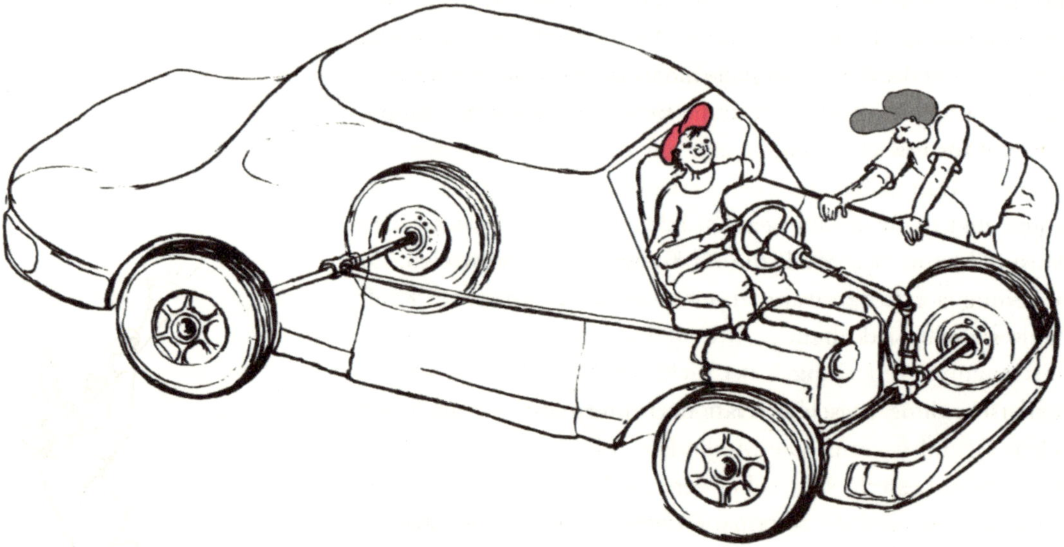

Die Kraft des Motors, die zu den Rädern geleitet wird, ist relativ groß – bei einem BMW sind es vielleicht 175 PS. Andererseits ist nur ein sehr kleiner Teil der Kraft einer Person erforderlich, um zu beeinflussen, wohin all diese Kräfte geleitet werden sollen. Sie können sich vorstellen, wie groß der Unterschied ist zwischen der Kraft des Motors und der Kraft, die Tom braucht, um das Steuerrad zu drehen. Der entscheidende

Unterschied hierbei liegt zwischen Kraft und Information. Der Motor erzeugt jede Menge an Kraft, um Arbeit zu leisten. Die Steuerung der Kraft wird durch Information bewirkt, die selbst minimale Kraft kostet, aber große Wirkung erzielt.

Der Motor für unsere Bewegungen sind die großen kräftigen Muskeln um das Becken und die Wirbelsäule. Die Antriebswelle ist das Skelett, das diese Kräfte zum Ziel leitet. Das Steuerungssystem ist unser Gehirn, das Richtung, Geschwindigkeit und Kräftenutzung bestimmt.

Wie beim Auto ist der Unterschied zwischen den Kräften der Muskeln, die uns bewegen, und dem Energiegehalt der Informationen vom Gehirn, die die Bewegung steuern, sehr groß.

Um das Auto besser zu steuern, braucht der Fahrer nicht mehr Kraft, sondern mehr Information darüber, wie er am besten mit dem Auto umgeht und was auf der Straße passiert. Dementsprechend müssen wir zur Verbesserung der Bewegungskoordination unser Gehirn mit mehr Information über den Zustand und die Bewegungsweise des Körpers versorgen. Dies erreichen wir, indem wir unseren Körper sensibler wahrnehmen. Dann können wir den Verlauf der Koordinationskaskade verändern und damit die Bewegungsabläufe und auch die Effizienz der Muskulatur in Bezug auf die Kraftanwendung verbessern. Die Verbesserung der Körperwahrnehmung erfordert minimale Kraft, erzielt aber große Wirkung.

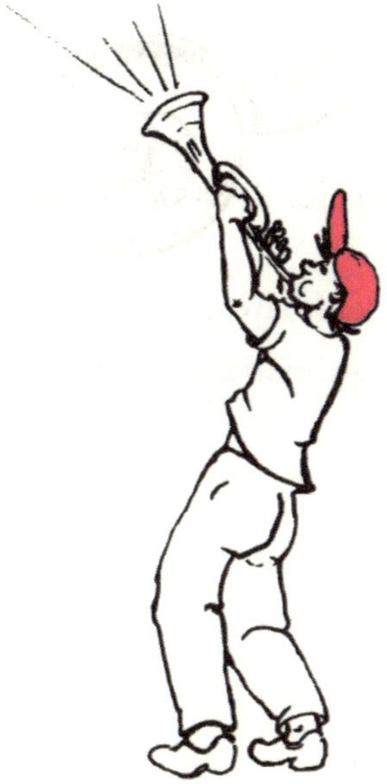

Die Unterscheidung zwischen Kraft und Information ist aus einem einfachen Grund wichtig: Die Methoden, mit denen wir die Kraft des Körpers verbessern, sind völlig verschieden von den Methoden, die wir anwenden, um die Informationsverarbeitung des Gehirns im Verlauf der Koordinationskaskade zu verbessern. Wie wir schon gesehen haben, müssen wir uns anstrengen, um unsere Kraft zu verbessern. Die physikalischen Systeme, also das Knochen-, Muskel- und Herz-Kreislauf-System, müssen über ihr tägliches normales Leistungsniveau hinaus beansprucht werden. Um die Koordination zu verbessern, benötigen wir nur mehr Information über den Körper. Die Verbesserung der Koordination ist daher eine Lernleistung – keine Anstrengungsleistung.

Die Anstrengungsziele:

- Ausdauerkraft
- Schnellkraft
- Maximalkraft
- Herz- und Kreislaufkondition

Leider wird diese Unterscheidung zwischen den Methoden der Kräftigung und den Methoden der Koordination nur selten gemacht. Wir sind so vertraut mit der Idee, dass Anstrengung notwendig ist, um voranzukommen, dass die meisten Leute glauben, Anstrengung bringe auch eine Verbesserung der Koordination mit sich. Doch das ist weit gefehlt. Anstrengungen reduzieren die Empfindsamkeit des Gehirns für Information. Es gibt sogar ein Gesetz, das „Weber-Fechner-Gesetz" in der Sinnesphysiologie, das beschreibt, wie das Gehirn eigenständig seine Empfindsamkeit regelt, je nachdem, wie stark ein Sinnesreiz ist. Gemäß diesem Gesetz ist das Gehirn umso empfindsamer für die Information, die es braucht, um die Koordination zu verbessern, je geringer die Anstrengung ist.

Dieses Missverständnis zwischen Kraft und Information führt viele Leute dazu, sich immer weiter anzustrengen. Anna hat es getan, Sie wahrscheinlich auch. Viele Betroffene verzweifeln dann daran, dass sich ihre Probleme gleichzeitig verschlimmern. Doch ebenso, wie es keinen Unterschied in der Fahrleistung bewirkt, wenn wir beim Autofahren versuchen, das Steuerrad fester zu halten, bewirkt es keinen Unterschied, wenn wir uns mehr anstrengen, um die Bewegungskoordination zu verbessern.

Die Klugheitsziele:

- Gelenkbeweglichkeit
- Koordination

Wir können diesen Abschnitt mit folgender Feststellung abschließen: Es geht nicht um die Frage, ob die Verbesserung von Kraft oder von Koordination wichtiger ist für einen gesunden Rücken – sondern darum, dass es äußerst wichtig ist, den Unterschied zwischen Information und Kraft zu begreifen und die entsprechenden Mittel einzusetzen, um beide zu verbessern. Wir müssen also beide Arten von Zielen, sowohl die Anstrengungsziele als auch die Klugheitsziele, beachten und auf angemessene Weise verfolgen.

Die Entwicklungsmethode

Nachdem wir diesen wichtigen Unterschied erkannt haben, können wir nun die vierte Methode zur Linderung von Rückenschmerzen kennen lernen, die Entwicklungsmethode. Im weiteren Verlauf dieses Buches werde ich Ihnen die Hintergründe der Bewegungsentwicklung vorstellen und Methoden, um diese Entwicklung zu fördern. Die

Entwicklungsmethode ist nicht so bekannt wie die drei erstgenannten Methoden – den Regeln folgen, entspannen, fitter werden. Viele von Ihnen mögen sich gar nicht vorstellen können, was das bedeutet, „Bewegungsentwicklung" über die Kindheit hinaus. Zugegeben, dieser Ansatz ist ungewöhnlich. Er ist jedoch überraschend effektiv. Und er kann Ihnen helfen, die Bewegungen Ihres Rückens zu verfeinern und damit bequemer zu leben.

Die Entwicklungsmethode ist nichts anderes, als konsequent zwischen den Anstrengungs- und Klugheitszielen der Fitnessmethode zu unterscheiden und ausschließlich auf die Bewegungskoordination einzugehen. Ich werde Ihnen auch einen Überblick über die Geschichte der Bewegungskoordination geben, damit Sie sehen, wie die Koordination von Natur aus am besten funktioniert. Damit gelangen Sie dann zurück zu den Ursprüngen Ihrer Bewegungskoordination, zur Bewegungsentwicklung.

In den folgenden Kapiteln werden Sie entdecken, wie Sie die gleichen Entwicklungsprozesse, die Sie als Säugling gemeistert haben, um die Bewegungskoordination zu lernen, wieder aufgreifen und einsetzen können, um Ihre Bewegung und Haltung auf angenehmste Art zu verbessern. Sie werden ein genussvolles Urvertrauen in den eigenen Körper entwickeln. Dann können Sie dem Schmerz den Rücken kehren und ihm Tschüss sagen!

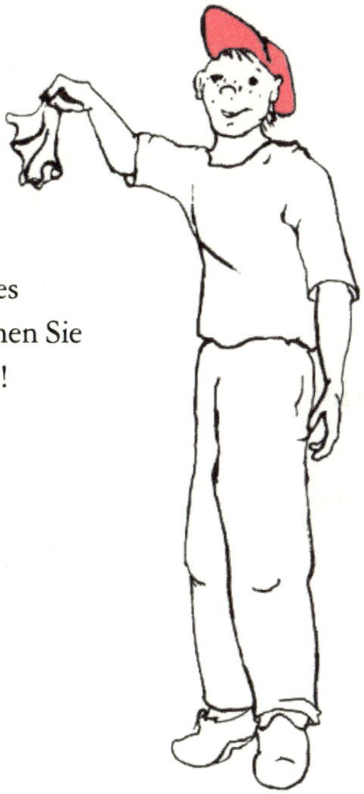

FAZIT

Es gibt vier Methoden, die wir zur Linderung von Rückenschmerzen anwenden können:

- den Regeln folgen,
- lernen, uns zu entspannen,
- Kraft und Kondition verbessern und
- unsere Bewegungskoordination weiterentwickeln.

Das Verständnis dieser vier Methoden führt uns zu der wichtigen Unterscheidung zwischen mehr Anstrengung und mehr Information, um unsere Rückenprobleme zu lösen.

Mehr Information über unseren Körper hilft, die Koordinationskaskade des Gehirns zu verändern, und ermöglicht uns damit, unsere Bewegungen besser zu koordinieren.

Die Naturgeschichte unseres Rückens

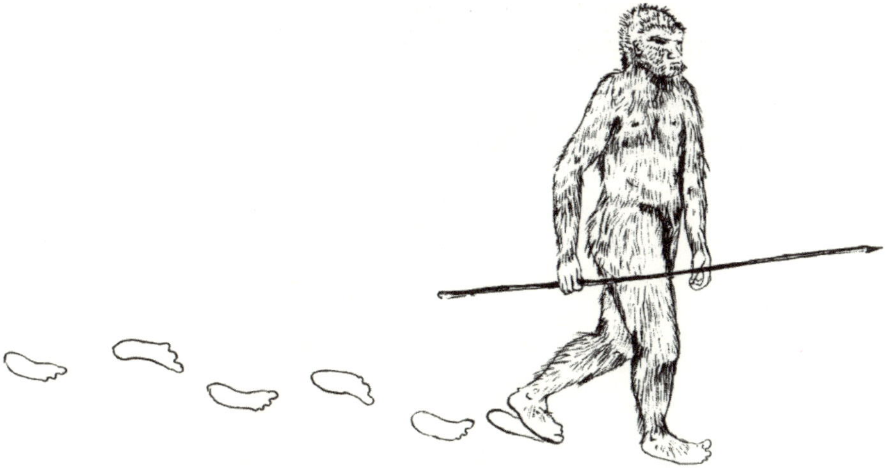

Um die Bewegungsfähigkeiten unseres Rückens zu verstehen, richten wir zuerst unser Augenmerk auf die Evolution unserer Wirbelsäule.

Vor ungefähr 530 Millionen Jahren, als die Lebewesen unserer Erde noch sehr einfache Tierchen waren, nämlich Einzeller, vollzog sich eine biologische Revolution. Dabei entwickelten sich aus den Einzellern Vielzeller. In einem evolutionsgeschichtlich sehr kurzen Zeitraum von ungefähr 10 Millionen Jahren entwickelte sich daraus eine erstaunliche Vielfalt von Tieren. Sie alle waren Meeresbewohner.

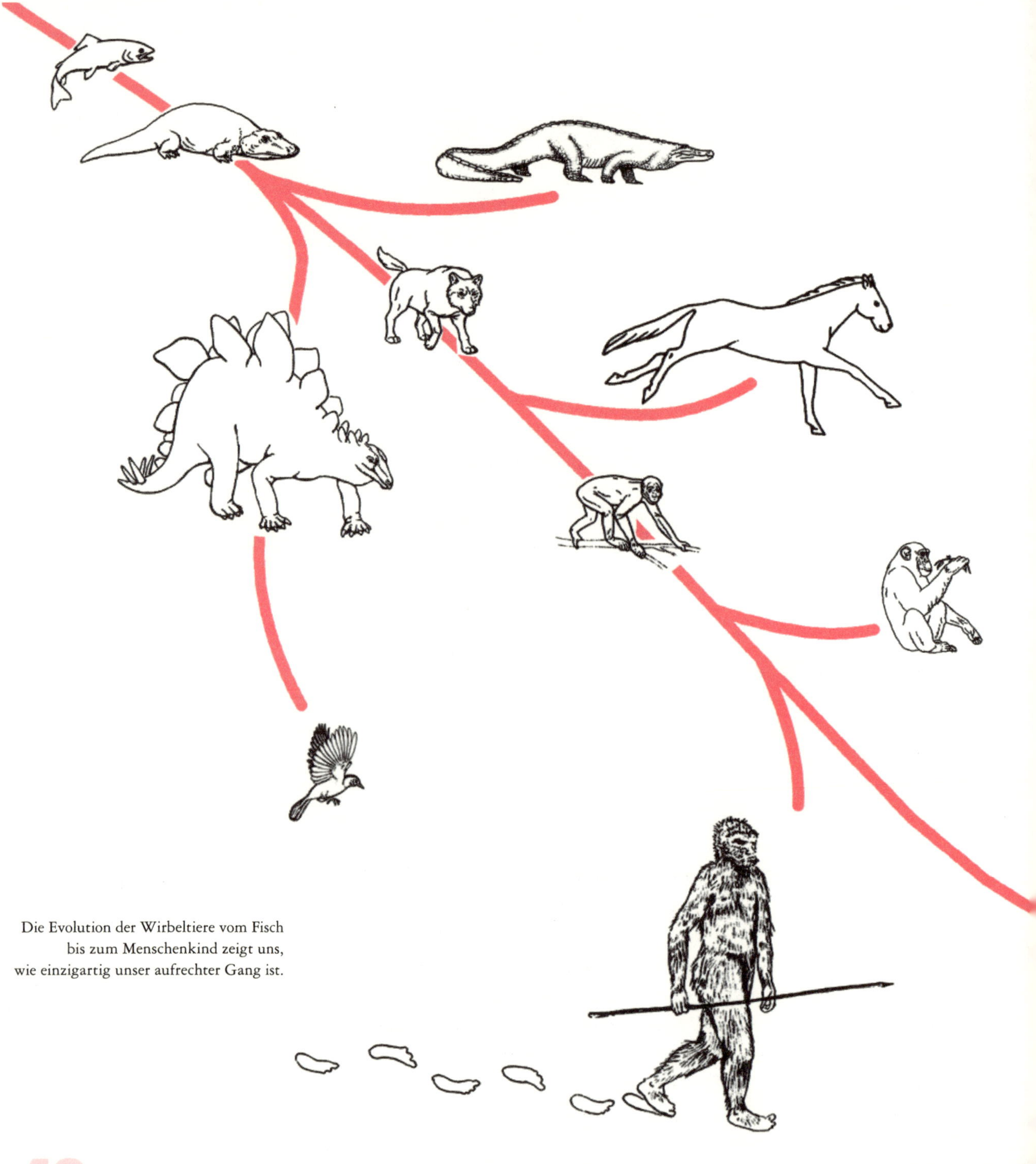

Die Evolution der Wirbeltiere vom Fisch
bis zum Menschenkind zeigt uns,
wie einzigartig unser aufrechter Gang ist.

Allmählich entwickelten sich auch unsere allerersten Vorgänger. Diese ganz frühen Urahnen hatten eine einfache Wirbelsäule entwickelt. Sie nahmen Nahrung auf, atmeten (allerdings über das Wasser) und hatten einen Gleichgewichtssinn, so dass ihr Rücken immer nach oben wies. Sie konnten sich durch Schwimmbewegungen fortbewegen, also grundlegende Bewegungen ausführen. Sie konnten auch die Welt um sich herum wahrnehmen. Sie konnten hören, spüren, sehen, riechen und schmecken. Aus der Gruppe dieser Urahnen haben sich alle heutigen Wirbeltiere entwickelt: Fische, alle Landtiere mit Beinen – Reptilien, Dinosaurier, Vögel – alle Säugetiere bis zu den Primaten und Menschenaffen, und schließlich die Menschen.

Wenn wir die Evolution, die sich über Hunderte von Millionen Jahren erstreckt, genauer verfolgen, sehen wir, dass alle diese Tiere auf ganz unterschiedliche Art und Weise die gleichen, für die Erhaltung des Lebens notwendigen Tätigkeiten beherrschen. Und trotz ihrer Unterschiede ist die Wirbelsäule für sie alle die zentrale Säule des Körpers. Sie trägt Gewicht, leitet Kräfte und gibt den Bewegungen Richtung und Gestalt. Zusammen mit der Wirbelsäule hat sich nach und nach auch ein Gehirn entwickelt, das die Bewegungen steuert. In der Abbildung links sehen Sie einen Überblick über den Evolutionsverlauf. Die Hauptlinie darin zeigt unsere Verbindung über diesen langen Zeitraum hinweg zu unseren Urahnen. Im Laufe der Evolution entwickelte sich unsere Wirbelsäule Schritt für Schritt in Bezug auf Komplexität und Flexibilität, bis sie zu dem wurde, was sie heute ist.

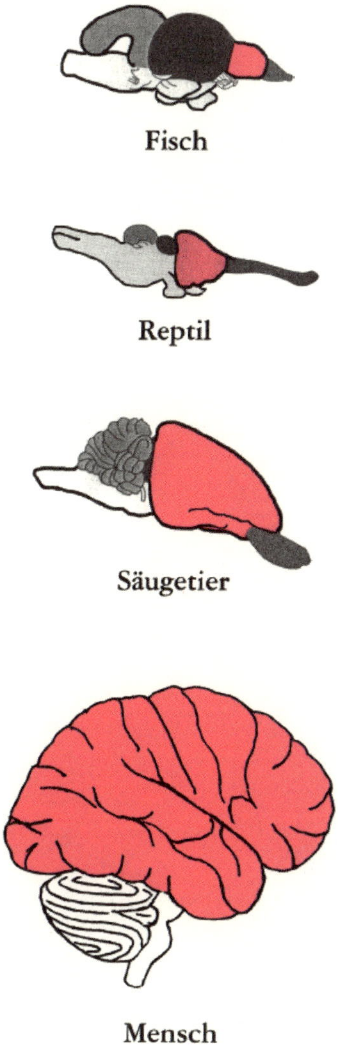

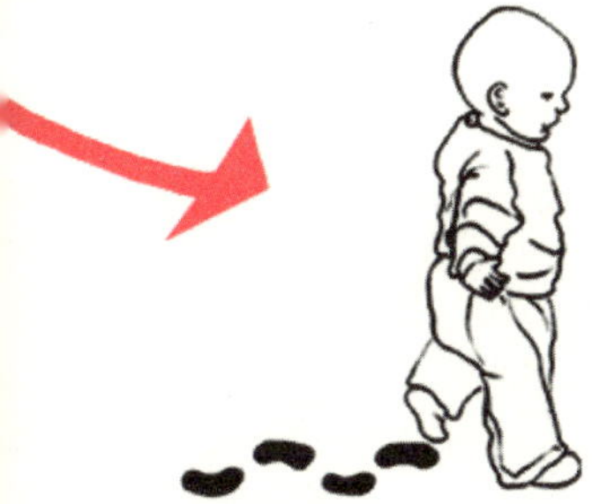

Vergleich des Gehirns von Fisch, Reptil, Säugetier und Mensch;
der farbig markierte Teil ist jeweils das Großhirn.

Wenn wir die Stadien der Evolution kennen, können wir besser verstehen, wie einzigartig unsere Wirbelsäule ist. In der folgenden Abbildung sehen Sie ein Beispiel der Urahnen unserer Lebewesen-Familie, die im Wasser lebten – die Fische. Sie haben keine Beine oder Arme, obwohl die Anlage dazu schon mit den Finnen vorhanden ist. Die Fische haben, verglichen mit den Säugetieren und uns Menschen, ein sehr kleines Großhirn. Dieser Teil des Gehirns ist wichtig für das Erlernen von Neuem, denn in ihm finden die komplexesten Lernprozesse statt. Je größer also das Großhirn ist, desto größer ist die Fähigkeit zu lernen und umso flexibler kann sich das Verhaltensrepertoire entwickeln.

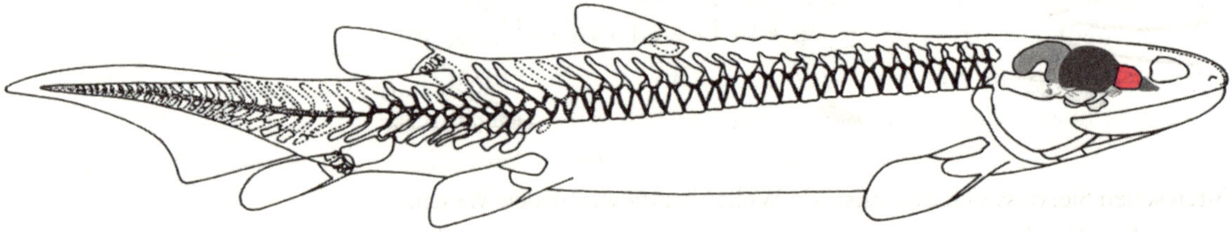

Wenn Sie sich anschauen, wie der Fisch seine Wirbelsäule einsetzt, um sich fortzubewegen, sehen Sie sozusagen eine „reisende Welle". Hier findet eine Bewegung von Seite zu Seite statt, die die Wirbelsäule vom Kopf bis zum Ende des Schwanzes durchläuft. Mit dieser „reisenden Welle" bewegt sich der Fisch im Wasser voran.

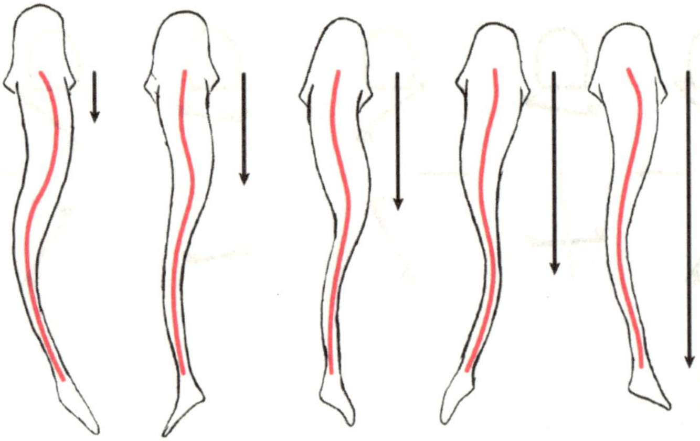

Gehirn, Skelett und Fortbewegung des Fisches

In den Millionen von Jahren, in denen sich diese Fortbewegungsfähigkeit entwickelte, bildeten auch einige Fische Lungen und Beine und wählten das Land als ihren neuen Lebensraum. Die folgende Abbildung zeigt eines dieser Wesen. Im Vergleich zu den Fischen hatte dieses Tier einen neuartigen Gleichgewichtssinn entwickelt, der noch heute die Grundlage unserer gesamten Bewegungsfähigkeit ist. Mit diesem Gleichgewichtssinn konnte dieses Tier mit Hilfe der Rückenmuskulatur und der Streckmuskulatur der Beine den Rumpf während der Fortbewegung vom Boden heben.

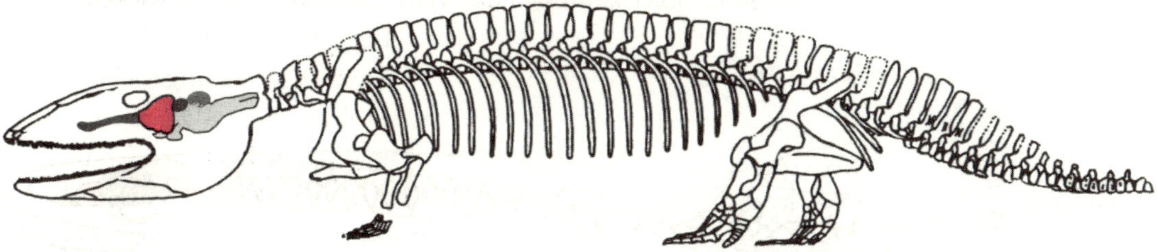

Unten sehen Sie, dass sich die „reisende Welle" bei diesem neuen Wesen, das auf dem Land gehen konnte, in eine „stehende Welle" gewandelt hatte. Die Wirbelsäule dieses Wesens bog sich zwar noch immer zur Seite, wenn sich dieses Tier vorwärts bewegte. Aber es fand keine fortlaufende Wellenbewegung mehr von vorn nach hinten durch die Wirbelsäule statt, sondern es war nur noch eine Biegung nach rechts bzw. links. Dabei bewegten sich die jeweils gegenüberliegenden Beine, rechts vorn und links hinten bzw. links vorn und rechts hinten, gemeinsam mit der Bewegung des Beckens und der Schultern vorwärts, mit gleichzeitiger Seitwärtsbiegung der Wirbelsäule.

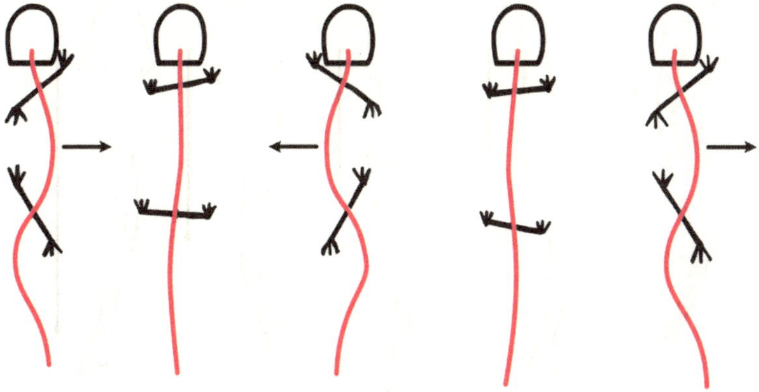

Gehirn, Skelett und Fortbewegung des Reptils

Als nächster großer Schritt der Evolution entwickelten sich die Säugetiere. Mit der Entwicklung der ersten Säugetiere war eine völlig neue Fortbewegungsmöglichkeit entstanden. Statt die Wirbelsäule bei der Fortbewegung seitwärts zu biegen, hatten die Säugetiere die Möglichkeit entwickelt, die Wirbelsäule beim Laufen nach vorne und hinten zu beugen und zu strecken. Diese neue Fortbewegungsmöglichkeit half den Säugetieren die Erde zu erobern, nachdem die Dinosaurier von der evolutionären Bühne verschwunden waren.

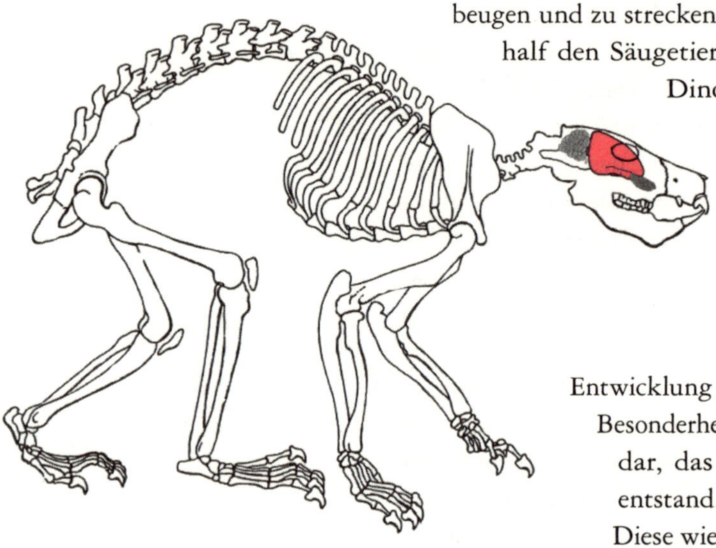

Beachten Sie, dass das Skelett der Säugetiere wichtige Unterschiede zu dem seiner Vorgänger aufweist. Die Beweglichkeit der Schultern und Hüftgelenke wurde verbessert durch die Entwicklung der Kugelgelenke an diesen Stellen. Eine Besonderheit stellte die Entwicklung des Zwerchfells dar, das zwischen Bauchraum und Brustkorb entstand. Damit wurde die Atmung effizienter. Diese wiederum konnte das erheblich gewachsene Großhirn mit mehr Sauerstoff versorgen. Mit diesem Großhirn gewannen die Säugetiere eine Lernfähigkeit, die wir noch heute genießen.

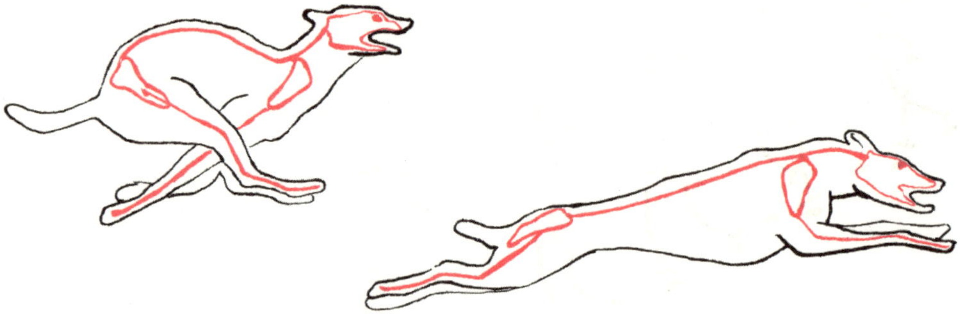

Gehirn, Skelett und Fortbewegung des Säugetiers

Vor ungefähr 60 Millionen Jahren entwickelte sich eine geschickte, auf Bäumen lebende Tierart, die ersten Primaten. Sie hatten eine hoch entwickelte Sehfähigkeit und zum ersten Mal in der Evolutionsgeschichte an allen vier Gliedmaßen Greiforgane – Hände und Füße –, mit denen sie Äste greifen konnten. Aus ihnen entwickelten sich die Affen und die Menschenaffen.

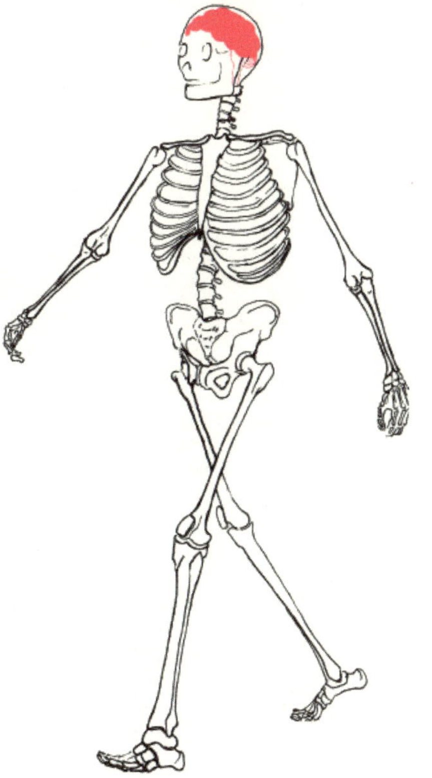

Aus den Menschenaffen entwickelten sich die ersten Lebewesen, die auf nur zwei Beinen gingen. Eines ihrer Skelette und ihre Fußabdrücke fand man in Ostafrika. Das erste solche Skelett, das gefunden wurde, nannten die Forscher „Lucy". Seither weiß man, dass unsere Urahnen schon vor mehr als 4 Millionen Jahren auf zwei Beinen gingen, so wie wir es heute tun. Damals fand eine weitere bedeutende Revolution in der Art der Fortbewegung statt – mit Folgen für unsere heutige Existenz und Ihren Rücken. Statt die Wirbelsäule beim Gehen zur Seite zu biegen, wie es die Reptilien tun, oder sie zu beugen und zu strecken wie die anderen Säugetiere, hat sich der aufrecht gehende Menschenaffe ein neues Bewegungsmuster angeeignet: Beim Gehen bewegen sich die Arme und Beine gegenläufig durch eine Drehbewegung der Wirbelsäule. Diese Art der Fortbewegung ist einzigartig in der Tierwelt. Wir Menschen haben sie geerbt. Unsere Gattung, der Homo Sapiens, hat diese Fähigkeit der Drehung der Wirbelsäule bei der Fortbewegung sogar perfekt entwickelt. Die Olympia- und Rekordläufer beweisen es.

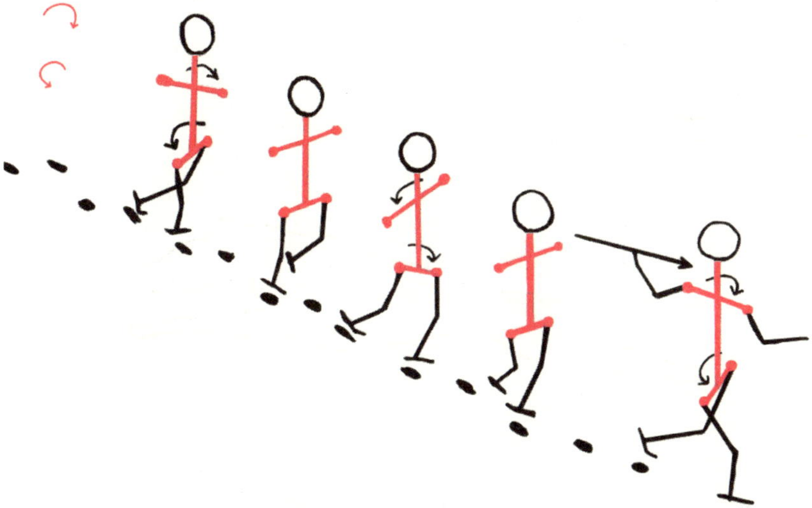

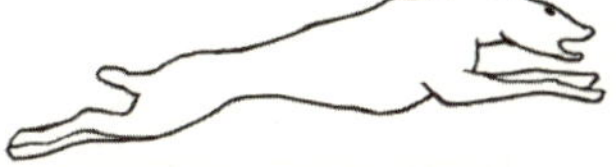

Gehirn, Skelett und Fortbewegung des Menschen

Mit der Drehung in der Aufrichtung wurden alle wichtigen Bewegungen des Lebens neu koordiniert. Alles was wir tun – Gleichgewicht halten, Herumschauen, Gehen, Atmen, Greifen – wird durch die Drehfähigkeit unserer Wirbelsäule ermöglicht. Um diese neuen Bewegungsaufgaben zu koordinieren, erfolgte ein beispielloses Wachstum des Großhirns. Mit dieser neurologischen Entwicklung wurde auch der Grundstein für unsere fast unbegrenzte Lernfähigkeit gelegt. Wir sind in die Lage, ein Leben lang Neues zu lernen. Und das ist besonders wichtig, wenn es darauf ankommt, neue Bewegungsmuster zu lernen.

Am Ende dieser langen Evolutionsgeschichte steht ein Menschenbaby. Nennen wir es Laura.

Laura lernt zu gehen.

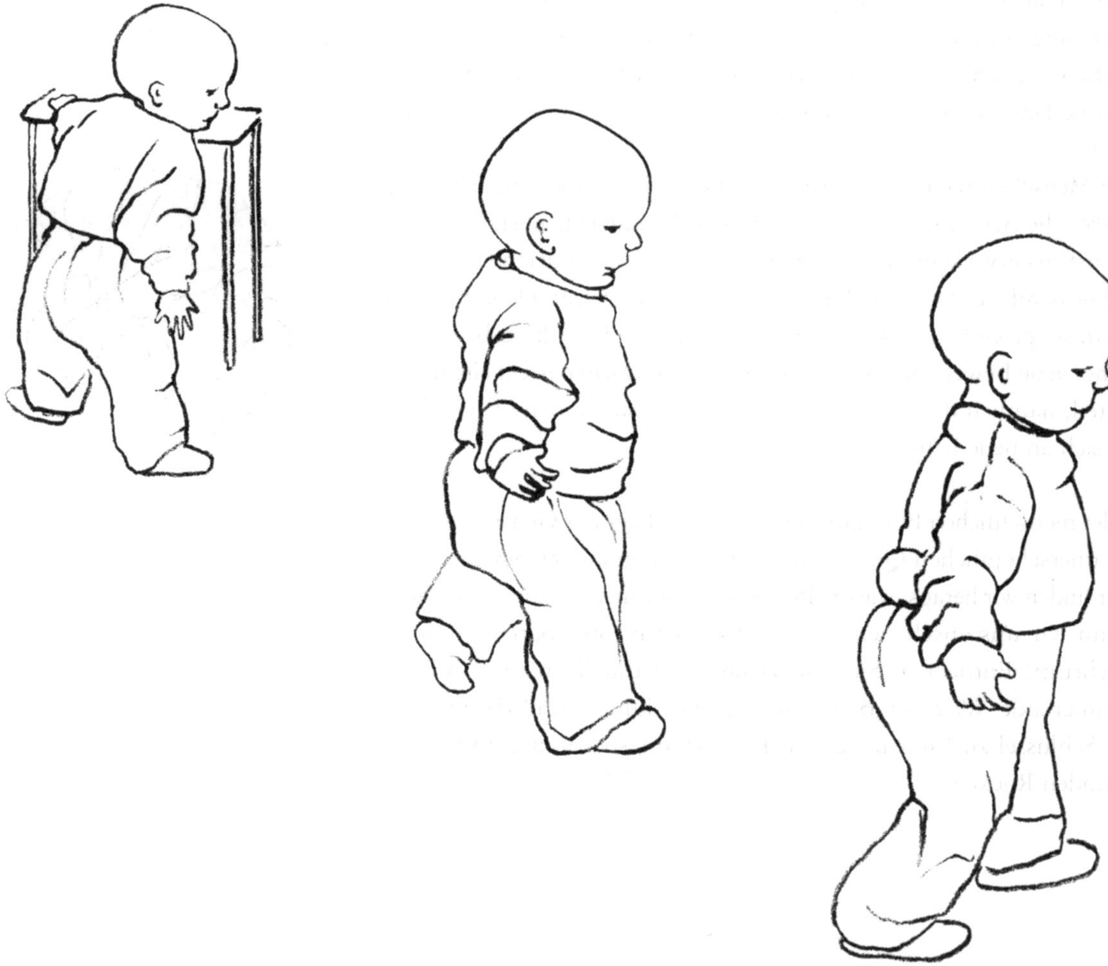

Auch Sie sind Erbe dieser evolutionären Geschichte. In dem Evolutionsschema auf Seite 50 können Sie auch erkennen, dass es einen ununterbrochenen Übergang von unseren Urahnen bis zum heutigen Bewegungsrepertoire des Menschen gibt. Um dies nachzuvollziehen, brauchen Sie nur eines Ihrer Babyfotos neben Laura zu legen.

Dieser Rückblick ermöglicht uns auch ein Verständnis für den Reichtum unseres eigenen Körpers und Gehirns. Alle Tiere dieses Stammbaums, außer unsere unmittelbaren Nachbarn, die Affen und Menschenaffen, kommen mit einem bereits fertig angelegten Bewegungsrepertoire zur Welt, d. h. mit neurologisch festgelegten Bewegungsmustern für alle wichtigen Bewegungen, z. B. für das Aufrichten, Gleichgewicht halten, Gehen und Atmen. Das hat den Vorteil, dass die notwendigen Bewegungen für das Überleben gesichert sind. Es hat aber auch den Nachteil, dass das Verhaltensrepertoire nicht sehr flexibel ist, um sich an neue Lebensumstände anzupassen.

Wir Menschen haben ein besonderes Erbe. Wir haben die Fähigkeit geerbt, alle Bewegungen, die wir für das Leben brauchen, erst nach der Geburt zu entwickeln. Im Gegensatz zu den meisten anderen Lebewesen sind sie nämlich bei unserer Geburt noch nicht festgelegt. Dabei befähigt uns unser großes Gehirn, mit einer lebenslangen Erfindungsbegabung immer neue Bewegungsmuster zu entwickeln. Darin besteht ein großer Vorteil, nämlich dass unser Bewegungsrepertoire äußerst flexibel ist, um sich an neue Lebensumstände anzupassen.

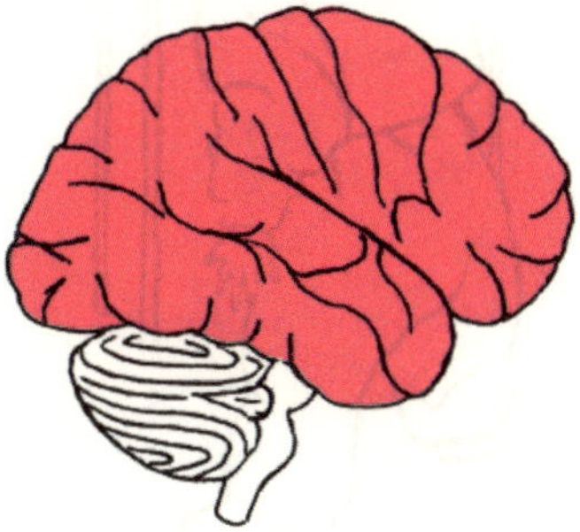

In der menschlichen Bewegungsentwicklung liegt das Geheimnis einer fast unerschöpflichen Quelle für das Erlernen gesunder Bewegungen. Hier finden wir heraus, wie die Bewegungskoordination zuerst entstand. Wenn wir uns anschauen, wie Laura das tut, offenbart sich dieser Reichtum. Entdecken Sie also zusammen mit Tom und mir die faszinierende Welt der Bewegungsentwicklung – und damit auch den Schlüssel zu Ihrer ureigenen Entwicklungsbegabung und einem gesunden Rücken.

FAZIT

Während der Evolution der Wirbeltiere hat sich sowohl die Struktur ihrer Wirbelsäule als auch das Gehirn sehr verändert.

Wir Menschen haben eine einzigartige Wirbelsäule, die uns erlaubt aufrecht zu gehen, und ein ebenso einzigartiges Gehirn, das uns ermöglicht, immer neue Fertigkeiten zu erlernen.

Aufgrund unserer aufrechten Haltung ist die Drehung der Wirbelsäule die häufigste und wichtigste Bewegung unseres Lebens. Diese Drehbewegungen der Wirbelsäule werden in der frühen Kindheit gelernt.

Die Bewegungsentwicklung des Menschen

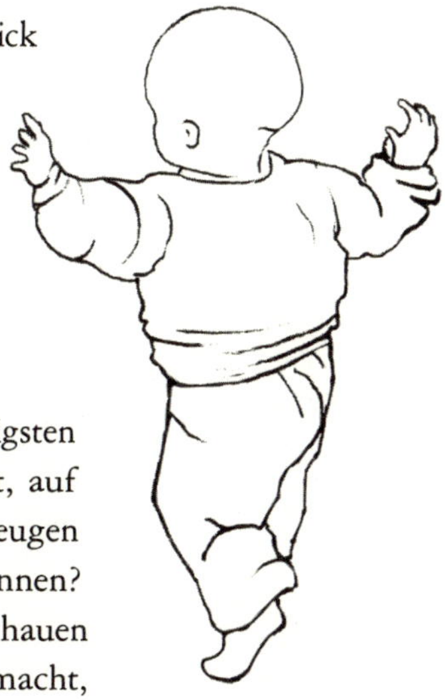

In diesem und in den folgenden Kapiteln erhalten Sie einen Überblick darüber, wie unsere Bewegungsentwicklung verläuft, von ihren Anfängen in der Säuglingszeit bis zur Gegenwart. Sie erfahren, welche die wichtigsten Schritte der Bewegungsentwicklung sind, welche Bewegungen wir wann entwickeln, und wie sie funktionieren. Vor allem aber werden Sie sehen, wie Menschen lernen, die Wirbelsäule zu bewegen.

Die Bewegungen der Wirbelsäule sind ein Leben lang unsere wichtigsten Bewegungen. Haben Sie sich schon einmal bewusst gemacht, auf welche Weise Sie gelernt haben, Ihre Wirbelsäule zu drehen, zu beugen und aufzurichten zu dem Zweck, stehen, laufen oder sitzen zu können? Suchen Sie doch einmal ein paar Ihrer Babybilder heraus und schauen Sie sie wieder an. Sie werden feststellen: Sie haben genau das gemacht, was die Kinder auf den Abbildungen in diesem Buch machen.

Zunächst möchte ich Ihnen einen Überblick darüber geben, was sich im frühen Kindesalter entwickelt. Die Abbildungen zeigen ein Kind in einigen der wichtigsten Stadien seiner Bewegungsentwicklung. Das Kind hat genauso viele Knochen und Muskeln wie unser Freund Finn: mehr als 200 Knochen, mehrere hundert Muskeln und Milliarden von Hirnzellen. Dahinein muss das Kind Ordnung bringen – um eben zu rollen, zu krabbeln, zu gehen und alle anderen Bewegungen zu vollziehen, die wir in den ersten Lebensjahren lernen. Und diese erlernt es spielend.

Nach weniger als zwei Jahren hat der kleine Mensch alle grundlegenden Bewegungsabläufe gelernt, die er für den Rest seines Lebens benutzen wird. Anfangs ist er damit beschäftigt, sein Leben in der unbekannten Außenwelt zu stabilisieren. Er lernt zu atmen. Er lernt zu essen. Er lernt, dahin zu hören und dahin zu schauen, woher sein Interesse geweckt wird. Er lernt, mit anderen Menschen in Kontakt zu kommen und deren Aufmerksamkeit zu genießen. Gleichzeitig lernt er, seine Aufmerksamkeit auf Erfahrungsquellen wie Eindrücke, Ereignisse und Erlebnisse zu richten: auf Mutters Gesicht, Vaters Stimme, Geräusche, Laute, Klänge, das Licht vom Fenster, ein sich bewegendes Spielzeug, ein schönes Lied und – besonders interessant – seine eigenen Körperempfindungen.

Dabei entdeckt das Kind, dass es die Flut von Empfindungen, die es von der Außenwelt und von seinem eigenen Körper erhält, einordnen kann. Wenn es das erlebt, ist ihm diese Ordnung zumeist interessant und angenehm, und es versucht sie immer wieder zu finden. Es lernt gleichzeitig, seinen Aufregungspegel und seine Wachheit zu steuern. Im Verlauf einiger Monate sind bereits die Grundlagen dafür gelegt, wie wir uns den Daseins-Phänomenen, unserer Umwelt und unserem Körper für den Rest unseres Lebens zuwenden. Und damit hat das Kind bereits die Grundlagen des Lernens geschaffen: Aufmerksamkeit richten, Wachheit einstellen, Wahrnehmung ordnen. Sie helfen ihm, seinen Körper zu entdecken und zu erkunden.

Zur gleichen Zeit ist das Kind mit seiner Bewegungswelt beschäftigt. Es schaut sich um, dreht sich, berührt etwas, strampelt, bewegt die Arme in unterschiedliche Richtungen. Für jemanden, der keine umfassende Erfahrung mit Säuglingen hat, scheinen dies alles Zufallsbewegungen zu sein. Aber genauere Beobachtungen haben gezeigt, dass diese Bewegungen des Kindes in Bezug auf Rhythmus und Ausrichtung nicht zufällig sind. Das Kind hat einen inneren Bewegungsdrang geerbt. Die vom Kind erzeugten Bewegungen vermitteln ihm die Empfindungen, die es braucht, um seine Bewegungen klar zu spüren und dann auch zu steuern.

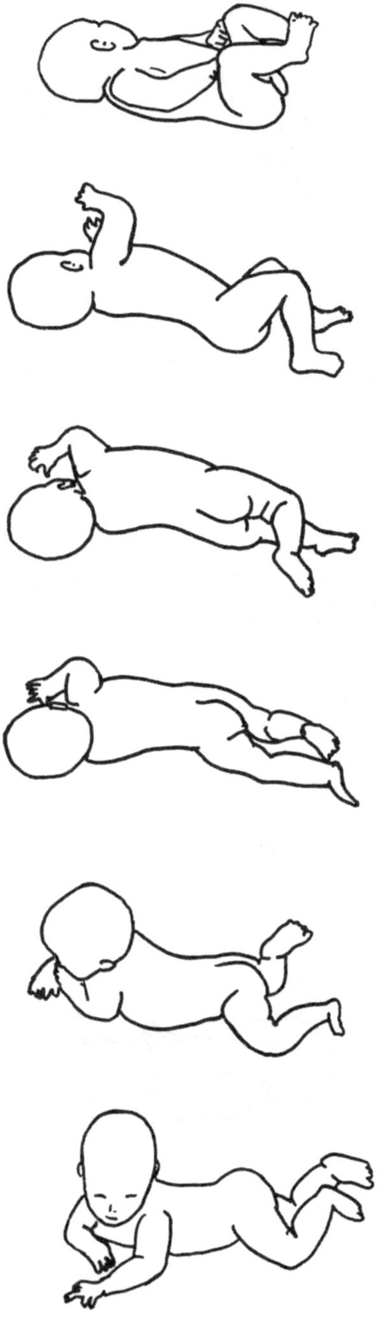

Laura rollt vom Rücken auf den Bauch

Insbesondere hat das Kind die Fähigkeit geerbt, die Bewegungen der Wirbelsäule genau zu spüren und sich auf verschiedene Weise zu bewegen, so dass es lernen kann zu rollen, zu krabbeln, zu sitzen, aufzustehen und schließlich zu laufen. Die Abbildungen auf diesen und den folgenden Seiten zeigen Ihnen, wie jedes Kind – auch Sie – gelernt hat, seine Bewegungssäule zu steuern.

In den ersten Lebensmonaten liegt das Kind auf dem Rücken oder auf dem Bauch und entdeckt eine Menge interessanter Dinge, die es zu untersuchen gilt. Das Kind lernt mit viel Strampeln und mit einer ziemlich unstabilen Wackelei (so sieht es zumindest aus), sich auf dem Boden zu rollen. Bis zum siebten Monat seines Lebens kann das Kind vom Rücken über die Seite zur Bauchlage und wieder zurück rollen, so dass es sich rundherum drehen kann.

Dabei lernt das Kind, von der Flexibilität der Wirbelsäule optimal zu profitieren und sie bis zu ihrer maximalen Beweglichkeit zu drehen, zu beugen, zur Seite zu neigen und aufzurichten, während es auf dem Boden spielt. In dieser Zeit des Rollenlernens gewinnt das Kind die Fertigkeit, alle Knochen vom Kopf bis zum Becken als Einheit zu koordinieren: die Wirbelsäule mit ihren 24 Wirbeln, den Schädel, das Becken, dazu noch 24 Rippen und das Brustbein – insgesamt 51 Knochen. So lernt das Kind, die grundlegende Koordination der Wirbelsäule zu beherrschen. Auch Sie haben es einst so gelernt.

Sobald das Kind einmal sein Gleichgewicht beim Rollen beherrscht, findet es den Vierfüßlerstand. In dieser Lage findet es noch einmal sein Gleichgewicht. Dann lernt es zwei neue Bewegungsmuster. Einmal das Sitzen, wobei sich das Kind aufrichten kann und die Hände zum Spielen frei hat, und dann das Krabbeln, wobei es seinen neu entdeckten Lebensraum untersucht. In dieser Phase lernt das Kind, seine Wirbelsäule in neuen Lagen und neuen Bewegungen zu koordinieren. Bald beginnt es, sich an einem Möbelstück hochzuziehen und aufzustehen. Zuerst fällt es dabei des öfteren hin. Aber mit wachsender Übung lernt es, seine Wirbelsäule über seinen Beinen aufzurichten. Es beginnt, an einem festen Halt entlang ein paar Schritte zu versuchen. Und irgendwann macht es seine ersten selbstständigen Schritte. Das ist zunächst ein kompliziertes Problem, weil es das Körpergewicht direkt über den

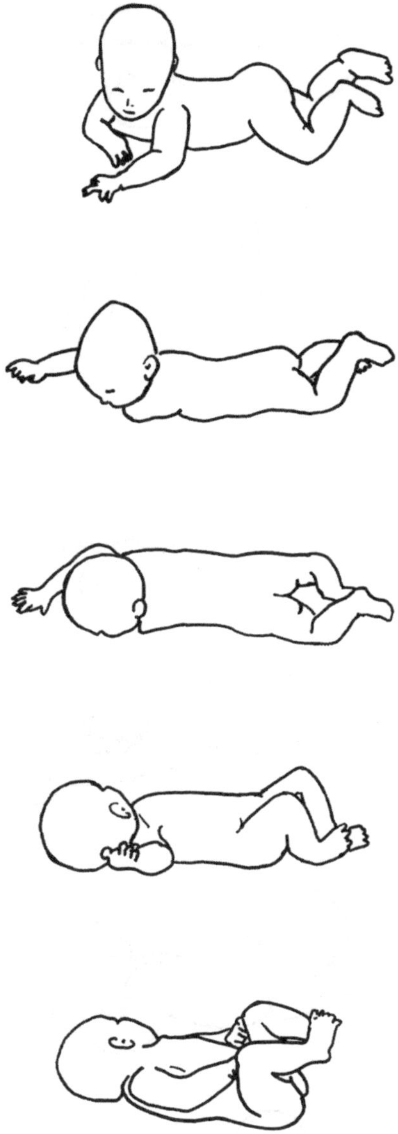

... und wieder zurück auf den Rücken.

beiden Füßen halten muss. Und solange der kleine Autodidakt das nicht schafft, landet er immer wieder auf dem Boden. Doch das schadet ihm nicht, macht ihm auch keine Angst. Er setzt die Versuche fort, bis er den aufrechten Gang beherrscht.

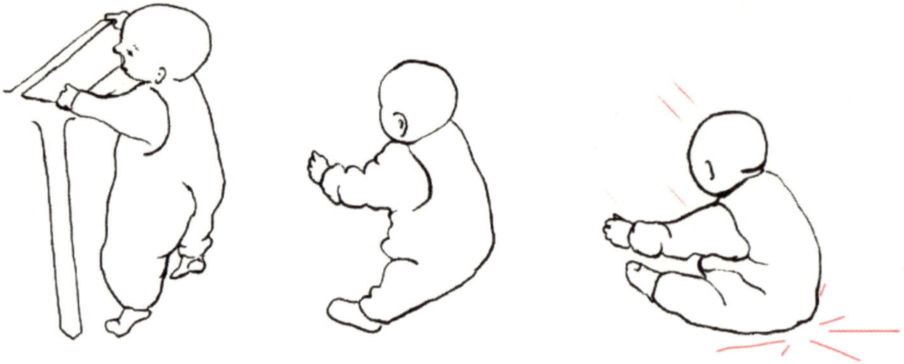

Innerhalb weniger Monate meistert das Kind die komplexe Aufgabe, Gleichgewicht und Fortbewegung zu koordinieren. Es ist ein vergnüglicher und ästhetischer Prozess, wie das Kind lernt, seinen Körper wahrzunehmen und in alle mögliche Richtungen zu bewegen.

In der Vielfalt liegt die Quelle des Neuen

Es stellt sich nun die Frage: Wie erlernt das Kind, nicht nur zu tun, was es tut, sondern auch die Übergänge zu koordinieren und von einem neuen Bewegungsmuster zum nächsten zu gelangen? Mit dieser Frage stellen wir uns die Aufgabe, nicht nur die einzelnen Stadien der Entwicklung zu verstehen, sondern gleichsam auch den Film, der dazwischen abläuft, den Prozess, durch den das Kind dies verwirklicht. Wir greifen dabei zurück auf Erkenntnisse der Entwicklungs- und Bewegungswissenschaften.

Wenn das Kind zur Welt kommt, verfügt es über viele Möglichkeiten, sich spontan zu bewegen. Seine ersten Bewegungen wurden früher als Reflexbewegungen angesehen. Das ist heute nicht mehr die übliche Sichtweise. Man vermutet eher einen inneren Trieb, dem das Kind folgt, um sich zu bewegen. Während es sich bewegt, erforscht das Kind seinen eigenen Körper, seine Umwelt und ihre wechselseitigen Wirkungen. Das Kind erlebt eine Vielfalt unterschiedlichster Bewegungszusammenhänge und entdeckt, dass es neue Bewegungen zusammenstellen kann, die es zuvor nicht gekannt hat. Viele davon sind interessant und nutzbar, manche sind bedeutungslos.

Wie wählt das Kind nun aus, welche Innovationen in seiner Bewegungskoordination die wichtigen sind? Das ist ganz einfach. Das Kind besitzt von Natur aus eine Fähigkeit, die nutzbaren und fließenden Bewegungsmuster aus den anderen herauszufiltern. Zuerst untersucht es, ob das Neue besser ist (Kann ich besser rollen? Kann ich mehr sehen? Kann ich mit der Mutter vergnüglicher spielen? Hilft es mir, mich aufzurichten oder mich fortzubewegen?). Das Kind bevorzugt diese wirksamen Bewegungsinnovationen, und es besitzt einen Sensor, um sie herauszufinden. Aber das ist noch nicht alles. Das Kind hat auch die Fähigkeit, diejenigen Bewegungsmuster, die effizienter sind als andere (etwa weil sie weniger Energie benötigen), gegenüber solchen zu bevorzugen, die mehr Energie kosten. Interessant ist auch, dass solche effizienten Bewegungen auch immer fließender sind.

Woher wissen wir das? Die Bewegungswissenschaft zeigt uns, dass fließende Bewegungen im Energieverbrauch effizienter sind. Das Gehirn des Kindes ist durch die Evolution mit einer Art Effizienzfilter ausgestattet, der die energiesparenden Bewegungen herausfindet. Und wie wirkt dieser Filter? Auch das ist einfach: Fließende Bewegungen fühlen sich besser an. Sie wirken beinahe schwerelos und lassen sich ohne Anstrengung ausführen. Das macht sie natürlich genussreich, und für das spielende Kind ist das Grund genug, mit dem Ausprobieren fortzufahren. Damit werden die „besten" Bewegungen aus allen anderen Innovationen vorrangig ausgewählt. Dabei gelangt das Kind von einem Entwicklungsschritt zum nächsten. Jede neue Bewegungsfertigkeit dient ihm als Grundlage für die nächste Innovationsrunde.

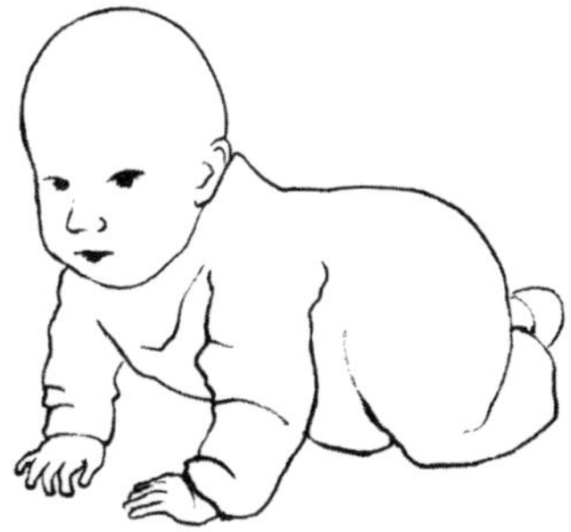

FAZIT

Das Kind lernt, immer komplexere Bewegungen zu meistern, bis es sich aufrichten und schließlich gehen kann.

Die Bewegungsentwicklung des Menschen ist nicht vorgegeben, wir vollziehen sie in unserer Kindheit. Aus einer Vielfalt von Bewegungsmöglichkeiten probiert das Kind zunächst die verschiedensten Bewegungen aus und wählt dann nach Wirksamkeit und Bewegungsfluss die optimalen aus.

Zum Verständnis unserer Bewegungsentwicklung

Zwei Hilfsmittel

Um diesen Entwicklungsprozess besser zu verstehen, stelle ich Ihnen jetzt zwei Hilfsmittel vor. Es sind die Entwicklungslandschaft und die Koordinationslupe.

Die Entwicklungslandschaft

Die so genannte „Entwicklungslandschaft" gibt Ihnen zunächst einen bildhaften Überblick darüber, welche Bewegungen sich im frühen Kindesalter entwickeln und in welcher Reihenfolge dies geschieht. Sie wurde von Wissenschaftlern in den USA entwickelt.

Die Abbildung 12 gibt wider, wie sich unsere Fortbewegung von der Geburt bis zum fünften Lebensjahr entwickelt. Tatsächlich erscheint sie wie eine Art Landschaft, mit Bergen und Tälern. Dieses Hilfsmittel bietet große Darstellungsvorteile: In einer Abbildung erhalten wir einen Gesamtüberblick über die Bewegungsentwicklung, die ein Kind durchläuft.

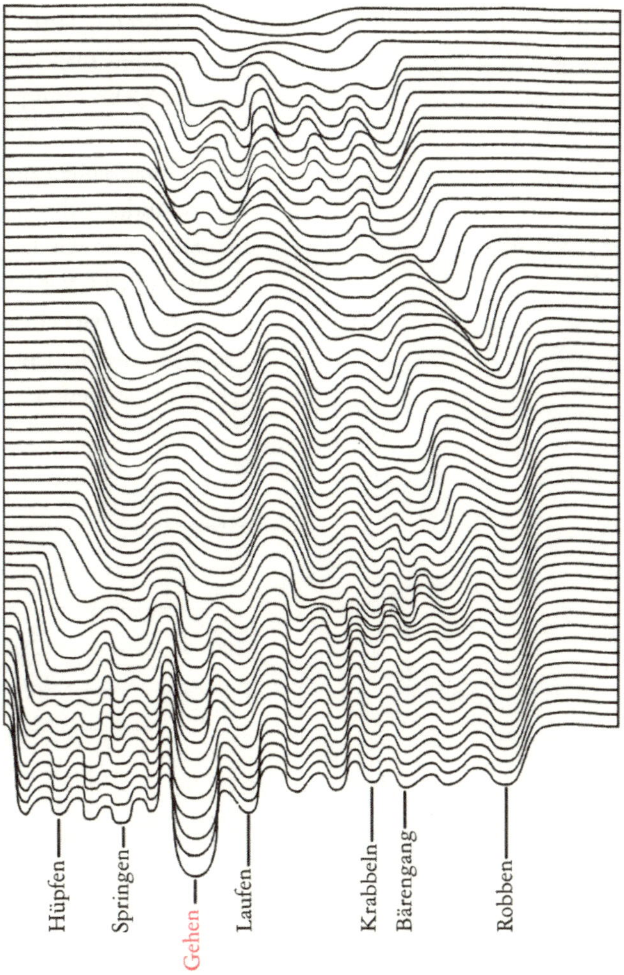

Abb. 12: Die Entwicklungslandschaft
(mit freundlicher Genehmigung von Muchisky, Gershkoff-Stowe, Cole and Thelen, in Thelen, E. and Smith, L. A Dynamic Systems Approach to the Development of Cognition and Action, © 1994 MIT Press)

Die Darstellung hat drei Dimensionen. Die erste verläuft von oben nach unten. Damit wird der Zeitverlauf der Entwicklung über mehrere Jahre nachgezeichnet. Dabei stellt jede Linie einen Zeitabschnitt im Leben des Kindes dar, sagen wir von jeweils einem Monat. Die zweite Dimension drückt sich durch die von links nach rechts verlaufenden Linien aus. Sie bilden eine Anzahl von Tälern und Hügeln. Jedes Tal stellt ein Bewegungsmuster dar, welches das Kind bis zu dem betreffenden Zeitpunkt erlernt. In unserer Abbildung handelt es sich um verschiedene Fortbewegungsmuster. Wie Sie sehen, kann sich ein Kind nach mehreren Jahren auf ganz unterschiedliche Arten fortbewegen, vom Robben und Krabbeln über das Gehen bis zum Hüpfen und Springen (Abbildung 12).

Beide Dimensionen zeigen, dass die Bewegungsmuster sich im Laufe der Zeit verändern, dass aus einem Bewegungsmuster zwei bzw. mehrere entstehen, und wie langsam oder schnell das geschieht. Abbildung 13 veranschaulicht, wie das vor sich geht. Ein tiefes Tal breitet sich zunächst aus, dann entwickeln sich daraus zwei kleine Täler. Durch die Auswahl effektiver und fließender Bewegungen kristallisieren sich also im Laufe der Zeit zwei neue Bewegungsmuster heraus.

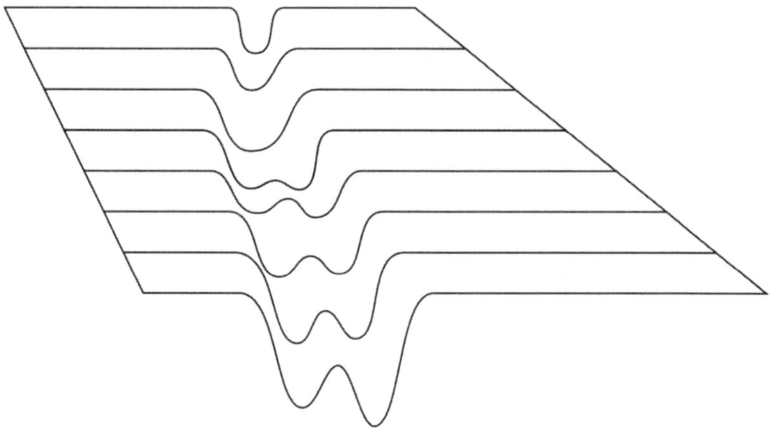

Abb. 13: Ein Tal breitet sich zunächst aus und teilt sich dann in zwei neue Täler auf.

In Abbildung 14 sehen Sie zum Beispiel Lauras Landschaft, während sie neue Fortbewegungsmuster erforscht: Sie erkennen die Muster für Krabbeln, Robben und den Bärengang, die alle aus dem Robben heraus entstehen. Zunächst jedoch bevorzugt Laura das Robben; entsprechend tief ist dieses Tal ausgeprägt. Aber während des Experimentierens entdeckt Laura, dass ihre neueste Entdeckung, das Krabbeln, effizienter ist. Demnach bevorzugt sie es von nun an gegenüber den anderen Fortbewegungsmustern. Somit verschwindet das „Robben-Tal", und das „Bärengang-Tal" geht in das „Krabbeln-Tal" über, das eindeutig tiefer wird. Sie sehen also, wie aus der Vielfalt von Bewegungsmöglichkeiten neue Muster entstehen und bevorzugt werden, während andere Muster vom Bewegungsrepertoire verschwinden und deren Täler sozusagen „ausgeglättet" werden.

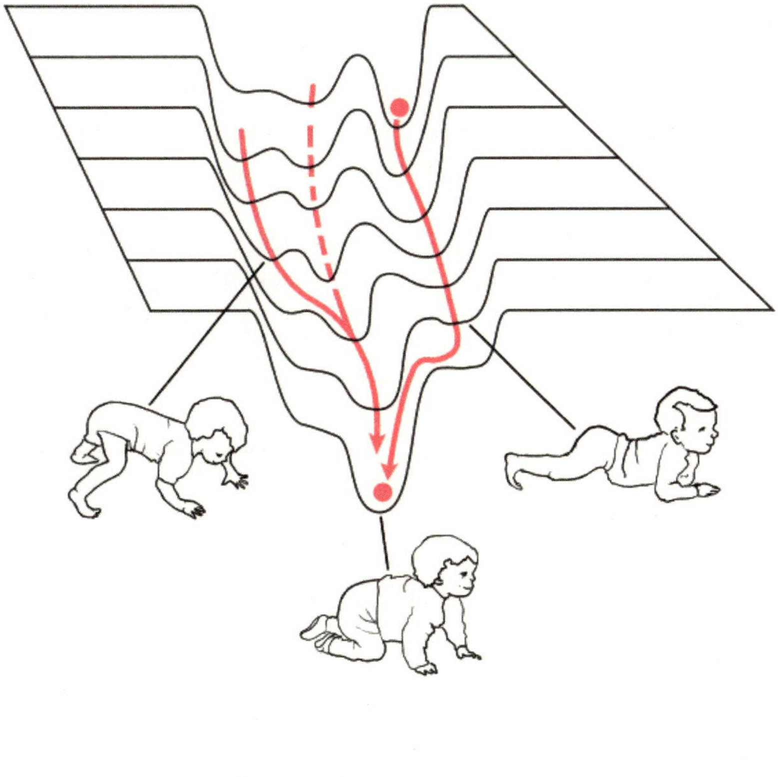

Abb. 14: Vom Robben über den Bärengang geht Laura zum Krabbeln über.

Die dritte Dimension wird von der unterschiedlichen Tiefe der Täler und der Steilheit ihrer Wände gebildet. Damit wird dargestellt, wie flexibel die Bewegungsmuster sind. Wenn die Täler nicht sehr tief sind, der Berg zwischen zwei Tälern also niedrig ist, kann das Kind leicht von dem einen Fortbewegungsmuster zum anderen wechseln. Hohe Berge bedeuten das Gegenteil. Wie Sie zum Beispiel in der Abbildung 12 auf Seite 65 sehen können, steht die tiefste Einkerbung für das Tal, welches das Gehen repräsentiert. Das heißt, das Kind bevorzugt zu gehen statt zu krabbeln, zu hüpfen oder zu rollen. Es wird leicht vom Hüpfen zum Gehen wechseln, aber umgekehrt eher ungern. Demnach ist das Gehen das bevorzugte Fortbewegungsmuster. Aber das war nicht immer so. Diese Landschaft zeigt auch, dass dem Kind das Krabbeln lieber war, als das „Gehen-Tal“ noch nicht ausgeprägt war.

Abb. 15: Der Ball veranschaulicht, wie Entwicklungsentscheidungen getroffen werden.

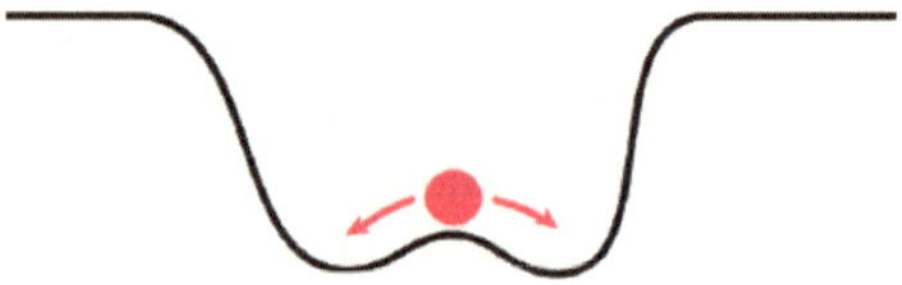

Wie Abbildung 15 zeigt, können wir mit Hilfe eines Balls die Entscheidungen veranschaulichen, die das Kind während seiner Entwicklung trifft. Ausgehend von der Geburt rollt er in die Täler dieser Landschaft,

Tom muss sich sehr anstrengen!

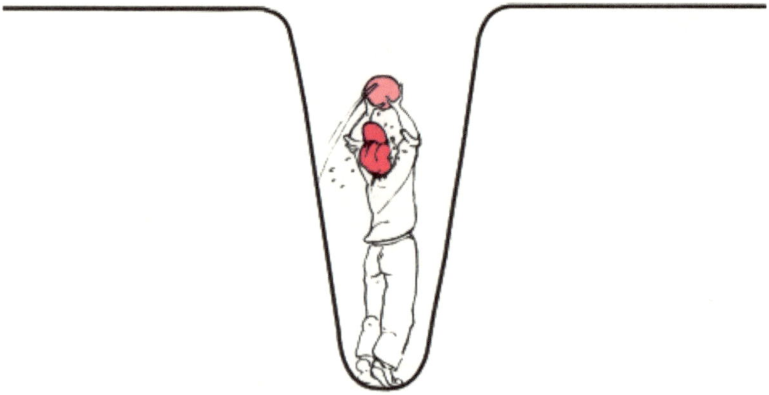

und kann auch von Tal zu Tal rollen, je nachdem, wie tief die Täler bzw. wie steil ihre Wände sind. Wo sich der Ball zu einem bestimmten Zeitpunkt befindet zeigt, welche Bewegungsmuster in der Landschaft das Kind zu diesem Zeitpunkt bevorzugt ausgewählt hat.

Mit Hilfe von Tom und dem Ball können wir veranschaulichen, wie das Kind während seiner Entwicklung von einem Bewegungsmuster zum anderen wechselt. Wenn Tom den Ball entlang der Landschaft rollt, fällt es ihm leicht, den Ball von einem flachen Tal ins nächste zu schieben. Er braucht nur wenig Kraft, um ihn über den ebenfalls flachen Hügel zwischen diesen beiden Tälern zu schieben. Ist der Ball jedoch in ein tiefes Tal gerollt, muss sich Tom sehr anstrengen, um ihn in das nächste zu schieben.

Ein breites Tal mit vielen kleinen flachen Tälern bedeutet, dass das Bewegungsrepertoire des Kindes sehr flexibel ist. Das Kind kann also leicht von einem Bewegungsmuster zu einem anderen wechseln. Ist ein Tal jedoch tief mit steilen Wänden, handelt es sich um ein stabiles Bewegungsmuster. Aus einem solchen wechselt das Kind nicht so leicht zu einem anderen. Die Entwicklungslandschaft zeigt uns also, welche Bewegungsmuster zu welcher Zeit verfügbar sind und wie viel Stabilität einem Bewegungsmuster innewohnt. Das am tiefsten ausgeprägte Tal zu einem bestimmten Zeitpunkt der Lebensgeschichte stellt die stabilste Bewegungsgewohnheit dar.

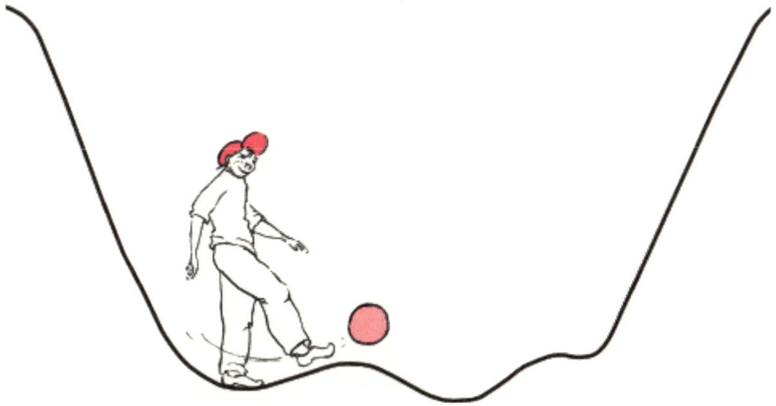

Es fällt Tom leicht, den Ball ins nächste Tal zu schieben.

Das vorige Beispiel einer Entwicklungslandschaft stellt die Entwicklung des Gehens dar. Wir können diese Idee jedoch auch erweitern und eine Landschaft erstellen, die die Bewegungsentwicklung eines Menschen über seine gesamte Lebensspanne darstellt.

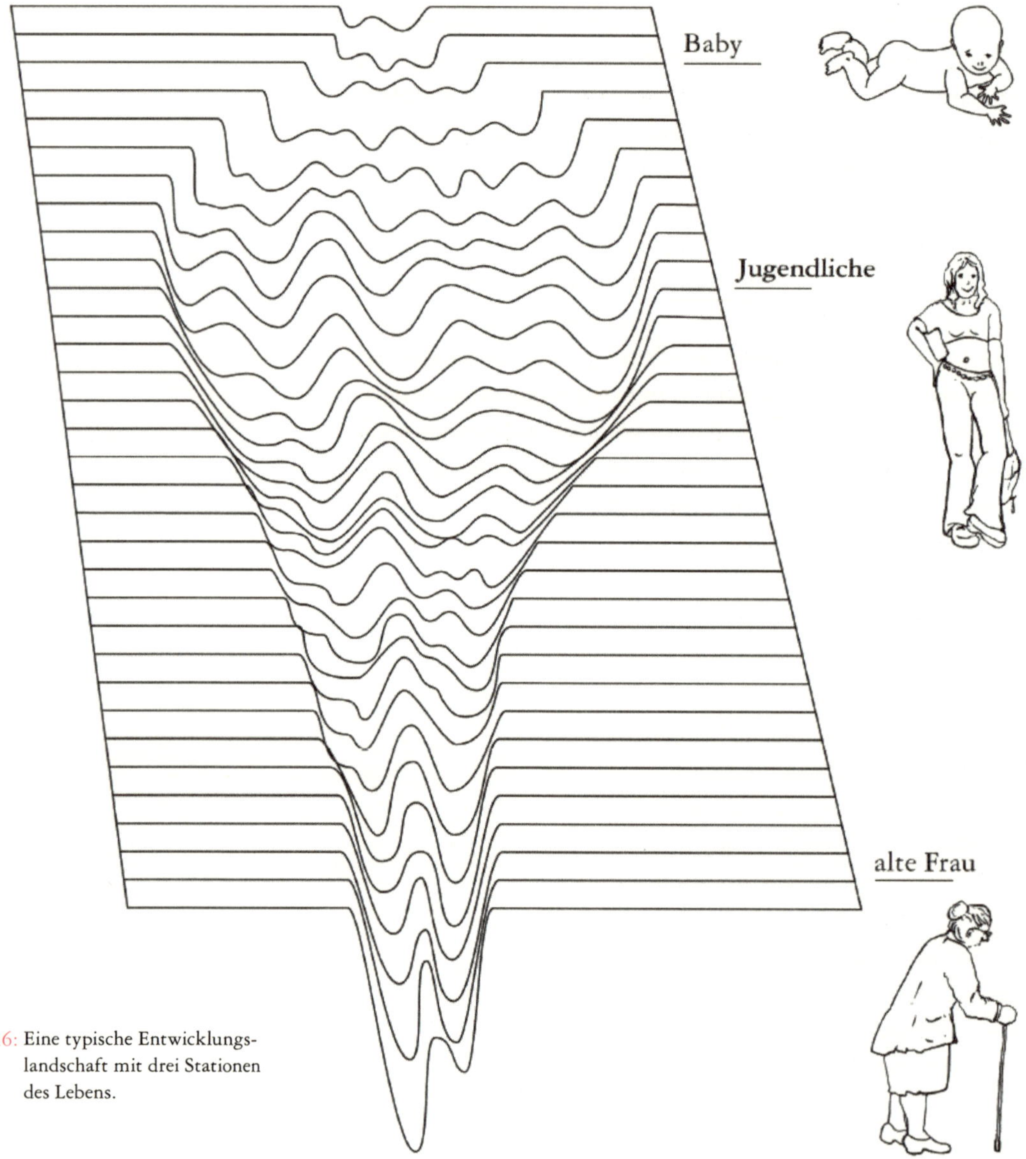

Abb. 16: Eine typische Entwicklungslandschaft mit drei Stationen des Lebens.

Abbildung 16 zeigt, wie das aussieht. Sie erkennen, dass sich beim Säugling und im Kindesalter viel verändert. Sie sehen, dass die Entwicklung in einem kurzen Zeitraum schnell voranschreitet, komplexer wird und neue Möglichkeiten entstehen.

Später, nach der Kindheit, wird diese Vielfalt reduziert – etwa durch Gewohnheiten, Stress, Verletzungen und Gesellschaftsregeln über „anständiges“ Verhalten. Wenn wir den Zeitraum vom zwanzigsten bis zum sechzigsten Lebensjahr eines Menschen betrachten, dann sehen wir eindeutig, dass sich die Landschaft in dieser Zeitspanne verändert. Sichtbar wird also auch, dass die Bewegungsentwicklung fortschreitet – und nicht etwa nach der Kindheit aufhört. Ebenso wird deutlich, dass die Bewegungsmuster bei Erwachsenen nicht mehr von der enormen Vielfalt der Säuglings- und Kinderzeit gekennzeichnet sind.

Im Laufe der Zeit werden frühere Bewegungsmöglichkeiten, eine nach der anderen „ausgeglättet“. Wir scheiden sie aus unserem Bewegungsrepertoire aus und bleiben in engeren, tieferen „Gewohnheitstälern“ stecken, bis wir mit siebzig oder achtzig Jahren gerade noch aufstehen und laufen, uns hinsetzen und hinlegen können. Dann weist die Landschaft nur noch sehr wenige, tiefe Täler auf, d. h. wir besitzen nur noch wenige, allerdings sehr stabile Bewegungsgewohnheiten. Die ursprüngliche Vielfalt unseres Bewegungsrepertoires ist aus unserem Leben verschwunden.

Die Entwicklungslandschaft muss nicht zwangsläufig „ärmer“ werden.

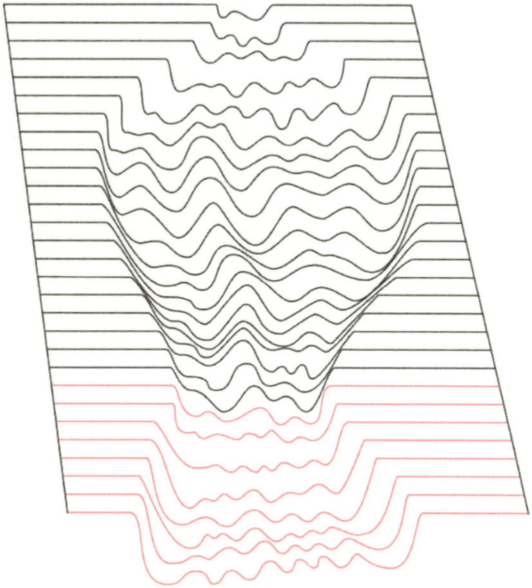

Mit Hilfe einer solchen Landschaft können wir den Verlauf der Bewegungsentwicklung jedes Menschen begreifen. Die nebenstehende Abbildung zeigt Ihnen, wie eine Entwicklungslandschaft auch wieder vielfältiger werden kann, wenn wir den ursprünglichen Entwicklungsprozess wieder aufgreifen. Dann entstehen wieder neue Bewegungsmuster. Sie sehen, dass sich dabei ein tiefes Tal erst ausbreitet und dann zu mehreren Tälern entwickelt. Damit stehen dann wieder neue Bewegungsmuster zur Verfügung.

Wie sieht Ihre Entwicklungslandschaft aus?

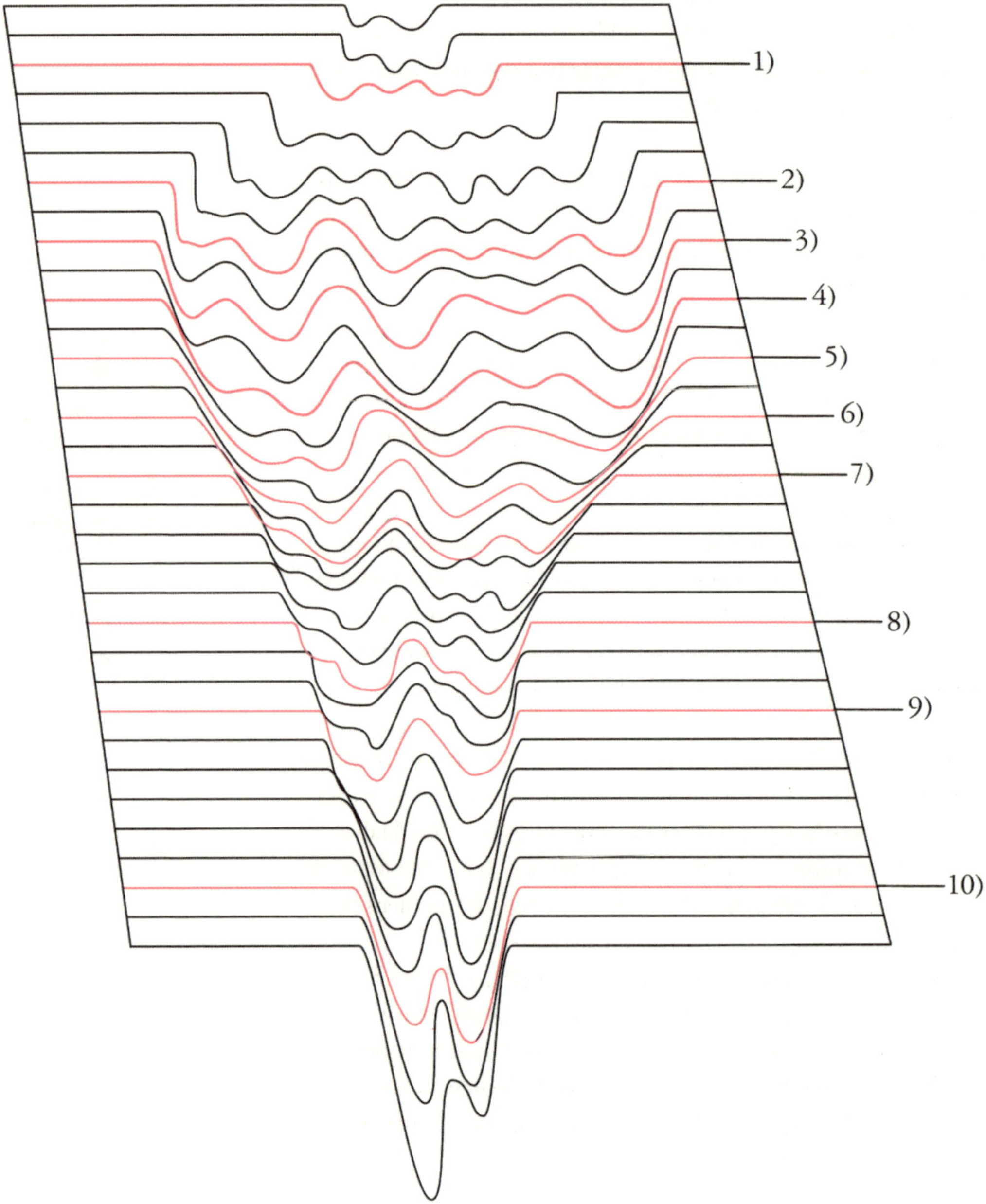

Die Abbildung links gibt Ihnen Gelegenheit, über Ihre eigene Entwicklungslandschaft nachzudenken. Sie können aufzeigen, was in welchem Alter geschehen ist.

1. Haben Sie noch einige Ihrer Babybilder? Daran können Sie sehen, dass Sie Ihre Bewegungsentwicklung genauso durchlaufen haben wie die Kinder in diesem Buch.

2. Erinnern Sie sich noch an die vergnügliche Empfindung des Spielens, als Sie noch ein kleines Kind waren? An die kindliche Neugierde, uneingeschränkt durch Regeln, Konkurrenz oder Scham? Diese Neugierde stellt nämlich einen der Eckpfeiler des lebendigen Lernens dar.

3. Wie war es für Sie, in der Schule gerade und ruhig sitzen zu müssen? Mit anderen Kindern verglichen zu werden? An jemandes anderen Maßstäben gemessen zu werden? Was ist aus der kindlichen Neugierde geworden?

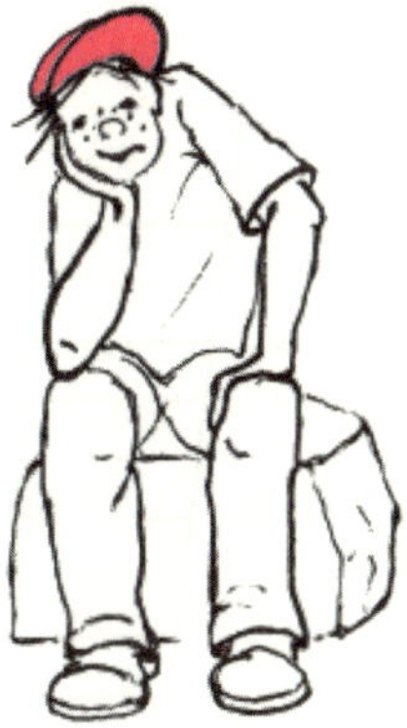

4. Ausgehend von den verschiedenen Möglichkeiten, die Sie in der Schule hatten: Welche Rollen haben Sie als Teenager angenommen? Und im Hinblick auf Ihre Rolle als junges Mädchen bzw. junger Mann: Wie durften Sie laufen, stehen, sprechen? Was war verpönt? Worauf haben Sie verzichtet, um akzeptiert zu werden?

5. Wurden Sie, als Teenager im Sportunterricht, auf den Unterschied zwischen Kraft und Koordination aufmerksam gemacht? Wann haben Sie gelernt, dass Anstrengung wichtig oder notwendig ist? Haben Sie gelernt, dass Geschicklichkeit ein angeborenes persönliches Merkmal ist, oder haben Sie gelernt, dass dies eine Frage des Lernens ist?

6. Hat Ihre Berufswahl Einfluss darauf gehabt, wie viel Sie sich noch bewegen? Hat das soziale Ansehen Ihres Berufs Sie zu Eingrenzungen Ihres Verhaltens- und Bewegungsstils gezwungen (z. B. Krankenschwestern dürfen nicht spielen, Rechtsanwälte müssen sich immer „anständig“ verhalten oder Handwerker dürfen nicht auf ihre Körperempfindungen achten)?

7. Wie lang ist es her, seit die ersten Schmerzen anfingen, Ihre Beweglichkeit einzuschränken? Welche Sportart oder Freizeitaktivität haben Sie aufgegeben? Wie hat sich das auf Ihre Gesundheit und Ihr Gewicht ausgewirkt? Hat es Ihren Berufserfolg beeinträchtigt?

8. Welche Glaubenssätze haben Sie gehört oder gelesen und haben Sie davon überzeugt, dass Ihre Schmerzen „normal" sind, dass diese Einschränkungen zum Älterwerden gehören? Haben Sie sie akzeptiert mangels anderer Informationen oder Methoden, die diese Überzeugung in Frage stellen könnten?

9. Sind Sie zum Arzt oder Therapeuten gegangen? Sind Sie gar abhängig geworden von den Lösungen eines anderen Menschen, sei es von Operationen, Spritzen, Medikamenten oder einer Krankengymnastin oder einem Chiropraktiker? Welchen Beitrag haben Sie selbst geleistet zu dieser Abhängigkeit? Erwarten Sie, dass jemand anderes die Lösungen für Sie hat? Gehen Sie zur Therapie mit dem Anspruch „So, hier bin ich, machen Sie mich jetzt mal heil!"?

10. Können Sie sich vorstellen, wie sich Ihre Lebendigkeit anfühlt und Ihre Entwicklungslandschaft aussieht, wenn Sie Ihre Bewegungsentwicklung wieder in die eigene Hand nehmen? Welche Bewegungsfähigkeiten werden Sie entdecken? Wie wird sich das anfühlen? Wie werden Sie das erreichen?

Lesen Sie ruhig weiter. Am Ende des Buches werden Sie entdecken, dass es zu jeder Frage Antworten gibt, die Ihr Befinden und Ihr Selbstvertrauen derartig verbessern, dass Sie staunen werden.

Die Koordinationslupe

Das nächste Hilfsmittel ist eine außergewöhnliche „Lupe". Mit Hilfe dieser Lupe können wir an jeder Stelle unserer Entwicklungslandschaft einen Einblick in die vier, einander jeweils untergeordneten Schritte der Koordinationskaskade des Gehirns gewinnen. Dabei können wir jeden Schritt der Koordinationskaskade einer Vergrößerungsstärke der Lupe zuordnen.

Jede der Vergrößerungsstärken der Lupe gibt uns einen detaillierteren Einblick in die Koordination der Bewegungsmuster, die wir in der Entwicklungslandschaft betrachten. Sie erinnern sich, dass unsere Zielsetzung entscheidend dafür ist, worauf wir aufmerksam sind. Über unsere Aufmerksamkeit entscheidet dann das Gehirn, wie wirksam wir unsere Bewegungen planen. Während der Planung eines Musters entscheidet es über Krafteinsatz und Länge der einzelnen Muskeln. Und während sich die Bewegung schließlich entfaltet, werden Rückmeldungen über die Tätigkeit der komplexen Muskelketten an das Gehirn geschickt. Und diese Informationen wiederum verfeinern den gesamten Verlauf der Koordination der nachfolgenden Bewegungen.

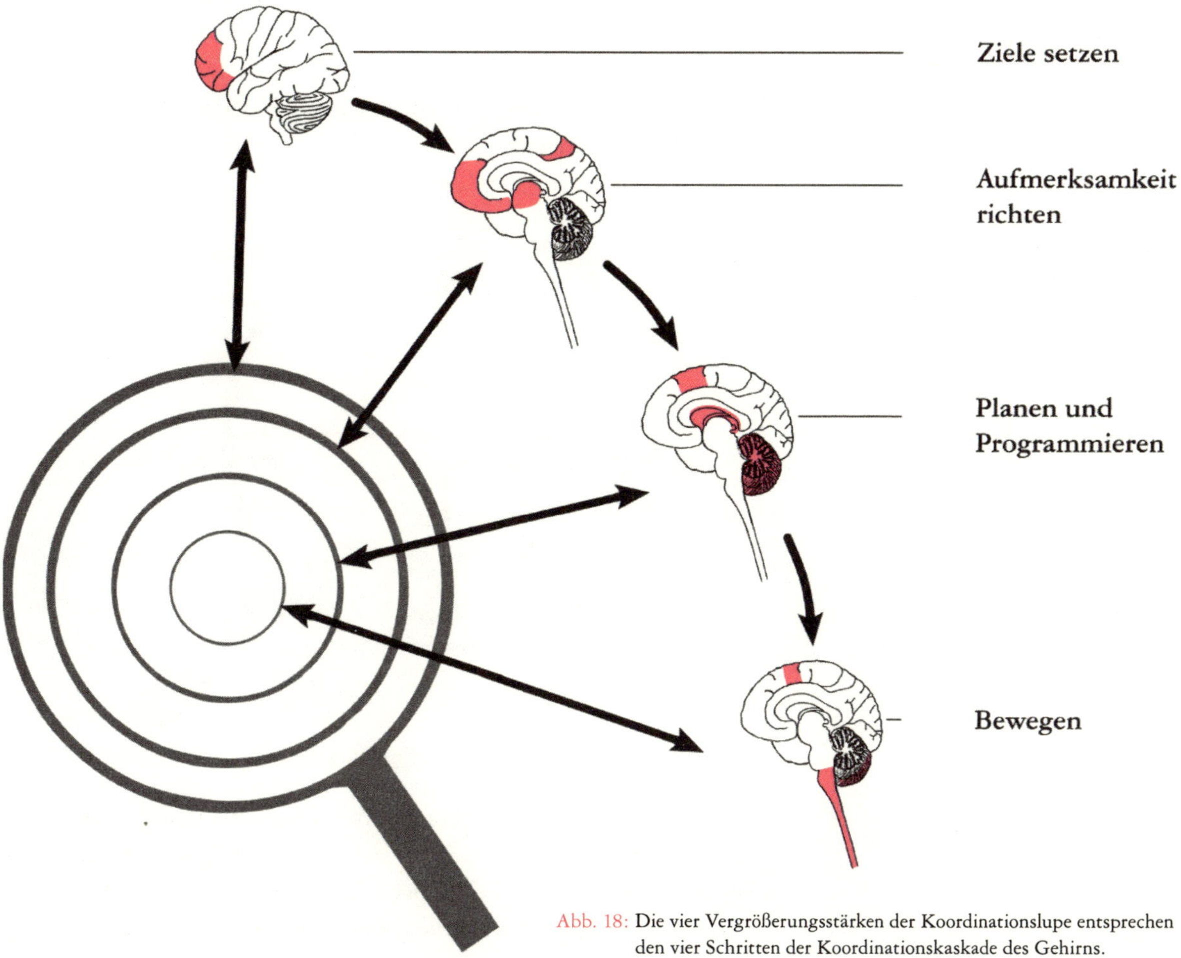

Abb. 18: Die vier Vergrößerungsstärken der Koordinationslupe entsprechen den vier Schritten der Koordinationskaskade des Gehirns.

Mit der ersten Vergrößerungsstärke können wir den ersten Schritt der Kaskade betrachten, unsere Ziele. Bevor wir eine Bewegung ausführen, muss das Gehirn zunächst das entsprechende Ziel festlegen, also ob wir z. B. etwas vom Boden aufheben wollen oder ein Buch von einem Regal herunternehmen oder von einem Zimmer ins andere gehen wollen.

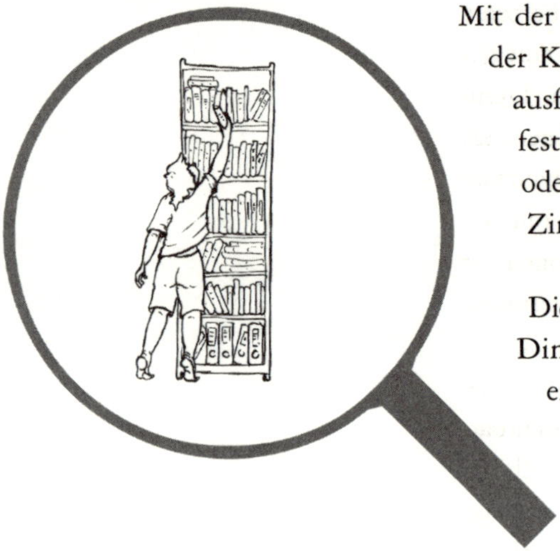

Mit der ersten Vergrößerungsstärke erkennen wir die Ziele einer Bewegung.

Die zweite Vergrößerungsstärke erlaubt uns zu erkennen, welche Dimensionen der Aufmerksamkeit für unsere Bewegungen erforderlich sind. Die Aufmerksamkeit ist entscheidend wichtig für den Entwicklungsprozess. Wir können sogar sagen, dass die Aufmerksamkeit während all unserer Tätigkeiten dem Gehirn hilft, seine Koordinationsaufgabe zu erfüllen.

Als Kind lernen wir, unsere Aufmerksamkeit in zwei unterschiedlichen Dimensionen zu steuern.

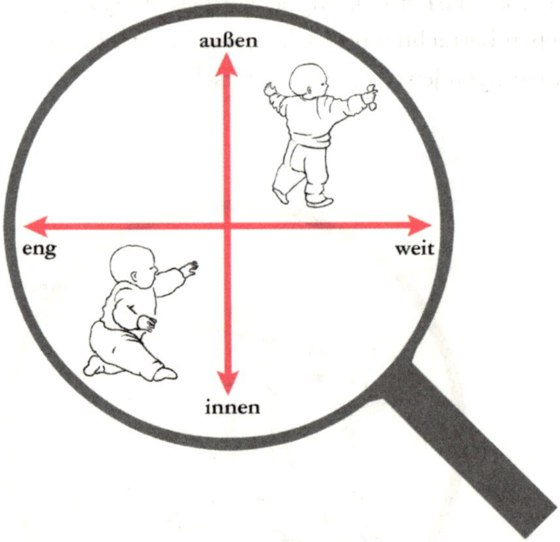

Mit der zweiten Vergrößerungsstärke erkennen wir die Dimensionen der Aufmerksamkeit.

Die eine Dimension besteht in der Ausrichtungsfähigkeit von Aufmerksamkeit nach innen auf die eigenen Körperempfindungen oder nach außen auf die Umwelt. Die andere besteht darin, die Aufmerksamkeit zu fokussieren wie eine Linse, deren Einstellung man verengen und erweitern kann. Zum Beispiel müssen wir unsere Aufmerksamkeit verengen, wenn wir etwas greifen wollen. Dagegen müssen wir beim Laufen unsere Aufmerksamkeit erweitern. Denn hierbei müssen wir sowohl unsere eigenen Körperempfindungen, als auch unsere Umwelt beachten (wir müssen während der Bewegung unser Gleichgewicht halten, unsere Gliedmaßen koordinieren, auch müssen wir den Raum um uns herum beachten). Diese beiden Dimensionen der Aufmerksamkeit spielen eine entscheidende Rolle bei der Bewegungsentwicklung, denn sie beeinflussen die Körperwahrnehmung.

Mit der dritten Vergrößerungsstärke wird ein Bewegungsmuster sichtbar. Mit dieser Vergrößerung können wir die Bewegungsplanung des Gehirns betrachten und die Muster unserer Bewegungen erfassen. Es ist wichtig, diesen Prozess der Planung von Bewegungsmustern zu berücksichtigen, da schließlich jede einzelne der Bewegungen unserer Muskeln und Knochen entsprechend einem solchen Muster erfolgt, also von ihm bestimmt wird. Sie erinnern sich an die Muskel- und Knochenketten aus dem zweiten Kapitel. Mit dieser Vergrößerungsstärke können wir auf unserer Landschaft die Entwicklung der Fortbewegung z. B. vom Krabbeln bis zum Gehen betrachten und sehen, wie die Wirbelsäule bei diesen beiden Bewegungen jeweils einem unterschiedlichen Muster folgt.

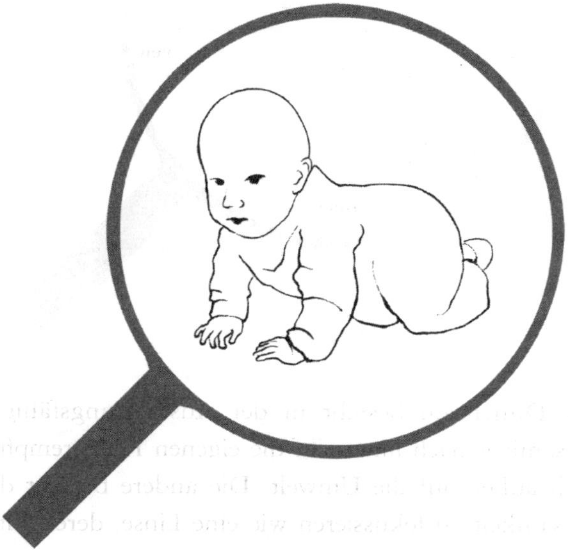

Die dritte Vergrößerungsstärke gibt uns Einblick in die Planung von Bewegungsmustern, z. B. des Krabbelns.

Mit der vierten und stärksten Vergrößerungseinstellung können wir im Detail erkennen, wie die einzelnen Muskeln, Gelenke und Knochen gemäß dem geplanten Bewegungsmuster zusammenarbeiten. Auch sehen wir, dass z. B. die einzelnen Muskeln um das Hüftgelenk herum beim Krabbeln eine andere Aufgabe erfüllen als beim Gehen.

Mit der stärksten Vergrößerungseinstellung erkennen wir die Details der Anatomie, z.B. Gelenke oder Muskeln.

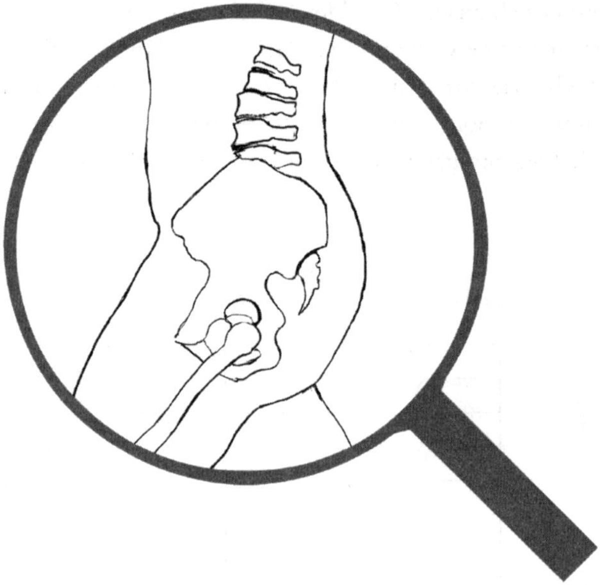

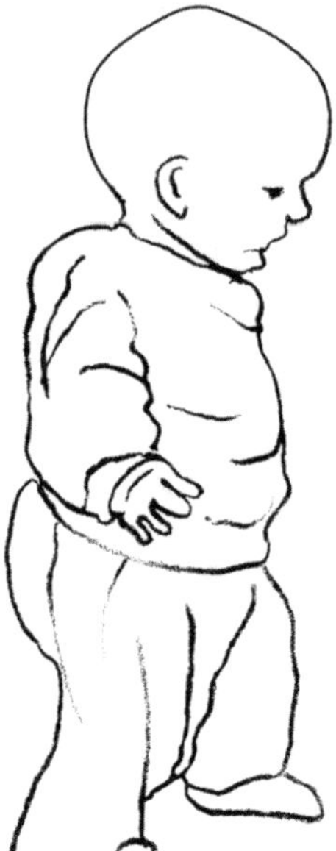

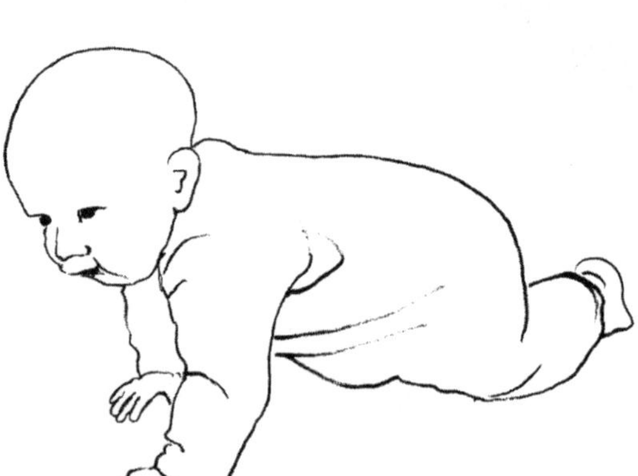

Mit dem ersten dieser beiden Hilfsmittel, der Entwicklungslandschaft, erhalten wir einen Gesamtüberblick über die Bewegungsentwicklung, von der Geburt bis zum heutigen Tag. Mit Hilfe des zweiten, der Koordinationslupe, können wir die Landschaft in verschiedenen Vergrößerungen betrachten und die einzelnen Schritte begreifen, die zur Bildung einer solchen Landschaft geführt haben.

Damit öffnet sich uns die Enzyklopädie unseres Bewegungslebens und offenbart uns seine Geheimnisse. Mit diesen Hilfsmitteln wird uns verständlich, wie wir lernen, die Bewegungen unserer Wirbelsäule zu koordinieren. Somit sind wir jetzt bestens gerüstet, um auf eine spannende Forschungsreise durch unsere Entwicklung zu gehen.

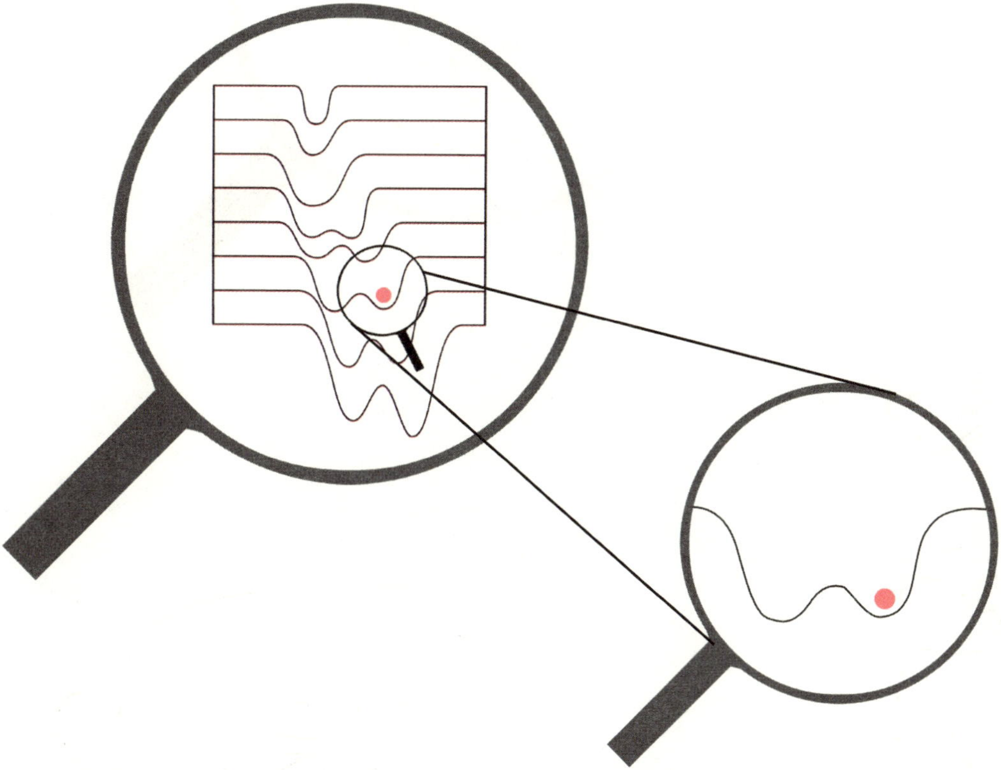

Mit der Koordinationslupe können wir unsere Entwicklungslandschaft in verschiedenen Vergrößerungsstärken anschauen. Damit sind alle Details der Entwicklung sichtbar.

FAZIT

Zwei Hilfsmittel ermöglichen uns einen vollständigen Überblick über unsere Bewegungsentwicklung:

- Die Entwicklungslandschaft zeigt uns den gesamten Verlauf der Entwicklung.
- Die Koordinationslupe ermöglicht uns, die Entwicklung detailliert zu betrachten.

Mit diesen Hilfsmitteln können wir auch die Bewegungsentwicklung über unsere gesamte Lebensspanne hinweg begreifen.

Forschungsreise zur Quelle unseres Bewegungslebens

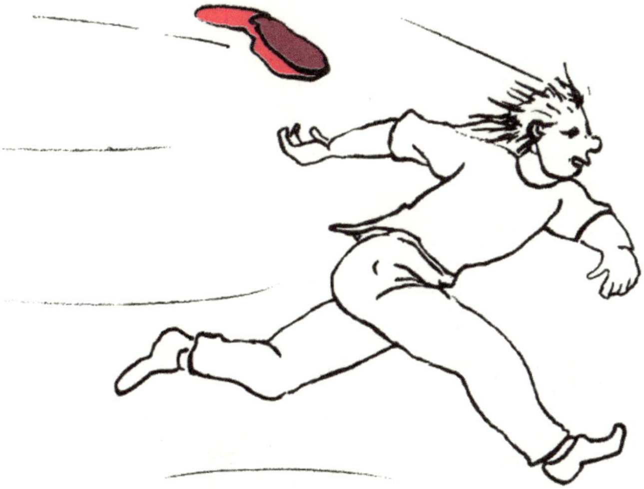

Unser Ausflug in die Evolution hat uns die Einmaligkeit unserer aufrechten Fortbewegung gezeigt. Unseren aufrechten Gang, den wir von unseren afrikanischen Vorfahren geerbt haben, verdanken wir der Drehbewegungsfähigkeit unserer Wirbelsäule. Bei aufrechter Haltung gehört das Drehen auch zu den häufigsten Bewegungen, die wir machen. Wir drehen uns beim Gehen und Laufen. Wir drehen uns, um zu schauen, zuzuhören und mit jemandem zu reden. Wir drehen uns, um etwas zu greifen. Dieses ursprüngliche Bewegungsmuster der menschlichen Wirbelsäule, das Drehen um unsere Bewegungsachse, ist die Grundlage für unser Bewegungsleben. Und um genau diese Erkenntnis, nämlich dass die Drehbewegungsfähigkeit der Wirbelsäule die Grundlage für gesunde Bewegungen ist, dreht sich dieses Buch!

Mit unseren Hilfsmitteln können wir erkennen, wie wir als Kind gelernt haben, diese Drehbewegungen zu meistern. Ebenso wie Forscher in den Bergen und Flusstälern am Oberlauf des Nils nach dessen Quelle gesucht haben, verfolgen wir unsere Entwicklungslandschaft rückwärts vom Erwachsenenalter zum aufrecht gehenden Kind und weiter bis zu den Ursprüngen (Bild unten). Wir wollen den ersten Moment herausfinden, in dem die Art und Weise, unsere Wirbelsäule zu bewegen, entscheidend geprägt wurde. Wenn wir in einem der Haupttäler bleiben, kommen wir direkt an der Quelle an.

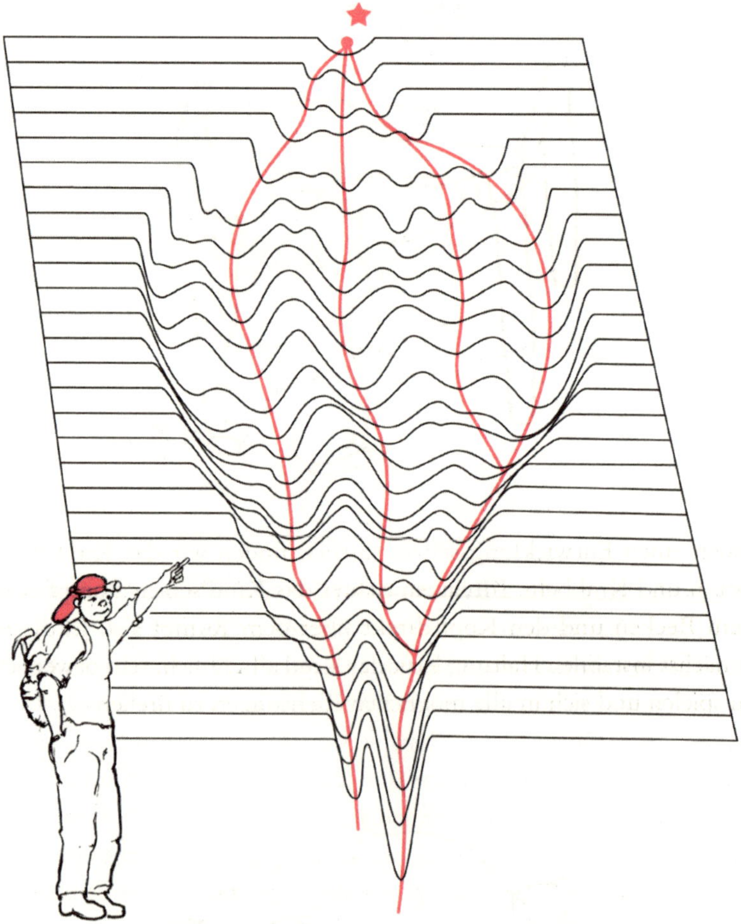

Wir können unsere Bewegungsentwicklung zurückverfolgen bis zur Quelle.

Mit der Leistung, aufrecht gehen zu können, beherrscht der junge Mensch eine wichtige Fähigkeit: Er vermag seinen aufgerichteten Rumpf über zwei höchst beweglichen Hüftgelenken im Gleichgewicht zu halten und zugleich die Drehbewegungen der Wirbelsäule und des Beckens zu steuern.

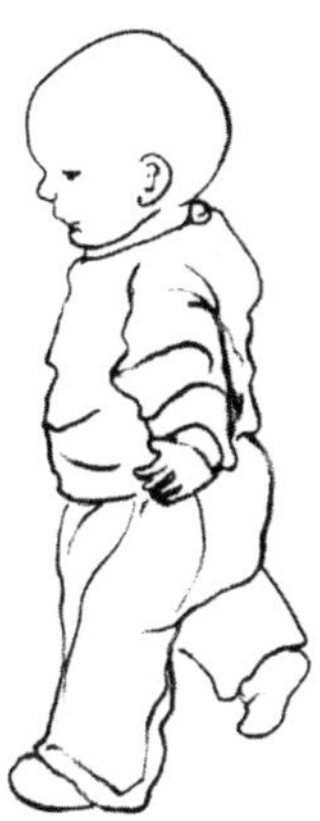

Bevor er alleine laufen kann, bewegt er sich seitwärts an Haltehilfen (Wänden, Möbelstücken) entlang. Die Rotationsbewegungen für das Gehen sind noch nicht entwickelt. Aber sie werden schon geübt. Beim Stehen und Festhalten lernt das Kind, die Drehbewegungen der Wirbelsäule und des Beckens zu steuern.

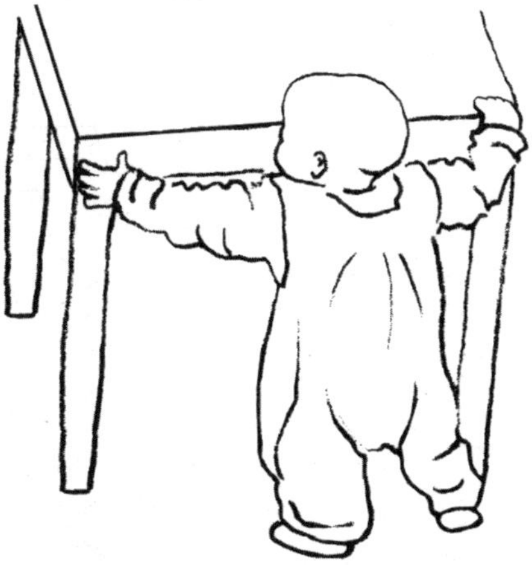

Noch einen Entwicklungsschritt zurück finden wir das Kind beim Sitzen und Krabbeln. Im Sitzen richtet das Kind seinen Rumpf über dem Becken und den Kopf direkt über dem Rumpf auf. In dieser zunächst instabilen Haltung lernt das Kind allmählich, sehr beweglich zu spielen und sich in alle möglichen Richtungen zu drehen.

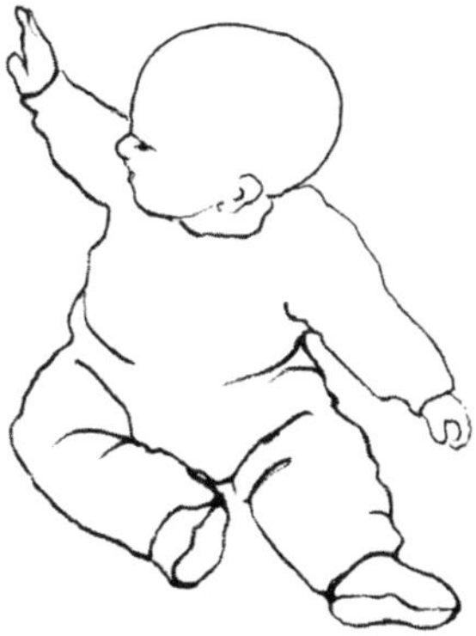

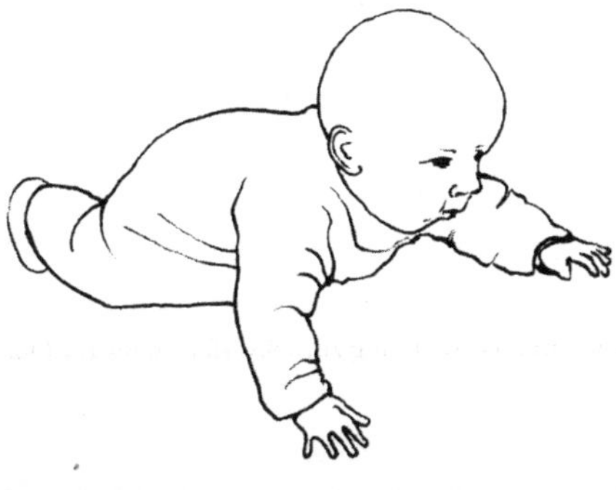

Hier also tauchen die Drehbewegungen auf unserem Weg zurück zu den Ursprüngen wieder auf. Doch war dies das erste Mal in unserer Entwicklung, dass wir unsere Wirbelsäule drehen? Nein. Diese Fähigkeit haben wir bereits in einer früheren Phase entwickelt. Als wir nämlich noch auf dem Boden lagen und das Rollen lernten. Da genau liegt der Ursprung der Drehbewegungen der Wirbelsäule, die wir jeden Tag nutzen.

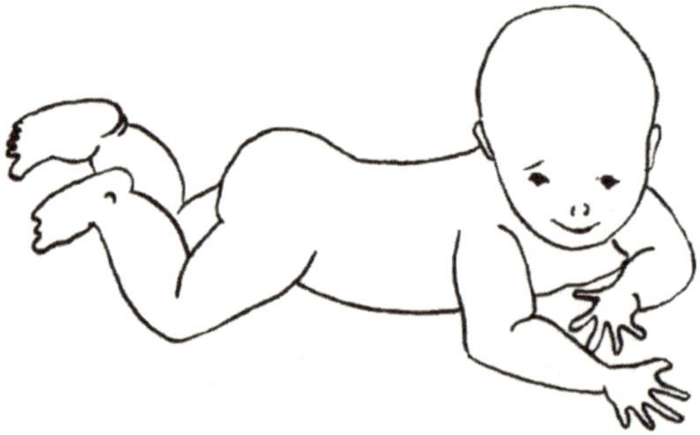

Beim Rollen am Boden lernt Laura die Wirbelsäule zu drehen. Dies ist die Quelle aller zukünftigen Bewegungen des Rückens in der Aufrichtung.

Während das Kind auf dem Boden spielt, verspürt es den Drang zu schauen und zu greifen. Es lernt, die Bewegungen des gesamten Knochengerüsts so zu koordinieren, dass es diese Aktivitäten unterstützt. Das Kind verfügt über ein großes Repertoire an Bewegungen. Wenn es diese Bewegungen erfolgreich kombiniert, gelingt es ihm, sich auf dem Boden vollständig und umkehrbar um den ganzen Körper zu rollen. Dabei vollzieht die Wirbelsäule geschmeidige Streck- und Rotationsbewegungen, die alle potenziellen Bewegungen des Knochen–gerüsts in einem gut koordinierten Muster umfasst.

Die Entstehung eines Bewegungsmusters

Nehmen wir unsere Lupe in die Hand und stellen sie auf Vergrößerungsstärke drei, mit der wir Bewegungsmuster erkennen können. Während sich das Rollen vor unseren Augen entfaltet, erkennen wir verschiedene Entwicklungsschritte. In der Abbildung 18 habe ich für

Sie die Entwicklung des Rollens, die sich normalerweise über mehrere Monate erstreckt, dargestellt. Ganz links in den Frühstadien dieser Entwicklung rollt das Kind von Seite zu Seite, aber noch nicht in die Bauchlage. Es folgen verschiedene Entwicklungsschritte, in denen das Kind neue Möglichkeiten der Rollbewegung entdeckt, bis es auf verschiedene Weisen rollen kann, je nach Situation. (Die einzelnen Bilderserien stellen unterschiedliche Entwicklungsschritte dar, der zeitliche Verlauf erstreckt sich von links nach rechts.)

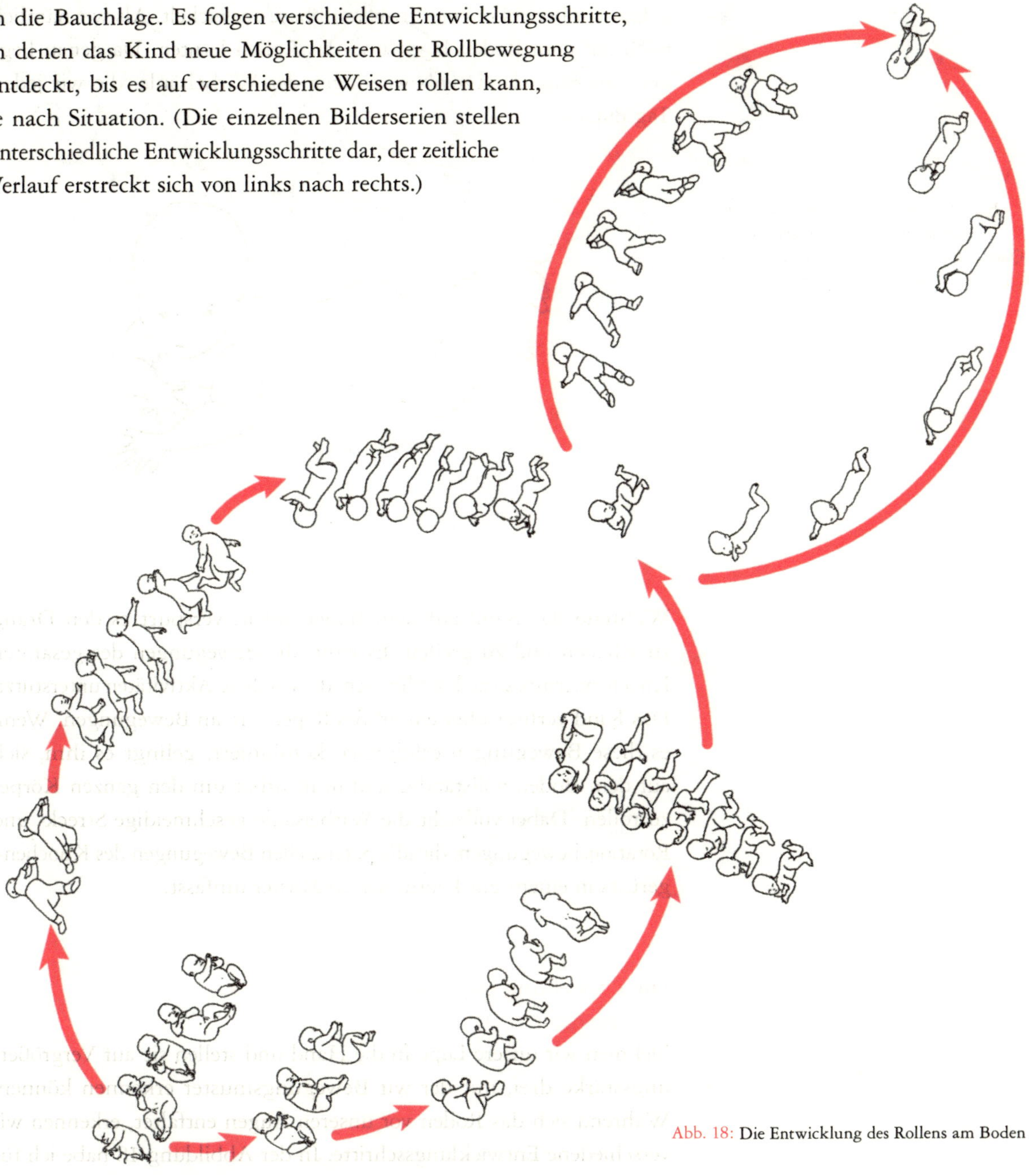

Abb. 18: Die Entwicklung des Rollens am Boden

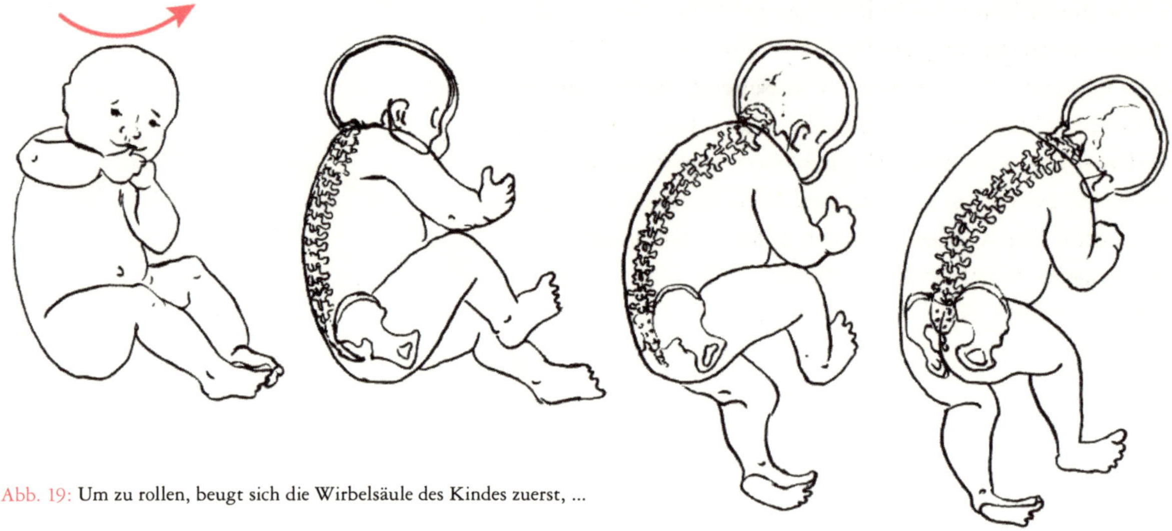

Abb. 19: Um zu rollen, beugt sich die Wirbelsäule des Kindes zuerst, ...

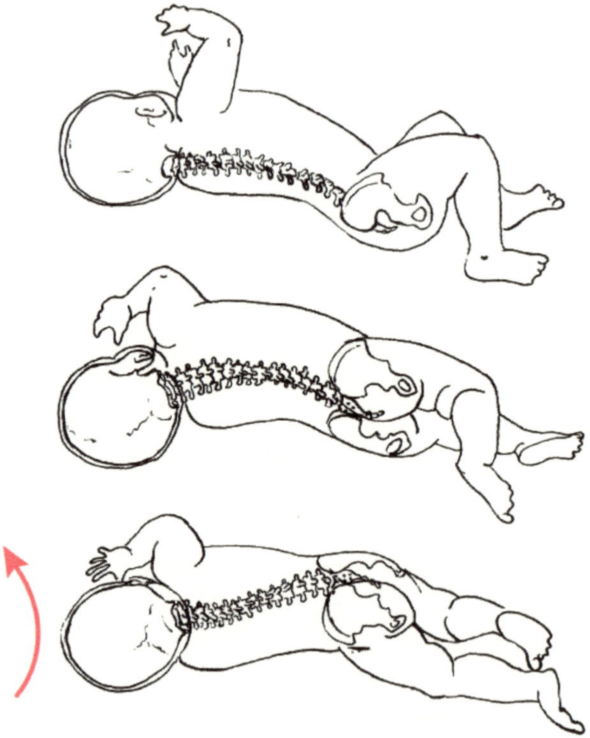

Abb. 20: ... dann streckt es sich während der Drehung.

Um zu rollen, beugt das Kind zuerst den Rücken, dann streckt es ihn. Für die Koordination der Wirbelsäule ist dies ein wichtiger Unterschied. In Abbildung 19 sehen Sie, dass während dieser Beugebewegung beim Rollen auf dem Boden zunächst sehr wenig Rotation in der Wirbelsäule stattfindet; der Rücken wird eher wie ein Block bewegt. Später, wenn das Kind lernt, sich wie in Abbildung 20 bei der Drehung zu strecken, wird die Rotation der Wirbelsäule zum höchstmöglichen Grad gebracht, den die Wirbelsäulengelenke zulassen.

Sie sehen auch, dass sich die Wirbelsäule beim Rollen gleichzeitig zur Seite neigt. Was nicht auf den ersten Blick erkennbar ist, ist das komplexe Zusammenspiel der Seitneigung mit der Beugung, Streckung und Rotation der Wirbelsäule. Auch ändert sich im Verlauf der kindlichen Entwicklung die Kombinationsabfolge von Seitneigung nach links bzw. nach rechts bei der Beugung und Streckung während des Rollens.

Diese Kombination von Drehung, Beugung, Aufrichtung und Seitenneigung der Wirbelsäule bringt Ordnung in das kindliche Bewegungsleben. Nachdem das Kind gelernt hat, die einzelnen Schritte zu vollziehen und sie schließlich miteinander zu kombinieren, kann es nun sein Gleichgewicht bewahren, herumschauen und horchen, was in seinem Umfeld geschieht und die Hände ausstrecken, um etwas zu greifen. Ist es nicht verblüffend, wie das Kind das alles innerhalb weniger Monate meistert?

Wie Kinder lernen, die komplexe Anatomie der Wirbelsäule zu steuern

Um zu sehen, wie das Kind die einzelnen Bewegungen der Wirbelsäule wie Drehen, Beugen, Aufrichten und Seitneigung zu komplexen Bewegungsmustern kombiniert, machen wir einen kurzen Ausflug in die Anatomie der Wirbelsäule. Ich gebe zu, dass dies kompliziert zu sein scheint. Doch es ist interessanter, als es auf den ersten Blick aussieht. Und die Lektüre dieser nächsten Seiten wird Ihnen auch zeigen, wie das Kind – und das heißt auch Sie als Kind – die „Bewegungsschule" der Wirbelsäule absolviert hat. Außerdem werde ich später, bei der Beschreibung der Übungen am Ende des Buches, auf diese Erkenntnisse zurückgreifen. Sie werden sehen, dass Sie diese Bewegungen nicht nur einst als Kind ausgeführt haben, sondern dass Sie sie erneut meistern können, um für Ihren Rücken ungeahnte Beweglichkeit zu gewinnen.

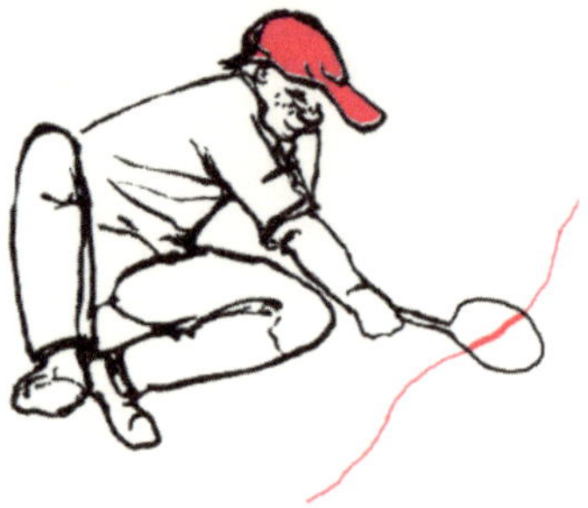

Nehmen wir wieder unsere Lupe zur Hand, um uns mit der vierten Vergrößerungsstärke die Details der Anatomie der Wirbelsäule anzuschauen. Wie arbeiten diese Knochen und Gelenke zusammen, die uns schon im frühen Kindesalter diejenigen Drehbewegungen der Wirbelsäule ermöglichen, die wir ein Leben lang vollziehen?
Abbildung 21 zeigt den gesamten Knochenbau vom Schädel bis zum

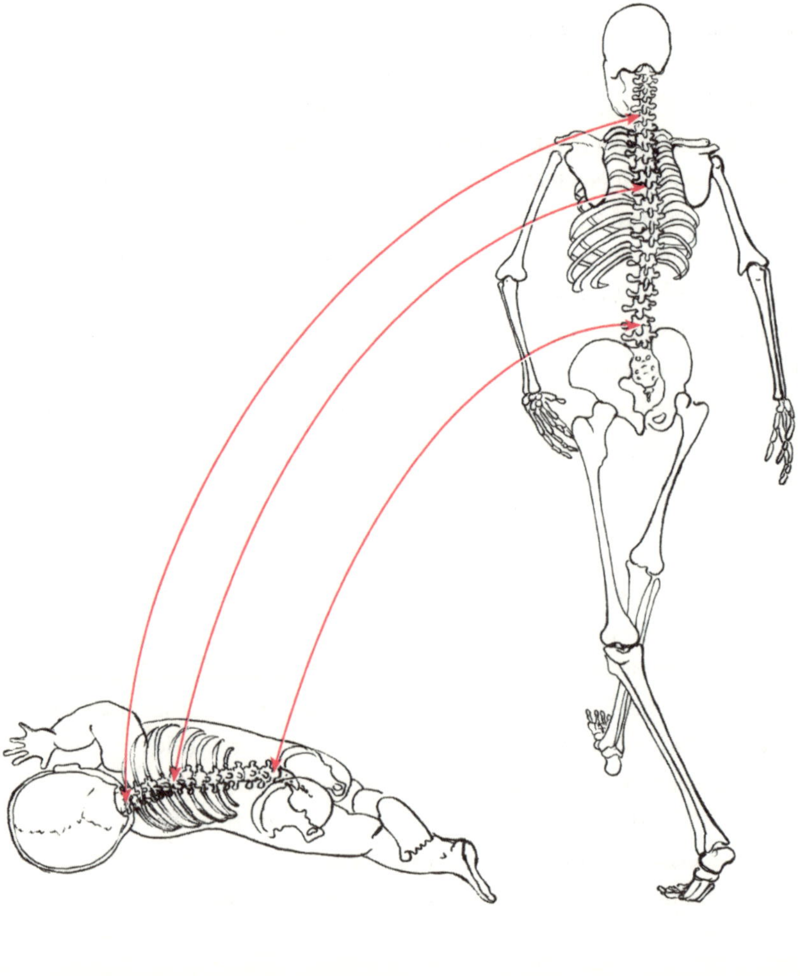

Abb. 21: Die „Bewegungsschule" für die Wirbelsäule des Erwachsenen wird in der Kindheit absolviert.

Becken mit den Hüftgelenken. Der besonderen Struktur dieser Knochen und Gelenke verdanken wir die Bewegungsfähigkeit der Wirbelsäule.

Zunächst erscheint uns die Struktur der Gelenke zwischen Kopf und Nacken merkwürdig. Aufgrund ihrer besonderen Struktur ist es uns jedoch möglich, alle für das Gleichgewicht erforderlichen Bewegungen, das Schauen, Riechen und Hinhören, zusammen mit allen anderen Bewegungen der Wirbelsäule zu koordinieren. Der erste Halswirbel heißt Atlas. Er trägt den Kopf wie in der Mythologie der Titan die Erdkugel. Am zweiten Halswirbel sehen wir einen Zahn, der nach oben in eine Öffnung in der Mitte des ersten Halswirbels ragt. Der Schädel und der Atlas drehen sich für das Schauen und Hinhören um diesen Zahn (Abbildung 22).

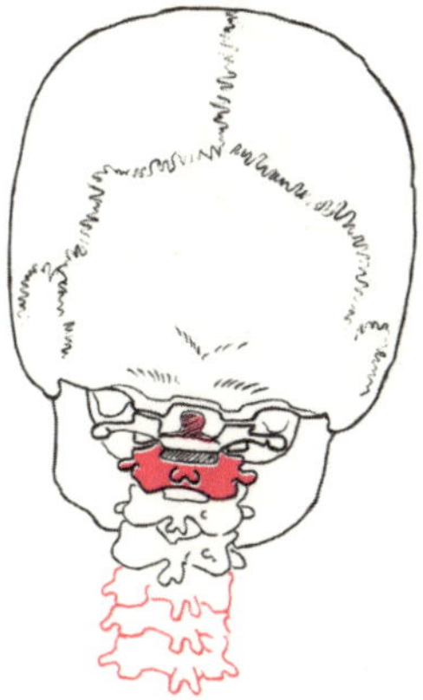

Abb. 22: Struktur und Funktionsweisen der Gelenke des Schädels und Nackens sind äußerst raffiniert.

Abbildung 23, die den Schädel aus der Vogelperspektive zeigt, macht die anatomischen Verhältnisse auf andere Weise deutlich. Sie sehen die Augen, die Ohren, und – eingebettet in den Schädelknochen neben den Ohren – die Gleichgewichtsorgane. Diese liegen also genau an der Achse zwischen dem rechten und linken Ohr. Diese „Hör- und Gleichgewichtsachse" kreuzt eine „Sehachse", die von vorne nach hinten genau zwischen den Augen verläuft. Diese beiden Achsen kreuzen sich genau da, wo sich der Schädel um den Zahn des zweiten Halswirbels dreht. Sie sehen also, welch vollendete Strukturen die Evolution geschaffen hat, um mit einer Drehbewegung des Kopfes an der Wirbelsäule eine perfekte Koordination zwischen Schauen, Hinhören und Gleichgewicht sicherzustellen.

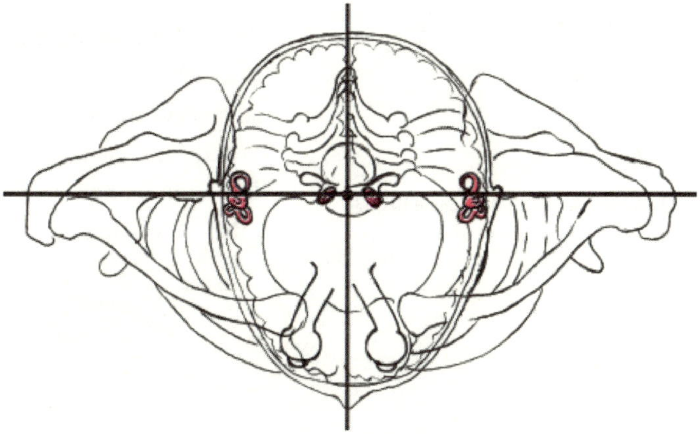

Abb. 23: Der Schädel und dessen Drehachse von oben gesehen (mit Schulterblättern, Schlüsselbeinen, Brustwirbeln und Rippen sowie den Augen vorn)

In den Wochen, während das Kind die verschiedenen Kombinationen des Drehens auf dem Boden erforscht und zu beherrschen lernt, findet es die wirksamsten Bewegungen des Kopfes und Nackens heraus. Damit kann es fortan herumschauen, hinhören und die feinen Ausgleichbewegungen des Kopfes für die Erhaltung des Gleichgewichts in alle zukünftigen Entwicklungen selbstverständlich einflechten. Die Drehbewegungen werden mit Neigebewegungen nach rechts, links, oben und unten genauestens abgestimmt.

In Abbildung 22 auf Seite 89 sehen Sie auch die restlichen Halswirbel. Sie sind von ihrer Struktur und der daraus resultierenden Bewegungsfähigkeit her interessant. Ihre Gelenke sind nämlich so gebaut, dass die Halswirbel in ihrer Beweglichkeit begrenzt sind. Sie können sich nur drehen, wenn sie sich dabei auch etwas zur Seite neigen. Dies wiederum wirkt sich auf die Bewegungen des Brustkorbs und des Schädels aus. Sie übernehmen nämlich eine Ausgleichsfunktion und neigen sich in die andere Richtung. Damit bleibt unsere Aufrichtung erhalten, wenn wir uns umdrehen. Andernfalls würden wir beim Umschauen zur Seite kippen. Während das Kind zu rollen lernt, werden diese notwendigen Ausgleichbewegungen zwischen Kopf, Nacken und Brustkorb perfektioniert.

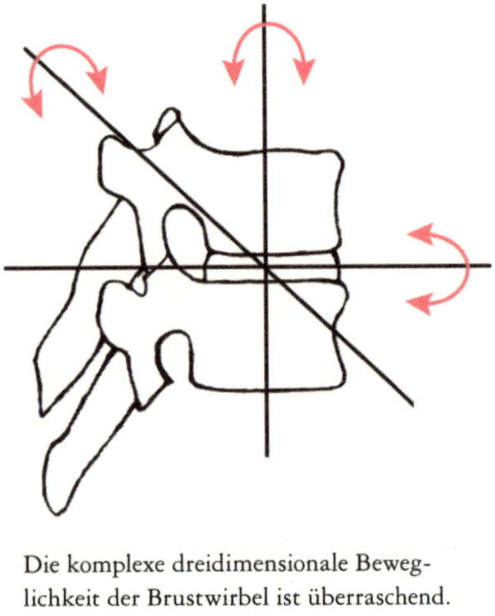

Die komplexe dreidimensionale Beweglichkeit der Brustwirbel ist überraschend.

Danach folgen die zwölf Brustwirbel. Jeder ist mit einem Paar Rippen verbunden, die rechts und links um den Rumpf verlaufen. Über Knorpel sind die Rippenbögen mit dem Brustbein vorn verbunden. Nur die unteren beiden Rippen haben keine Verbindung mit dem Brustbein.

Trotz der kastenartig aussehenden Struktur des Brustkorbs besitzen die Gelenke der Brustwirbel eine außerordentliche Beweglichkeit, ja sie sind sogar die beweglichsten Wirbel des Rückens! Die Struktur und der Stand der Gelenkflächen erlauben dem Brustkorb Bewegungen von der Drehung bis zur Beugung oder Streckung und Seitenneigung, sowie in allen möglichen Kombinationen (Abbildung links).

Und genau diese Kombination der Bewegungen der Wirbelsäule birgt das Geheimnis unserer Bewegungsentwicklung: Während das Kind diese Bewegungen zu kombinieren lernt, entdeckt es das gesamte Potenzial der Flexibilität des Brustkorbs.

In Abbildung 24 sehen Sie, wie das Kind die Wirbelsäule neigt und sich beugt beim Rollen. Es dreht sich nach links in Seitneigung während die linke Seite länger wird. In Abbildung 21 dreht das Kind sich nach links, streckt die Wirbelsäule während die linke Seite jetzt in der Seitneigung kürzer wird. Dies ist eine andere Kombination der Bewegungsmöglichkeiten der Wirbelsäule.

Diese freie Beweglichkeit des Brustkorbs und der Brustwirbelsäule ist entscheidend für einen gesunden Rücken. Dabei es ist kaum bekannt, dass die Brustwirbelsäule zu derartiger Flexibilität fähig ist. Aber genau die Brustwirbel sind es, die den Rücken von Schmerzen und Anstrengung entlasten – wenn sie beweglich sind.

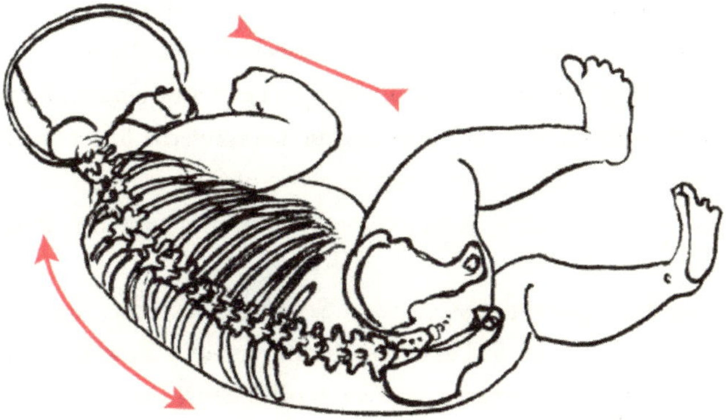

Abb. 24: Ein Vergleich dieser Abbildung mit Abbildung 21 lässt erkennen, wie das Kind lernt, den Brustkorb und die Brustwirbelsäule in alle Richtungen zu bewegen.

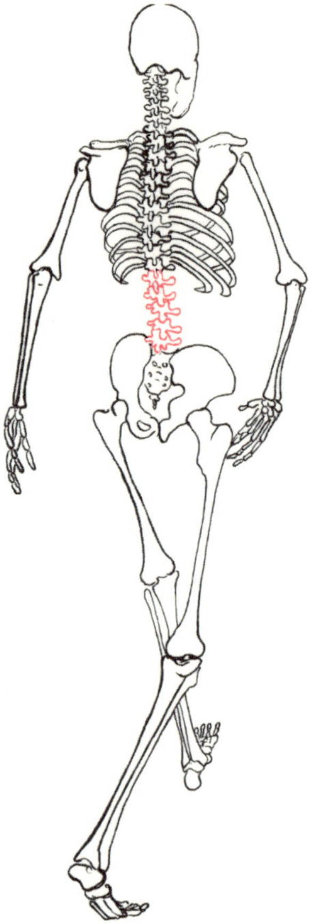

Abb. 25: Die Lendenwirbel tragen das Gewicht des Oberkörpers.

Die Lendenwirbelsäule hat große Wirbelkörper. Die braucht sie auch, denn sie trägt schließlich mehr Gewicht als die Wirbel weiter oben (Abbildung 25). Die Form ihrer Wirbelgelenke ermöglicht eine bequeme Beugung, Streckung und Seitenneigung, verleiht ihnen aber nur eine geringe Drehfähigkeit. Dieser Umstand kann zu Problemen führen. Wenn wir z.B. versuchen, die Lendenwirbel mit Anstrengung zu drehen, verletzen wir unsere Bandscheiben.

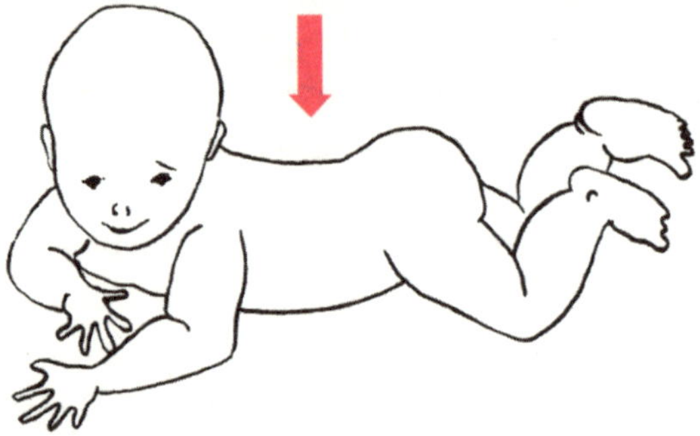

Laura in der Bauchlage mit Hohlkreuz

Dieser Teil der Körperachse ist wichtig für die Aufrichtung. Das Kind lernt, die Lendenwirbel in ein verblüffend ausgeprägtes Hohlkreuz zu strecken. Wenn es diese Wirbel nach vorn wölbt, entdeckt das Kind auf dem Bauch liegend, dass es auch Becken und Rippen frei drehen kann. Die Möglichkeit in ein Hohlkreuz zu gehen ist, entgegen gängiger Meinung, entscheidend wichtig für die Gesundheit unseres Rückens.

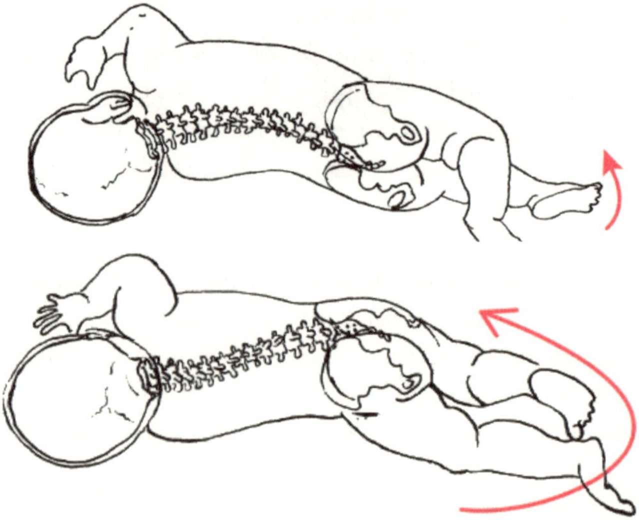

Abb. 26: Während das Kind über die Seite rollt, lernt es das Becken und die Hüftgelenke für die Kraftentwicklung einzusetzen.

Schließlich haben wir zwei Hüftgelenke. Sie gehören zwar nicht zur Wirbelsäule, aber weil das Becken das untere Ende der Wirbelsäule bildet, sind die Gelenke zwischen dem Becken und den Oberschenkeln genauso wichtig für die Beweglichkeit unseres Rückens wie die Wirbel selbst. In der folgenden Abbildung sehen Sie, dass es Kugelgelenke sind. Darum kann sich das Becken auf den Oberschenkeln in alle möglichen Richtungen bewegen.

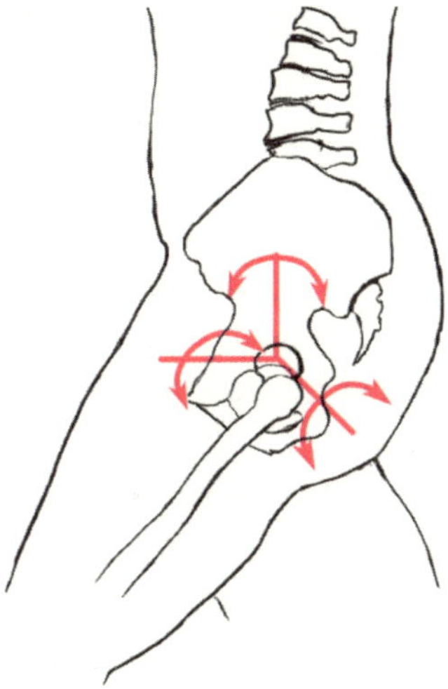

Das Kugelgelenk der Hüfte ist in alle Richtungen beweglich. (Sie sehen Lendenwirbel, Becken und Oberschenkel von der Seite.)

Ohne das Becken geht beim Rollen überhaupt nichts. Das Kind entdeckt dieses Kraftzentrum des Körpers und wie es an allen Drehbewegungen beteiligt ist. Es entwickelt ein feines Gespür für die kraftvolle Geschmeidigkeit der Hüften, die lebenslang allen erfolgreichen und bequemen Bewegungen zugrunde liegt (Abbildung 26).

Wenn wir alle diese Beobachtungen zusammentragen, gewinnen wir ein Bild vom gesamten Rotationspotenzial unserer Wirbelsäule. Der Mensch kann sich zwischen Kopf und Becken um etwa 90° drehen. Und wenn wir die Hüftgelenke und den Bewegungsausschlag der Augen relativ zum Schädel mit einbeziehen, können wir problemlos direkt hinter uns schauen, ohne die Füße vom Boden zu nehmen.

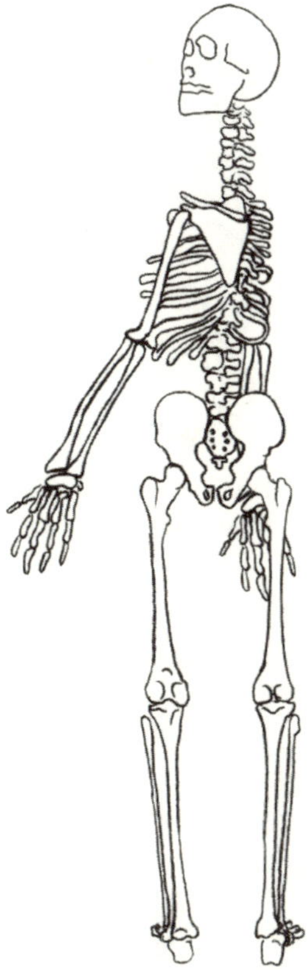

Mit einer frei beweglichen Wirbelsäule können wir leicht nach hinten schauen.

Wenn wir die Gesamtstruktur unseres Skeletts betrachten, erkennen wir einen bedeutsamen Zusammenhang. Alle diese Bewegungsmöglichkeiten erfolgen um eine Art Drehachse. Um diese Achse drehen sich alle Bewegungen für das Schauen, Hinhören, Riechen und das Gleichgewicht, einschließlich der Bewegungen von Wirbelsäule und Becken beim Gehen.

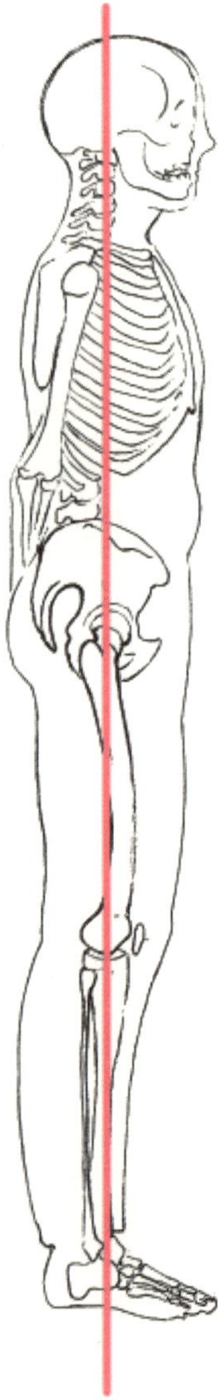

Die Drehachse des Körpers

Diese Drehachse ist nicht starr, sondern sehr beweglich. Sie passt sich allen unseren Bewegungen an. Sogar während wir gehen, wechselt der Verlauf der Drehachse. Je nachdem, welcher Fuß auf dem Boden das Gewicht trägt, verläuft die Achse mal durch die rechte Hüfte und das rechte Bein und mal durch die linke Hüfte und das linke Bein. Auch wenn wir nach links oder nach rechts schauen, verlagern wir unser Gewicht, und die Drehachse verändert sich vom linken zum rechten Bein (und umgekehrt). Sie können das selbst ausprobieren. Achten Sie darauf, ob Sie das Gewicht mehr auf das linke Bein verlagern, wenn Sie sich nach links drehen, oder ist es das rechte Bein? Gibt es Unterschiede zwischen dem Drehen nach links und dem nach rechts?

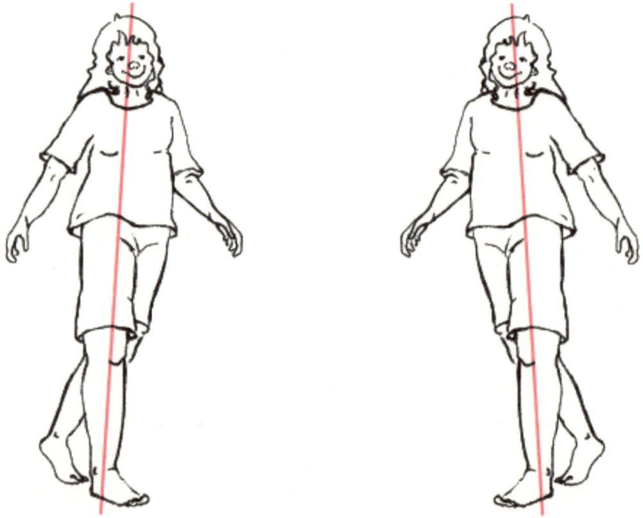

Während wir gehen, wechselt der Verlauf der Drehachse, je nachdem welcher Fuß auf dem Boden ist.

Wenn Sie das genau erforschen, werden Sie eine wichtige Erkenntnis darüber erlangen, wie Sie die Wirbelsäule in Ihrem täglichen Leben bewegen. Darüber hinaus wird unsere Haltung bestimmt durch die Art und Weise, wie wir die Bewegungen dieser Drehachse koordinieren. Wenn die Bewegungen um diese Drehachse mühelos erfolgen, ist unsere Haltung optimal. Die Flexibilität dieser Drehachse wird von unseren Bewegungsgewohnheiten bestimmt und beeinflusst damit die Qualität all dessen, was wir tun. Dies ist eine wichtige Erkenntnis, die es zu bedenken gilt, wenn wir unseren Rücken entlasten wollen.

Diese Fähigkeit, sich in jede Richtung drehen und umschauen zu können, war ein wichtiger Überlebensfaktor für unsere Urahnen. Denn sie mussten in der Lage sein, ihre gesamte Umwelt wahrzunehmen, sonst konnten sie überrascht und einem Leoparden zum Frühstück werden.

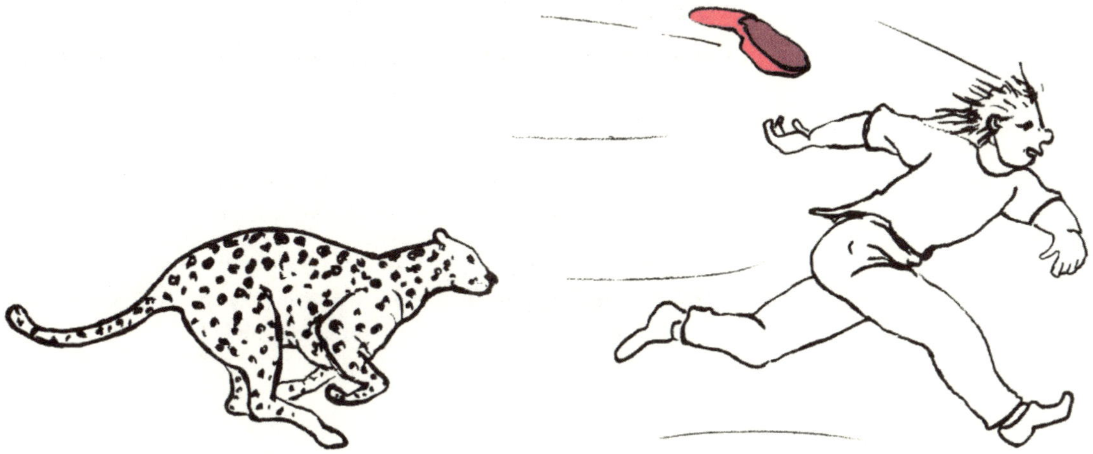

Tom hat nicht aufgepasst!

Nun können wir eins und eins zusammenzählen. Die Strukturen zwischen Kopf, Hüften und den Füßen bilden eine Bewegungsachse, um die sich alle Bewegungen unseres Lebens drehen (Abbildung Seite 94, links). Die kindliche Entwicklung zeigt, dass wir das Rollen, mit allen verschiedenen Bewegungskombinationen dieser Achse, schon früh erlernen und dass das Rollen ein Fundament für unsere weitere Entwicklung bildet. D. h. mit dem Rollen lernt das Kind, die Drehachse seines Körpers wahrzunehmen und fließend zu steuern.

Bevor das Kind rollen kann, hat es schon viel gelernt, aber seine Bewegungen sind gewissermaßen vorerst Teilstücke. Nun lernt es sein Bewegungsrepertoire auf einer Weise zusammenzufügen, die es ermöglicht, in alle Richtungen im Raum zu schauen und zu greifen. Hat es das Rollen erst einmal gelernt, koordiniert es die Bewegungen der Wirbelsäule für den Rest seines Lebens zu einem einheitlichen Bewegungsmuster, sinnvoll, wirksam und fließend. Hierin liegt das Geheimnis. Mit dem Rollen entdeckt das Kind ein ganzheitliches Körpergefühl und damit auch ein Gespür für den Raum um sich. Dies wird seine restliche Lebensgeschichte bestimmen. Das sehen wir, wen wir uns wieder der Entwicklungslandschaft zuwenden. Darin wird deutlich, dass alle zukünftigen Bewegungen der Wirbelsäule ab diesem Moment von dieser Quelle gespeist werden.

FAZIT

Wir können unsere Entwicklungslandschaft zurück verfolgen, um die Quelle unserer Bewegungskoordination zu finden.

Diese Quelle sind die Drehbewegungen, die wir als Kinder ausführen, während wir lernen auf dem Boden zu rollen.

Mit unserer Koordinationslupe können wir die Entstehung des Bewegungsmusters beim Rollen beobachten und begreifen, wie Kinder die komplexe Anatomie der Wirbelsäule zu steuern lernen.

Dabei entdecken wir, dass wir unseren Körper um eine Achse drehen. Wie wir die Bewegungen dieser Drehachse koordinieren, erlernen wir erstmals während dieser Rollbewegungen als Kind.

Wie wir Steifheit wählen

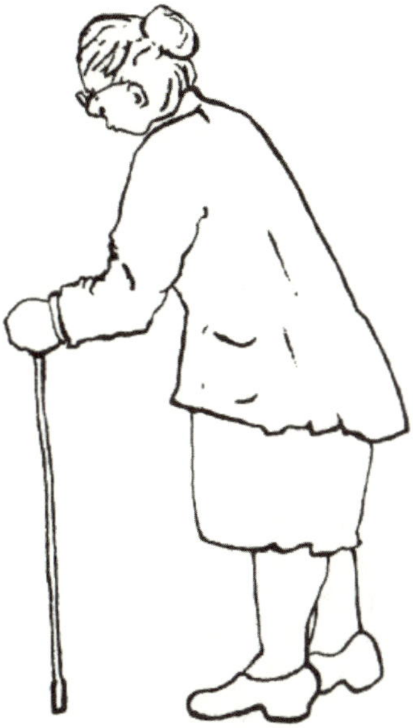

Nun kennen wir die Ursprungsentwicklung in unserem Bewegungsleben: die Steuerung unserer Wirbelsäule. Wir verstehen auch, wie sich unser Entwicklungsprozess vollzieht, wie er zur Vielfalt und wiederum zur Eingrenzung der Vielfalt zu Gunsten von Effizienz führt. Wir haben auch die komplexen Zusammenhänge der Bewegungen der Wirbelsäule erkannt. Wohin führen uns diese Erkenntnisse?

Zunächst können wir unser Wissen nutzen, um das Entstehen vieler unserer Rückenprobleme zu begreifen. Anhand der Erkenntnisse, die wir mit unseren Hilfsmitteln gewonnen haben, können wir nachvollziehen, wie sich Schwierigkeiten mit der Bewegungsachse entwickeln. Denn auf die gleiche Weise, wie wir uns für fließende Bewegungen entscheiden, können wir auch die Anstrengung wählen. Dann wird Anstrengung zur Gewohnheit.

Sie erinnern sich: Entwicklung ist ein Auswahlprozess. Wir erproben vielfältige Variationen unserer Bewegungen und fragen uns dabei: Geht das besser? Ist diese Bewegung fließender? Wenn ja, wird sie hinfort bevorzugt. Nur kann dieser Auswahlprozess auch zu Problemen führen. In Situationen von Schmerz, Stress oder Angst suchen wir nach Erleichterung. Wir probieren alle Möglichkeiten aus, die wir kennen, und wählen die Bewegungen aus, die uns Erleichterung bringen. Dabei wählen viele Menschen paradoxerweise verspannte oder steife Bewegungen – gewiss nicht bewusst, sondern in Unkenntnis anderer Alternativen. Sie entscheiden, die Hüften nicht mehr zu schwingen, wählen zwar weniger schmerzhafte, aber einengende Bewegungen aus, sie ziehen den Brustkorb ein, ziehen den Bauch zusammen, halten Kopf und Nacken steif. Sie führen die schmerzhaften Bewegungen nicht mehr aus und es stellt sich ein Gefühl größerer Sicherheit ein. Damit wird ihre Entwicklungslandschaft jedoch immer „ärmer", weist immer tiefere Täler auf. Und wie wir gesehen haben, kommen wir nur schwer aus einem tiefen „Gewohnheitstal" heraus, wenn wir erst einmal „hineingerollt" sind. Mit einer solchen Entscheidung jedoch haben sich viele Menschen faktisch dafür entschieden, Schwierigkeiten in ihr Leben einzubauen.

Die folgenden Geschichten sind Beispiele dafür, wie ein solcher Entwicklungsprozess dazu führen kann, die Beweglichkeit einzuschränken. Diese Menschen machen sich steifer, um Schmerzen zu vermeiden – vermindern aber dadurch wiederum ihre Flexibilität. Das führt unter Umständen sogar dazu, dass sie sich verletzen.

Frau Meier

Beginnen wir mit Frau Meier. Sie übt eine sitzende Tätigkeit aus: viel Schreibtischarbeit, Seminare und Konferenzen. Die ständige Belastung am Computerbildschirm führt zu einer permanenten Spannung im Nacken und in den Augen.

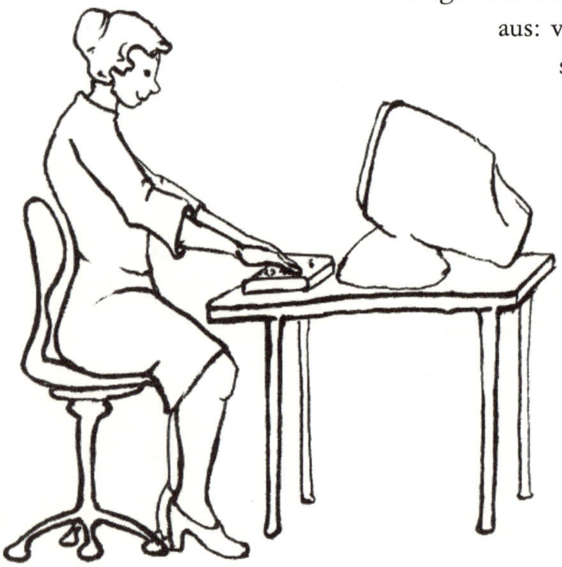

Frau Meier sitzt den ganzen Tag.

Ständig hält sie die Bewegungen des Kopfes, der Augen und des Nackens (die ja alle miteinander koordiniert sind) fest. Wenn Frau Meier den Kopf dreht, muss sie den Brustkorb mit bewegen, denn Frau Meier bewegt den Kopf, die Schultern und den Brustkorb wie einen Block, da ihre Drehfähigkeit durch die Muskelspannung eingeschränkt ist. Das führt zu weiteren Schwierigkeiten: Sie hat Kopfschmerzen durch die ununterbrochen arbeitenden Nacken- und Augenmuskeln. Die feinen Ausgleichsfunktionen des Kopfes auf den Halswirbeln werden dadurch gebremst, und damit wird das Gleichgewicht behindert, da sich, wie wir gesehen haben, die Gleichgewichtsorgane im Kopf befinden. Ihr Gehirn erkennt, dass etwas „nicht im Gleichgewicht“ ist. Es versucht, die Situation durch weitere Einschränkungen der Beweglichkeit der Wirbelsäule zu verbessern. Die Muskelketten entlang der Wirbelsäule werden angeregt, mehr zu arbeiten. Damit vollzieht sich ein Teufelskreis. Mit einem weniger flexiblen Rumpf wird auch der Brustkorb eingeengt. Somit wird das Atmen flacher und Frau Meier wird leichter müde. Und wenn sie den Kopf beim Schauen schnell drehen muss, fehlt ihr die notwendige Beweglichkeit. Ihre Muskulatur um Nacken und Schultern tut weh.

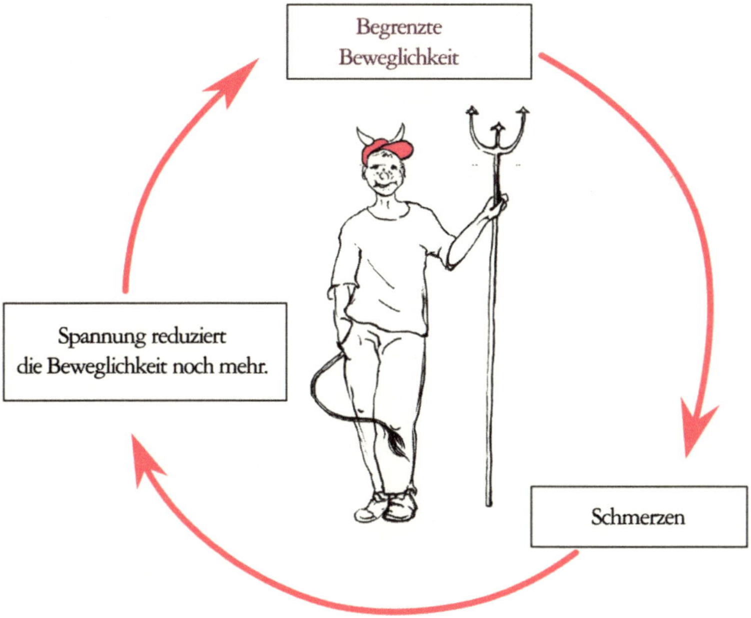

Der Teufelskreis des Schmerzes und der Steifheit

In diesen Teufelskreis geraten viele Menschen im Arbeitsprozess: Nackenschmerzen, Schulterschmerzen oder Kreuzschmerzen zwingen sie dazu, ihre Bewegungen noch mehr einzuschränken. Dann tut der Rücken richtig weh!

Frau Kern

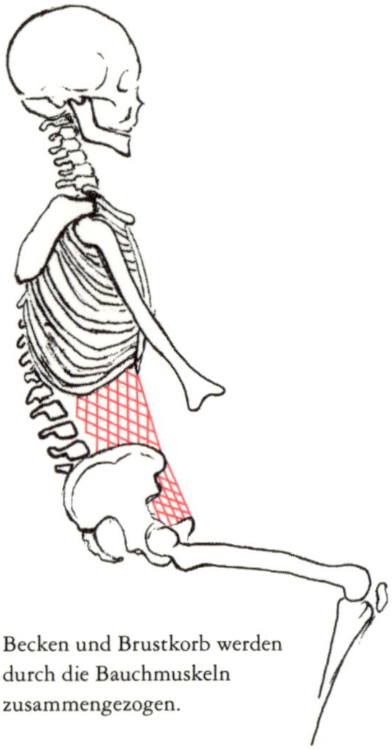

Becken und Brustkorb werden durch die Bauchmuskeln zusammengezogen.

Frau Kern zeigt eine Körperhaltung der Angst. Wir kennen alle das Bild von jemandem, der seinen Kopf einzieht und seinen Brustkorb zusammenzieht, um sich gegen eine echte oder vorgestellte Bedrohung zu schützen. Wenn diese Angstempfindung nicht nur kurzfristig ist, sondern uns in unserem Berufs- und Privatleben derart begleitet, dass wir ständig das Gefühl haben, einer Bedrohung ausgesetzt zu sein, wird diese zusammengezogene Haltung zur Gewohnheit. Die Bauchmuskeln ziehen – wegen ihres Ursprungs am Becken und Ansatzes an den Rippen – den Brustkorb zusammen und nach unten in Richtung Becken.

Wie wir gesehen haben, befinden sich die flexibelsten Drehmöglichkeiten der Wirbelsäule im Bereich des Brustkorbs. Das angstvolle Zusammenziehen des Brustkorbs führt jedoch dazu, dass der Brustkorb und die Brustwirbelsäule nicht mehr flexibel sind. Jetzt hat Frau Kern einen guten Grund, Angst zu haben, denn mit einem unflexiblen Rücken ist ihr Gleichgewicht unsicher geworden.

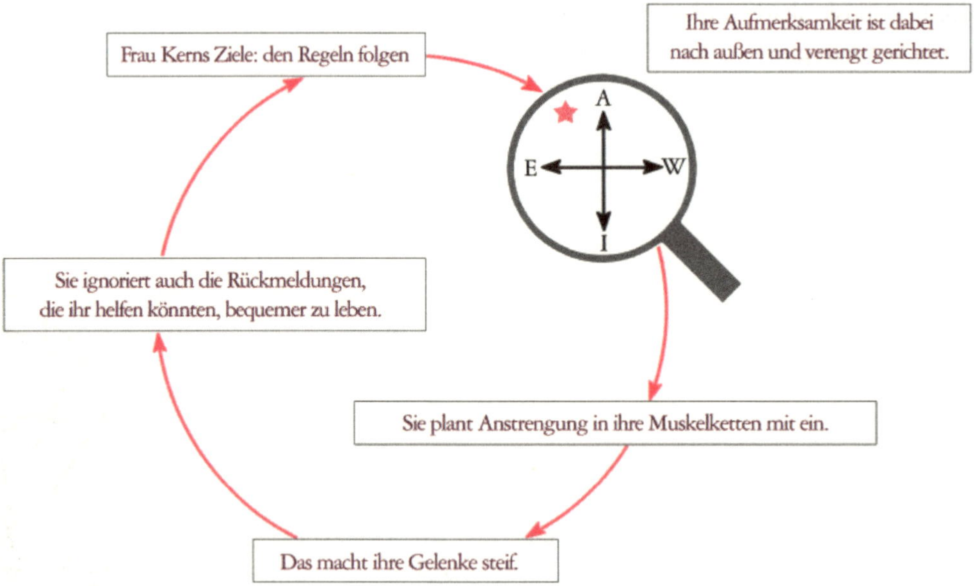

Mit unserer Lupe erkennen wir, wie Frau Kern durch ihre eingeschränkte Aufmerksamkeit in ihren Schwierigkeiten gefangen ist.

Aber das ist noch lange nicht alles. Frau Kern kann die Arme nicht weit nach oben nehmen – dazu braucht sie nämlich einen freien Brustkorb. Mit dem Zusammenziehen des Brustkorbs werden auch die Drehbewegungen der Wirbelsäule zwischen Hüften und Schultern anstrengend. Als Resultat wird das Gehen mühsam. Auch das Sitzen fällt schwer, denn die Aufrichtung ist beschwerlich, wenn sich die Bauchmuskeln so zusammenziehen. Die Bewegungslandschaft unserer Frau Kern zeigt, dass sie vieles von ihrem ursprünglichen Bewegungsreichtum eingebüßt hat, und unsere Koordinationslupe zeigt uns, wie das passiert ist.

Frau Kern hat sich mit gutem Gewissen und großem Einsatz entspannt, gedehnt, gekräftigt und hat anständig die Regeln befolgt. Doch obwohl sie sich mit bester Absicht anstrengt, ist der Erfolg nur mäßig. Denn sie strengt sich an, ohne zu verstehen, wie die Koordinationskaskade funktioniert. Und damit ist alle Anstrengung vergebens. Wenn wir nämlich mit der zweiten Vergrößerungsstärke unserer Lupe hinschauen, sehen wir, dass Ihre Aufmerksamkeit so sehr auf die Anstrengung fixiert ist, dass sie ihre Körperwahrnehmung ignoriert. Was sie also zuerst braucht, ist eine flexible Aufmerksamkeit. Damit kann sie dann die Koordinationskaskade umleiten zu einem Verlauf, der tatsächlich die natürlichen Fähigkeiten, die sie geerbt hat, zur Geltung bringt!

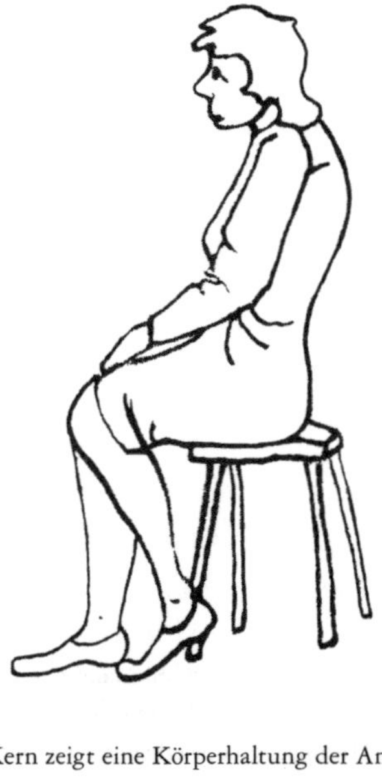

Frau Kern zeigt eine Körperhaltung der Angst.

Herr Thomas

Herr Thomas ist Fließbandarbeiter. Beim Heben zu schwerer Lasten hat er seinen Rücken verletzt. Er eignet sich eine Schutzhaltung an. Brustkorb und Becken werden mit den Bauchmuskeln zusammengezogen, mehr auf einer Seite, als auf der anderen. Mit dieser schiefen Schutzhaltung kann Herr Thomas leben: Es tut nichts mehr weh, aber er bezahlt dafür, dass er einen Teil seiner Beweglichkeit zwischen dem Becken und dem Brustkorb aufgegeben hat.

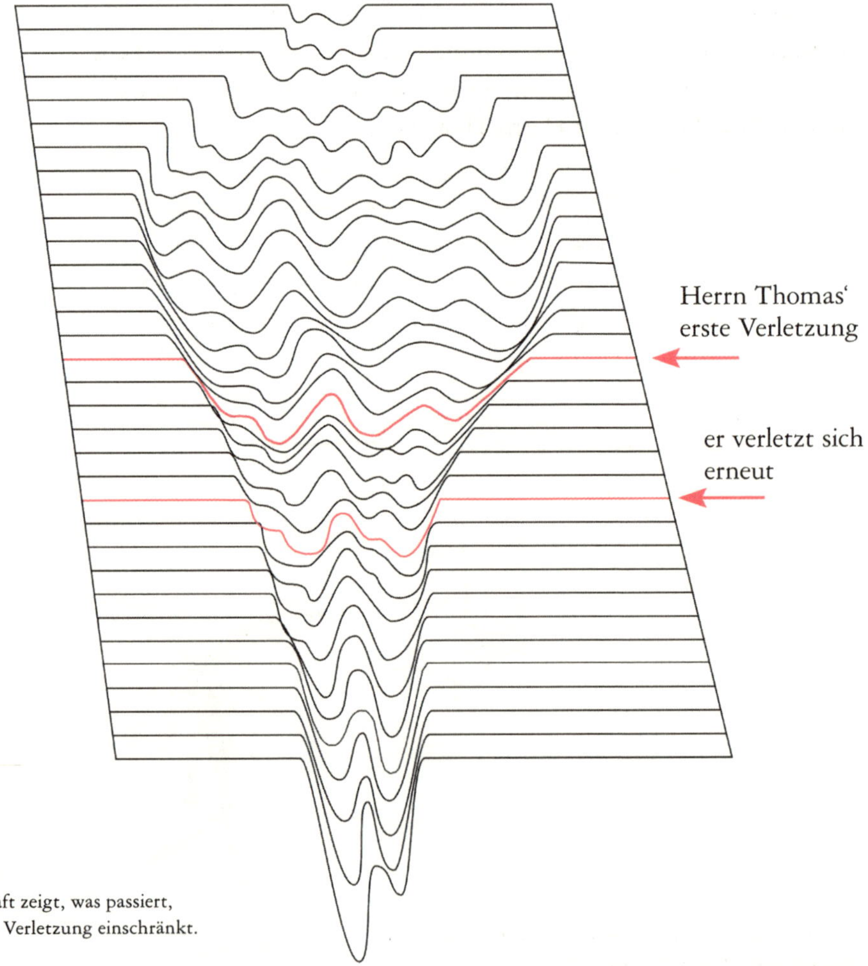

Herrn Thomas' Entwicklungslandschaft zeigt, was passiert, wenn er seine Bewegungen nach einer Verletzung einschränkt.

Das Aufrichten ist mühsam für ihn, denn die angespannten Bauchmuskeln lassen das nicht zu. Auch findet er es jetzt schwierig sich zu entspannen, denn mit der Anspannung der Bauchmuskeln hat er auch das Atmen eingeengt. Zwar bemerkt Herr Thomas dies nicht in jedem Augenblick – hält er aber beispielsweise den Atem an, dann kann von Entspannung keine Rede mehr sein. Herr Thomas findet es immer schwerer, seine Arbeit auszuüben. Er hat sich unbewusst dafür entschieden, viele seiner Möglichkeiten einzuengen. Seine Beweglichkeit aufzugeben fühlte sich sicherer an, und es war weniger schmerzhaft als zuvor.

Wenn Herr Thomas nur wüsste, was wir wissen! Die Spannung der Bauchmuskeln ist dauerhaft, weil der „Chefdirigent Gehirn" die Nerven im Rückenmark anleitet, weiterhin Impulse auszusenden. Unsere Lupe kann uns zeigen, wie diese Nerven auszuschalten sind. Was wäre das für eine Erleichterung für Herrn Thomas!

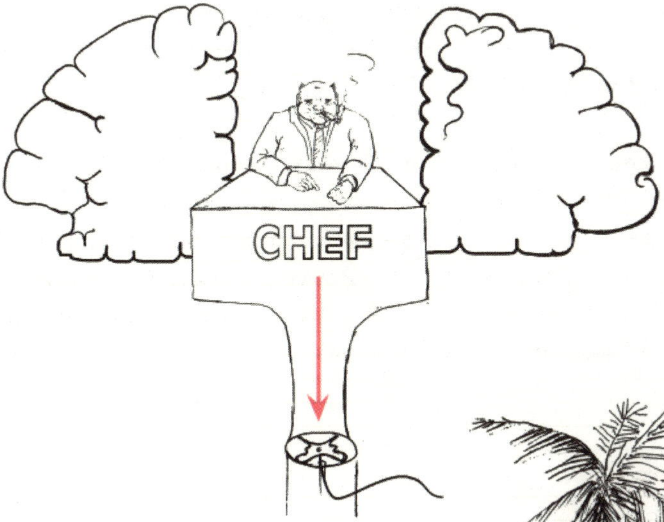

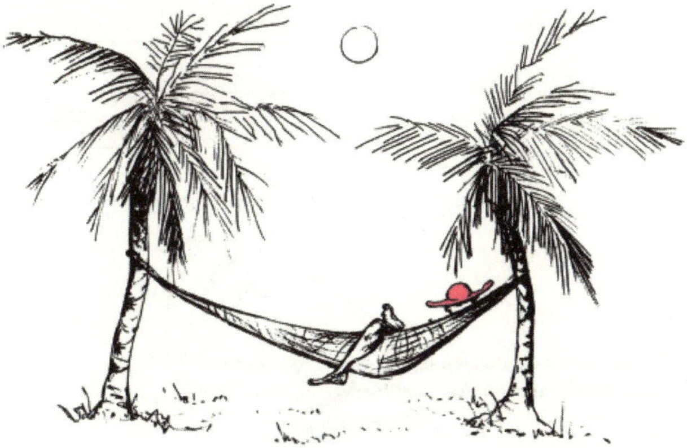

Der „Chefdirigent Gehirn" kann Herrn Thomas' Muskeln in einen wohlverdienten Urlaub schicken.

Herr Wolf

Herr Wolf ist Leichtathlet. Beim Laufen braucht er ein freies Becken, um die Kraft, die die große Beckenmuskulatur entwickelt und über die Bein- und Fußknochen zum Boden leitet, nutzen zu können. Aber er hat sich an eine Gesellschaftsregel gehalten: Männer dürfen nicht die Hüften schwingen (das ist schließlich „weibisch"). Doch wie kann er die Kraft des Beckens optimal einsetzen, wenn er sich an diese Regel hält? Deshalb strengt er sich noch mehr an, läuft aber dennoch langsamer als die Konkurrenten, die nicht auf solche Regeln achten und den natürlichen Hüftschwung zulassen. Die Prägungen, die Herr Wolf mit sich schleppt, mögen seine Identität als Mann stützen, aber physisch schaden sie ihm. Und zusätzlich kosten sie ihn auch Medaillen.

Mit unserer Lupe in der stärksten Vergrößerungseinstellung können wir sehen, wie er schon als Kind gelernt hat, die freie Beweglichkeit seines Beckens und der Wirbelsäule zu unterdrücken. Schade, dass er als Junge niemanden hatte, der ihm zeigte, wie er sein Becken natürlicher und damit effektiver bewegen kann und dass fließende Bewegungen des Beckens erstaunlich viel Kraft verleihen!

Wir können sehen, wie er gelernt hat, die Spannung der Hüft- und der Rückenmuskulatur zu erhöhen, und gleichzeitig die Muster zu verändern, entsprechend derer sie zusammenarbeiten. Damit jedoch hat er die zusammenhängenden Bewegungen der Rippen, der Brust- und Lendenwirbelsäule, des Beckens und der Beine eingeschränkt. Herr Wolf hat also Steifheit gelernt!

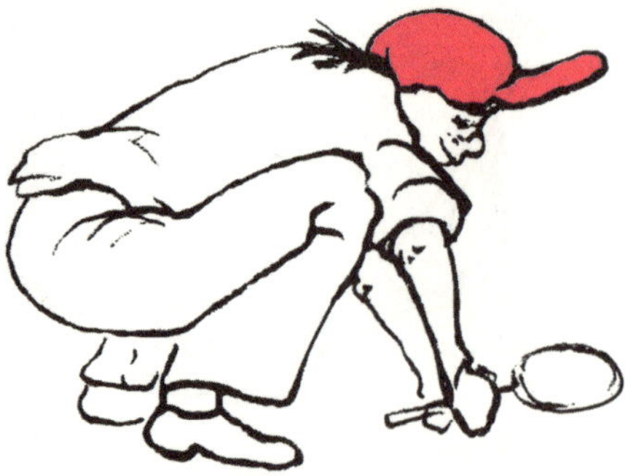

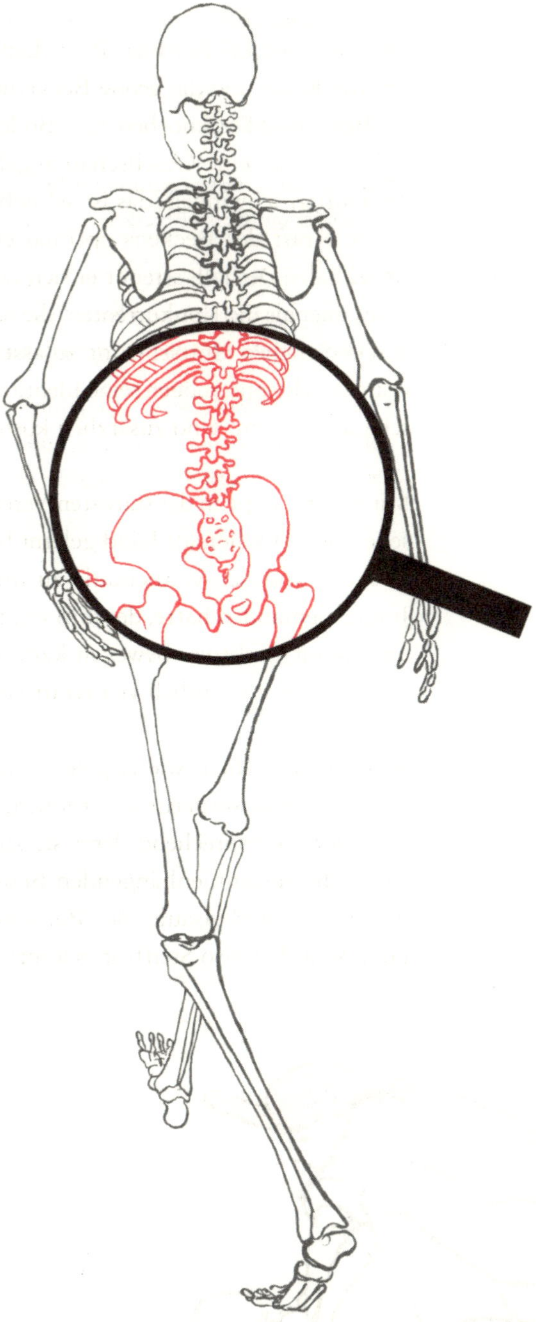

Hier braucht Herr Wolf eine neue Drehbeweglichkeit.

Mit dem vorangehenden Überblick über unsere Bewegungsentwicklung können wir begreifen:

- wie die meisten Rückenprobleme entstehen und weshalb wir oftmals Steifheit als Lösung wählen,
- wie Stress die Bewegungskoordination beeinträchtigt und einen Teufelskreis des Schmerzes erzeugen kann,
- wie unsere fehlgeleitete Aufmerksamkeit unsere Bewegungskoordination beeinflusst und uns in diesem Teufelskreis des Schmerzes gefangen halten kann und
- wie eine Verletzung zur Verengung unserer Entwicklungslandschaft und zu noch mehr Schmerzen führen kann, dass es für unsere Bewegungskoordination nachteilig ist, wenn wir blind den Regeln folgen.

Ist die Entwicklung der Bewegungskoordination steuerbar?

Mit unseren Hilfsmitteln gelangen wir zu einer wichtigen Erkenntnis. Die Entwicklungslandschaft zeigt, dass das Lernen in der Kindheit zu fließenden und erfolgreichen Bewegungen der Wirbelsäule führt. Nach der Kindheit geht der Prozess der Auswahl weiter. Später, als Erwachsene, stellen wir oft fest, dass wir nicht mehr so beweglich sind und sagen: Ich bin steif. Ich werde alt. Wir haben uns jedoch Schritt für Schritt dafür entschieden. Wie die Beispiele zeigen, verändern sich die Tiefe und Anzahl der Täler, wenn wir uns für Anstrengung entscheiden. Eines ist klar: der Auswahlprozess kann in zwei Richtungen führen, entweder in Richtung Vielfalt und Flexibilität oder in Richtung Steifheit und Bewegungsarmut. Das führt uns zu der Frage, ob wir steuern können, in welche Richtung sich unsere Bewegungskoordination entwickelt.

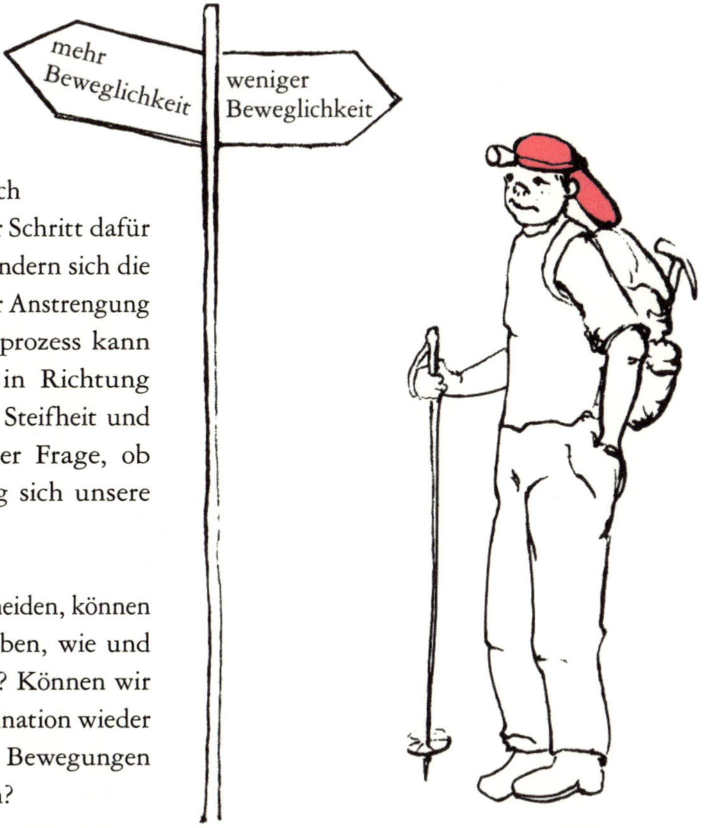

Wenn wir uns unbewusst für Steifheit entscheiden, können wir dann bewussten Einfluss darauf ausüben, wie und wann sich dieser Auswahlprozess vollzieht? Können wir die Entwicklung unserer Bewegungskoordination wieder umkehren und mehr Flexibilität in unsere Bewegungen und mehr Qualität in unser Leben bringen?

Und wenn sich diese Fragen bejahen lassen, fragen wir natürlich weiter: Ist dieser Entwicklungsprozess nicht nur zu steuern, sondern auch zu beschleunigen? Lässt er sich vielleicht mit einer Art Zeitraffer verkürzen? – Sie vermuten richtig, es ist tatsächlich möglich. Und wie so oft, wenn es um entscheidende Fragen geht, ist der Weg ganz einfach.

Wir haben gesehen, dass ein Ball leicht in ein tiefes und steiles Tal hineinrollt, aber nur schwer wieder herauskommt. Die unbewusste Gewohnheit ist zur Falle geworden.

Tom klettert nur schwer aus dem tiefen Tal einer festgefahrenen Gewohnheit heraus.

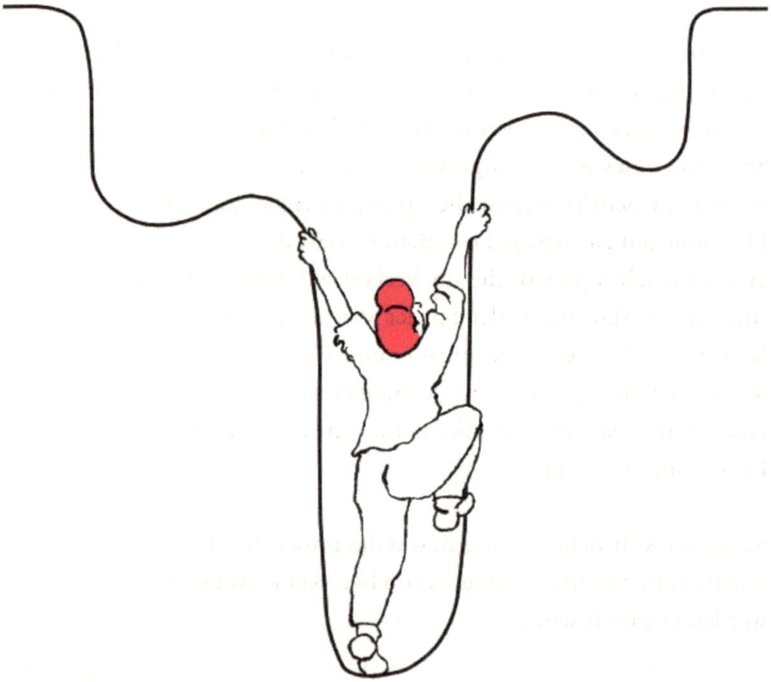

Bei mehreren flachen Tälern hingegen rollt der Ball leicht von einem Tal zum anderen. Auf unsere Bewegungen übertragen heißt das, dass wir mit relativer Leichtigkeit von einem dieser flexiblen Bewegungsmuster zum anderen wechseln können. Um also aus einer festgefahrenen Gewohnheit herauszukommen, müssen wir einen Weg finden, um die Täler flacher und breiter, die Gewohnheiten flexibler zu machen. Und was brauchen wir dazu? Ganz einfach. Wie wir am Beispiel von Toms Auto gesehen haben, brauchen wir mehr Information über Körperwahrnehmung und Bewegung.

Damit können wir bewirken, dass sich die ursprüngliche Entwicklung innerhalb kürzester Zeit noch einmal in Gang setzt. Wir können sie auch derart beschleunigen, dass wir in einigen Fällen bereits nach einigen Tagen oder Wochen Lösungen gefunden haben und wieder über eine neue Bewegungsvielfalt mit fließenden Bewegungen verfügen. – Gegenüber den 10 oder 20 mit Schmerzen verbrachten Jahren ist das nur ein Augenblick. Wie können wir das erreichen?

Der Entscheidungsbaum: von der Möglichkeit zur Entscheidung

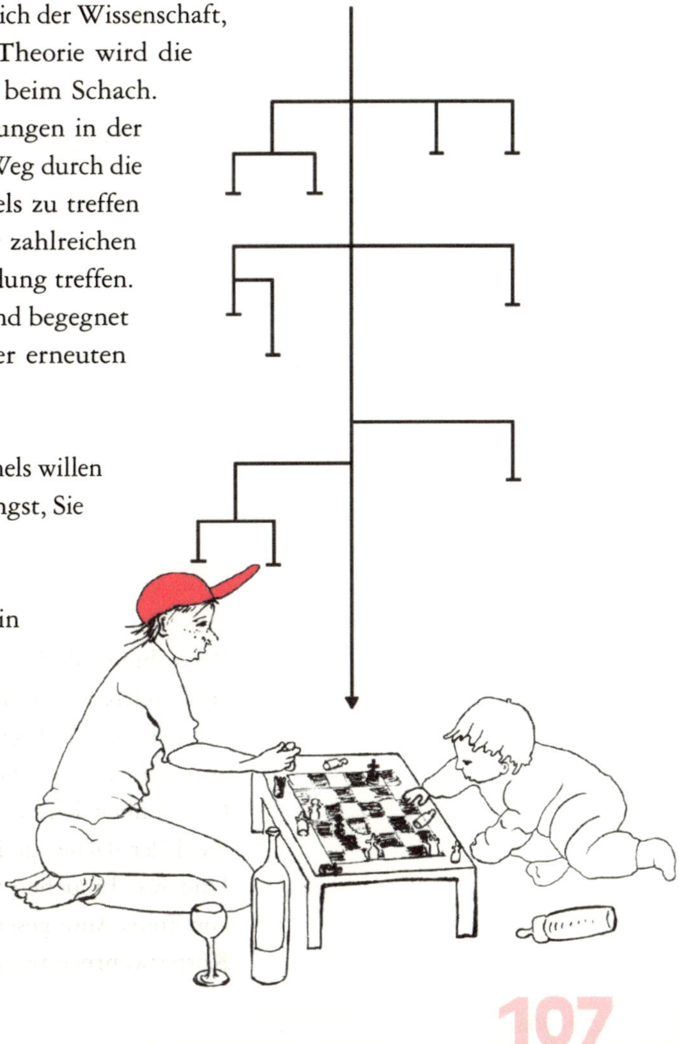

Das Kind ist ein begabter Entscheidungsstratege.

Ein drittes Hilfsmittel steht uns mit dem „Entscheidungsbaum" zur Verfügung. Dieses Modell stammt aus einem Bereich der Wissenschaft, der sich Spieltheorie nennt. Mit Hilfe dieser Theorie wird die Strategie eines Spiels aufgezeigt, zum Beispiel beim Schach. Schritt für Schritt treffen die Spieler Entscheidungen in der Hoffnung auf einen Sieg. Der „Baum" weist den Weg durch die vielen Entscheidungen, die im Verlauf jedes Spiels zu treffen sind. Jedes Mal, wenn der Spieler vor einer der zahlreichen Wahlmöglichkeiten steht, muss er eine Entscheidung treffen. Mit jeder Entscheidung geht der Spieler weiter und begegnet einer neuen Wahlmöglichkeit, die ihn zu einer erneuten Entscheidung zwingt.

Sie mögen sich vielleicht fragen, was das um Himmels willen mit Bewegungsentwicklung zu tun hat. Keine Angst, Sie werden es gleich sehen.

Sie erinnern sich an den Entwicklungsprozess, in dem das Kind Bewegungsmuster erlernt. Das Kind kommt mit einem inneren Bewegungstrieb zur Welt und stellt im Laufe der Zeit immer wieder neue Bewegungsmuster zusammen. Dabei wählt es stets die Besseren der Innovationen aus. Das Kind trifft also die Entscheidungen darüber, wie es sich bewegt. Somit ist das Kind ein begabter Entscheidungsstratege!

Ein solcher Entscheidungsbaum kann als eine detaillierte Karte für jeden Schritt in der Entwicklungslandschaft auf dem Weg von einem Tal zum anderen dienen. Er zeigt den Weg des Lernens. Weil das Kind seine Bewegungsentwicklung durch Spielen erforscht, ist dieses Modell aus der Spieltheorie besonders treffend. Mit jeder Entscheidung ändert es seinen Weg durch ein „Spielfeld“ von Alternativen, bis es bei einem neuen Bewegungsmuster und einer neuen Lebenslage angelangt ist. Die nachfolgende Abbildung zeigt beispielhaft, wie die Entscheidungen, die das Kind während der Bewegungsentwicklung trifft, auf einen Entscheidungsbaum übertragen werden.

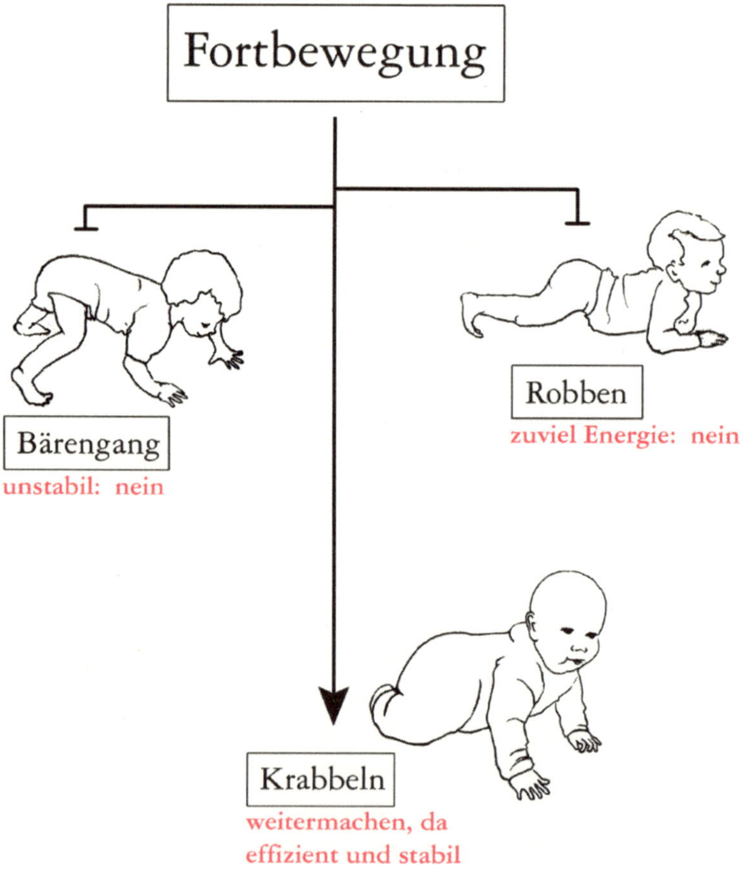

Das Kind entscheidet sich für Effizienz und Stabilität.

Sie erinnern sich an Toms Auto. Wie wir gesehen haben, setzt eine bessere Steuerung der Kräfte mehr Information voraus. In der Wissenschaft ist der Informationsgehalt eines Steuerungssystems definiert als die Zahl der Entscheidungen, die getroffen wurden, um es in den Zustand zu versetzen, in dem es sich befindet. Je mehr Entscheidungen wir getroffen haben, desto mehr Information haben wir gewonnen. Die Informationen des Steuersystems der Bewegung erhält das Kind, wenn es Alternativen erfindet und Entscheidungen darüber trifft, was nutzbar und einfacher ist. Und das tut das Kind ununterbrochen. Es probiert und entscheidet, in jedem wachen Moment. Es experimentiert mit seinen Bewegungsmöglichkeiten mit erstaunlicher Neugierde und unermüdlichem Eifer. Das Ergebnis ist eine beeindruckende Entwicklung in kurzer Zeit.

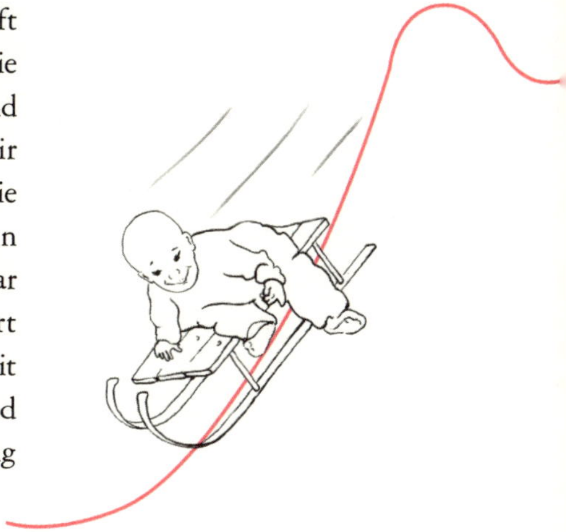

Mit der Entscheidungsbegabung des Kindes geht die Entwicklung schnell voran.

Damit haben wir den Entwicklungszeitraffer, den wir gesucht haben. Wir müssen nur versuchen, so viele Entscheidungen wie möglich in kürzestmöglicher Zeit zu treffen, dann geht die Entwicklung schnell voran. Entscheidungen wozu, mögen Sie fragen. Die Kinder machen es uns vor. Wenn sie alle möglichen Bewegungsvariationen ausprobieren, dann sind ihre Entscheidungskriterien die Wahrnehmung von mehr Wirkung und mehr Leichtigkeit. Mit unserem Verständnis der Entwicklung haben wir also das Instrumentarium zur Verfügung, um die Richtung der Koordinationsentwicklung zu steuern und auch zu beschleunigen.

Aber es geht noch einfacher! Neue Alternativen auf Leichtigkeit und Erfolg zu prüfen, bedeutet schon einen großen Schritt nach vorn. Wenn wir jedoch auch das Gehirn aufnahmefähiger für diesen Zufluss an neuen Informationen machen, dann können wir die Wirkungen der Information sogar noch potenzieren.

Wir brauchen nur noch zu wissen, wie wir unser Gehirn, den Koordinator unserer Bewegungen, für die Informationen aufnahmefähiger machen können. Wir wissen, dass das Gehirn alle Prozesse der Bewegungskoordination steuert. Dafür benötigt es Rückmeldungen vom Körper, um zu wissen, welche Körperteile sich bewegen und wie.

Demnach müssen wir das Gehirn so empfindsam wie möglich für diese Rückmeldungen machen. Damit ermöglichen wir ihm, aus den angebotenen Bewegungsvariationen diejenigen auszuwählen, die am besten funktionieren.

Das hört sich doch ganz logisch an, oder?

Für Menschen, die seit Jahren an Rückenschmerzen leiden, hört es sich zu einfach an, um es glauben zu können. Aber es funktioniert. Und es gibt keinen natürlicheren Weg, weil wir genau den natürlichen Prozess, der in der Evolution getestet und während der Kindheit geübt wurde, wieder aufgreifen. Damit haben wir eine verblüffend wirksame Methode für die Verbesserung der Bewegungskoordination.

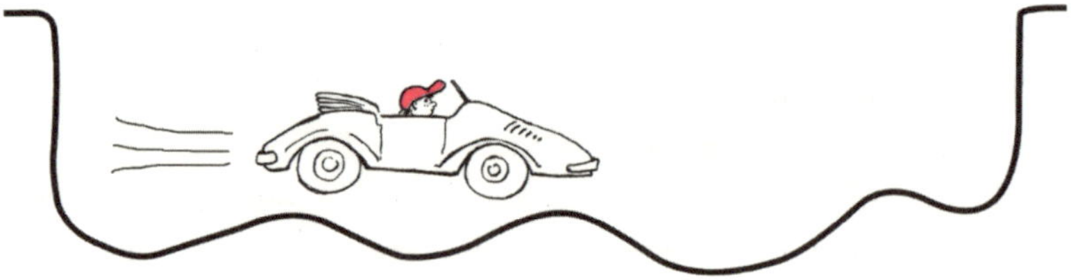

Mit einem empfindsamen Gehirn lernen wir schnell, unsere Bewegungen neu zu koordinieren.

FAZIT

Wir können beeinflussen, in welche Richtung sich unsere Bewegungskoordination entwickelt: entweder in Richtung mehr Beweglichkeit oder zur Einschränkung unserer Beweglichkeit. Somit können wir auch selbst Einfluss auf unsere Rückenschmerzen nehmen.

Hierfür ist es nötig, dass wir alle unsere Bewegungsmöglichkeiten ausprobieren und unser Gehirn für den Bewegungsfluss empfindsamer machen.

Die Feldenkrais-Methode

ein Instrumentarium mit verblüffender Wirkung

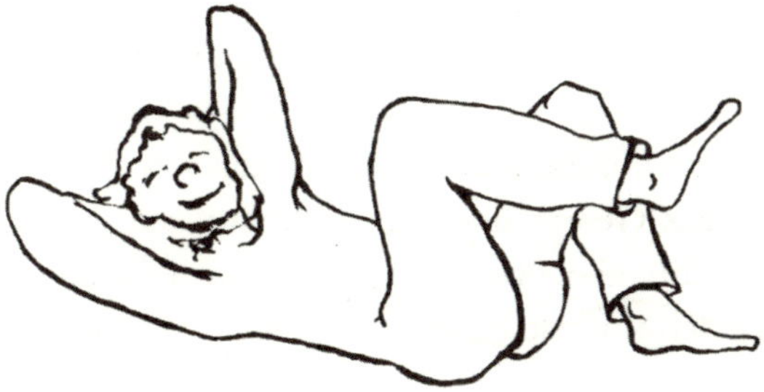

Die Feldenkrais-Methode bildet ein System von mehr als 600 ungewöhnlichen Bewegungslektionen, die sämtliche Bewegungen im menschlichen Dasein verbessern. Sie ermöglichen es Ihnen, die Bewegungen der Wirbelsäule so ausgewogen zu koordinieren, dass Sie überrascht sind, wenn Sie die Erleichterung spüren.

Ihre Vorgehensweise mag manch einem auf den ersten Blick merkwürdig erscheinen, und zwar aus einem einfachen Grund: Es handelt sich um reine Koordinationsübungen. Wie im zweiten Kapitel dargelegt wurde, unterscheiden wir klar zwischen Anstrengungsübungen einerseits, die unsere Kraft und Kondition verbessern, und andererseits den Übungen, die unsere Koordination verbessern, da sie auf Körperwahrnehmungen aufgebaut sind. Die Feldenkrais-Lektionen zielen ausschließlich auf die Verbesserung der Informationsverarbeitung durch das Gehirn und damit auf die Verbesserung der Bewegungskoordination.

Auf den vier Ebenen der Koordinationskaskade Schritt für Schritt zum Ziel

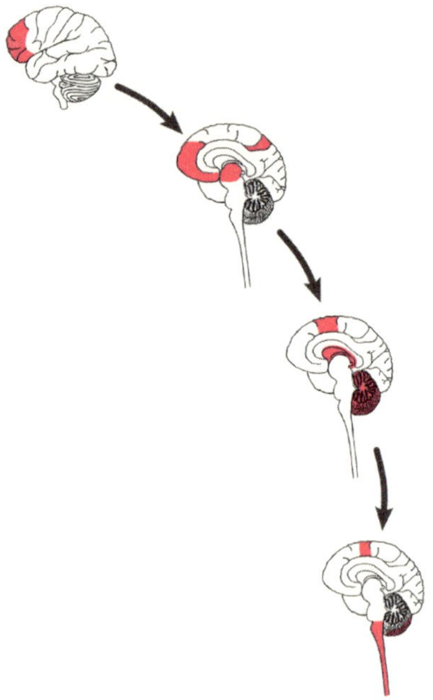

Um zu verstehen, wie die Bewegungslektionen der Feldenkrais-Methode optimale Bedingungen für die Verbesserung der Koordination herstellen, betrachten wir nochmals die Koordinationskaskade. Wir sehen, dass in ihr einige Schritte vorgegeben sind:

- Zuerst bestimmt unser Gehirn unsere Ziele, also ob wir aufstehen, uns hinsetzen, etwas Schweres aufheben oder z. B. ein Buch von einem Regal herunternehmen wollen.
- Aufgrund dieser Zielvorgaben aktiviert das Gehirn die Aufmerksamkeit. Dadurch werden alle für die motorische Planung und die Wahrnehmung der Bewegung notwendigen Nervenzentren vorbereitet.
- Danach werden die Bewegungsmuster geplant. Bei diesem Schritt entscheidet das Gehirn über den Bewegungsfluss und die Kraftentfaltung während der Bewegung. Auch wird die Muskellänge und die Abfolge der Muskeltätigkeit bestimmt.
- Schließlich, während die Bewegung abläuft, wird das Gehirn genauestens darüber informiert, was sich alles im Körper vollzieht. Falls für die Erreichung der Ziele erforderlich, korrigiert es die Bewegung und richtet sie zielgerecht aus.

Im Folgenden sehen Sie, wie Sie – Schritt für Schritt – auf jeder Ebene der Koordinationskaskade die Empfindsamkeit Ihres Gehirns für die entsprechenden Entwicklungsinformationen erhöhen können.

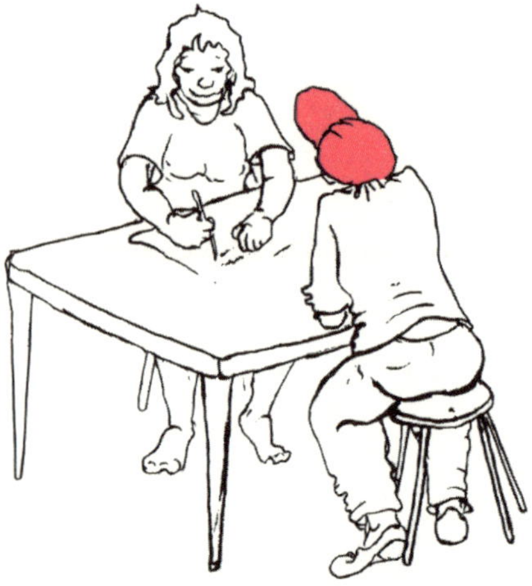

Zunächst wird vereinbart, wie vorzugehen ist.

Die richtigen Ziele setzen

Zunächst geht es darum, das jeweilige Ziel der Übungssituation zu klären. Dabei schließen der Anleitende und der Lernende eine Art „pädagogischen Vertrag“. Beide vereinbaren miteinander, die für das Lernen optimalen Bedingungen einzuhalten. Sie sind:

- Erforschend und spielerisch vorgehen: Wir wissen, dass für die Entwicklung ungewöhnliche Bewegungsvariationen erforderlich sind. Auch wissen wir, dass die Entwicklung spontan verläuft; sie geht Wege, die wir nicht erwarten. Also entscheiden wir uns neugierig, uns auf etwas Unvorhersehbares einzulassen.

- Alternativen suchen und mit Bewegungsmustern und deren Variationen experimentieren: Nicht ein Gelenk oder einen Muskel bewegen, dehnen oder kräftigen, sondern das gesamte Muster und alle Variationen erforschen.

- Auf die Einmaligkeit des Moments eingehen: Unsere Entwicklungslandschaft ist ganz individuell, sie ist für jeden Menschen ganz und gar einmalig. Daher müssen wir bereit sein, die eigene Individualität und die persönlichen Wahrnehmungen zu respektieren und darauf einzugehen.

- Auf den Bewegungsfluss achten: Wir brauchen Maßstäbe, um unter verschiedenen Möglichkeiten auswählen zu können, welche die jeweils bessere ist. Diese Maßstäbe kennen wir bereits, wir haben sie schließlich schon in früher Kindheit angelegt. Die Bewegungen, die leicht, fließend und angenehm sind, sind auch die besten. Mehr brauchen wir nicht.

Wenn wir auf diese Weise unsere Ziele festlegen, passiert etwas Merkwürdiges. Wir selbst haben uns die Erlaubnis gegeben, auf unsere Einzigartigkeit zu achten. Das weckt unser Interesse. Wir werden offener im Hinblick auf die Vielfalt, die wir in uns selbst entdecken.

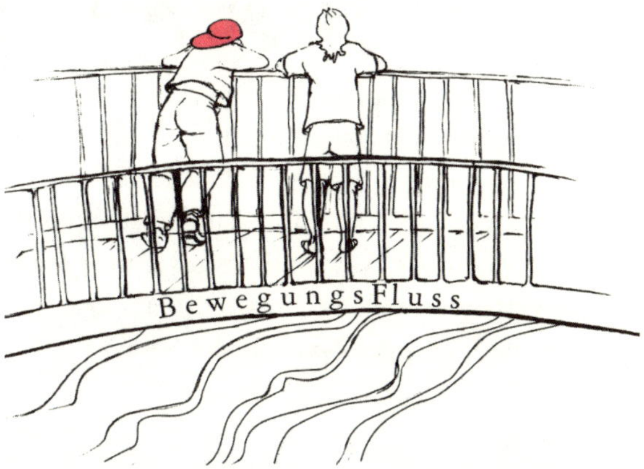

Tom und Anna achten auf den Bewegungsfluss.

Die Aufnahmefähigkeit des Gehirns verbessern

Im zweiten Lernschritt entscheiden Sie, mit Ihrer Aufmerksamkeit offen und flexibel zu bleiben. Mit dieser Entscheidung halten Sie den Weg der Rückmeldungsschleifen zwischen Körper und Gehirn offen. Die Verarbeitung der über die Körperwahrnehmung gewonnenen Information ist damit optimal.

Das Gehirn hat eine wundersame Fähigkeit. Es kann seine eigene Aufnahmefähigkeit, seine eigene Empfindsamkeit für wichtige Informationen selbst steuern. Zum Beispiel wissen wir alle, dass wir eine Freundin in einer großen Menschenmenge suchen müssen, wenn wir sie am Bahnhof abholen. Und obwohl wir über mehrere hundert Menschen schauen, erkennen wir sie sofort. Wie machen wir das? Wir haben entschieden, dass es uns wichtig ist, sie zu sehen. Damit haben wir unbewusst unser Gehirn programmiert, sie höchst empfindsam an Merkmalen wie Gesichtsschnitt, Haarfarbe und Bewegungen zu erkennen, sie quasi aus der Menge „herauszuholen“. Wir schauen nur ein bisschen herum, und schon sagt das Gehirn „Da ist sie!“

Je aufmerksamer wir sind, umso besser nehmen wir wahr.

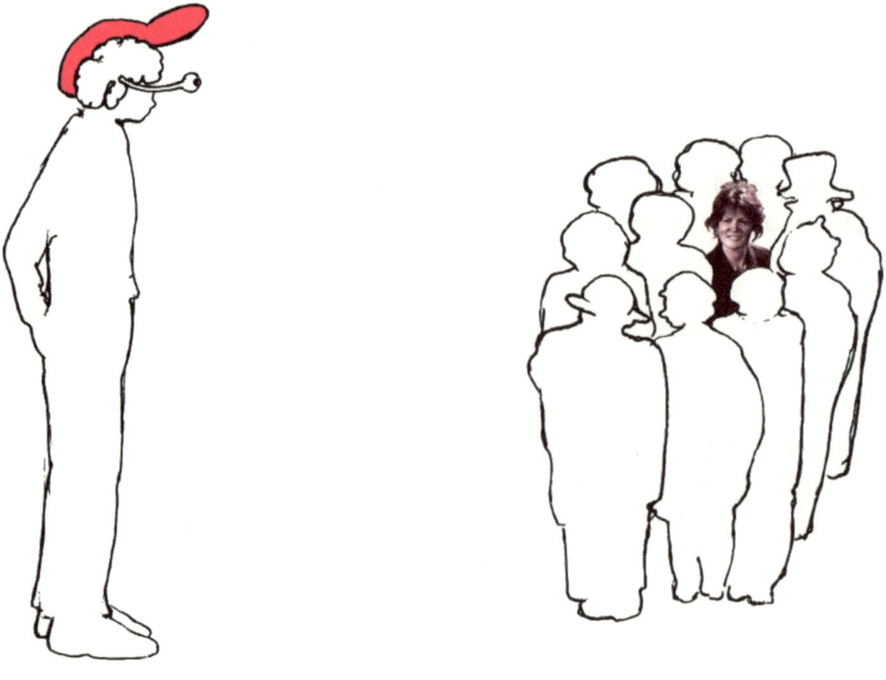

Das Gleiche gilt, wenn wir ganz unvermutet an einem Ort eine bekannte Stimme hören. Ganz spontan sagen wir: „Moment mal, die Stimme kenne ich doch." Das Gehirn ist darauf programmiert, bekannte Muster aus einem Hintergrund von fremden und unbekannten Informationen blitzschnell herauszufiltern. Das geschieht durch unsere Aufmerksamkeit. Diese ist im Hintergrund immer aktiv und ist sowohl auf unsere Umwelt als auch auf unsere Körperwahrnehmung gerichtet. Erst, wenn etwas Wichtiges geschieht, werden wir uns der Informationen über unsere Umgebung oder unseren Körper bewusst. Die Aufmerksamkeit ist also eine wichtige Ressource, denn sie regelt sehr empfindsam unsere Wahrnehmung.

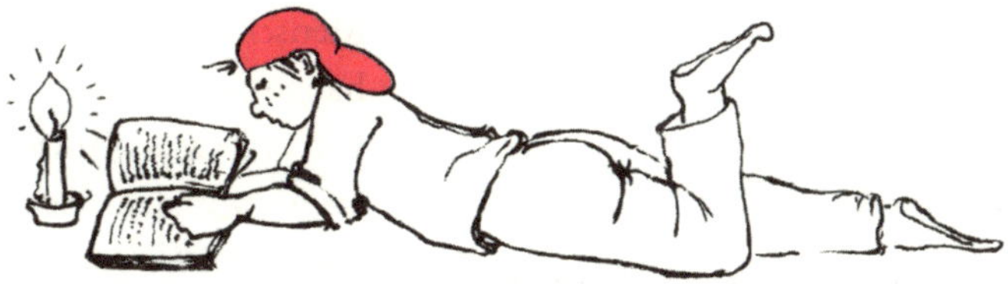

Ein drittes Beispiel kommt aus der Neurophysiologie, das „Weber-Fechner-Gesetz". Wenn Sie am hellen Tag eine Kerze anzünden, werden Sie deren Licht nicht wahrnehmen, ohne sie direkt anzuschauen. Aber bei Nacht sind die Augen so empfindsam, dass Sie im dunklen Raum sofort wahrnehmen, ob die Kerze brennt – auch wenn sie hinter Ihrem Rücken brennt. Das Gehirn regelt nämlich seine eigene Empfindsamkeit für Sinnesreize. Je niedriger die Reizstärke, desto empfindsamer ist das Gehirn. Am Tag ist die Sonne so stark, dass das Gehirn die Empfindsamkeit der Augen für Licht heruntersetzt. Das Licht der Kerze wird dann vom Gehirn nicht wahrgenommen. Nachts aber fehlt das Sonnenlicht, und das Gehirn verändert seine Empfindsamkeit für die verschiedenen Lichtstärken sehr stark. Dann können Sie auch im Kerzenschein lesen.

Weil das Gehirn seine Wahrnehmungsempfindsamkeit automatisch regelt, können wir unsererseits dieses Phänomen nutzen, um das Gehirn höchst empfindsam für wichtige Informationen zu machen. Was sich dabei abspielt, ist ein neurologischer Prozess, der unser Nervensystem auf Bewegung und Wahrnehmung vorbereitet. Tief im Gehirn verborgen liegt ein Integrationszentrum, das unser Gehirn aktiviert und die Aufmerksamkeit steuert. Ein Großteil der sensorischen Informationen, die sich zwischen Körper und Großhirnrinde (dem evolutionär neuesten Teil des Gehirns) bewegen, laufen durch dieses Zentrum.

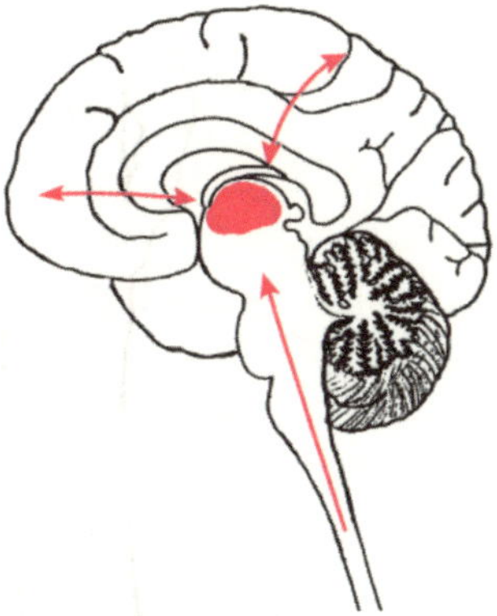

Der Thalamus ist ein wichtiges Integrationszentrum des Gehirns.

Dort werden sie je nach Bedarf zur Großhirnrinde geleitet, die wiederum in der Lage ist, neue Bewegungsmuster zusammenzustellen. Dieses Zentrum funktioniert gewissermaßen wie ein Tor zur Wahrnehmung; wenn es sich öffnet, haben wir Zugang zu einer neuen Welt der Körperwahrnehmung.

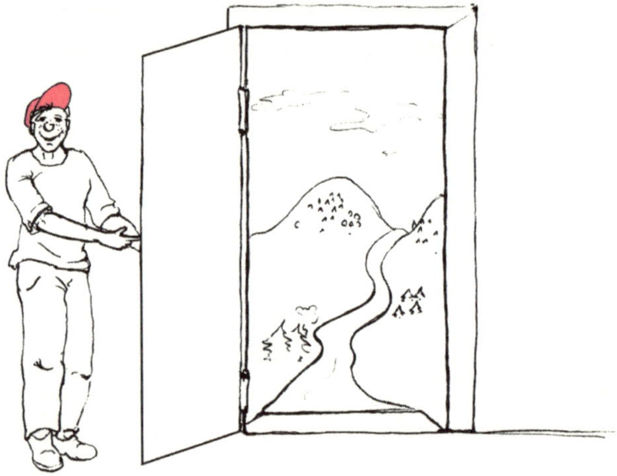

Das „Tor zur Körperwahrnehmung" öffnet sich.

Sie können die Richtung Ihrer Aufmerksamkeit bestimmen.

Sie erinnern sich, wie das Kind lernt, zwischen den beiden Dimensionen der Aufmerksamkeit zu unterscheiden: zwischen der Aufmerksamkeit nach innen und nach außen sowie der Aufmerksamkeit in einem engen oder einem weiten Fokus. Auch Sie haben als Kind diese Unterscheidung gemeistert, und Sie nutzen sie seither jeden Tag. Sie können lernen, sie bewusst einzusetzen, um neue Möglichkeiten des Kräfteeinsatzes oder der ästhetischen Bewegung zu finden.

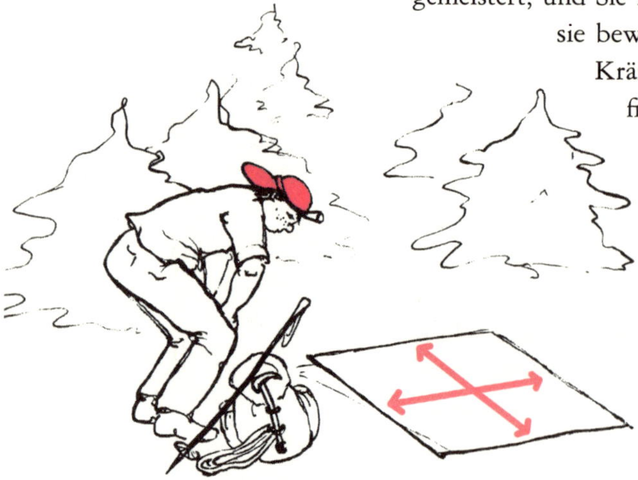

Für die Wahrnehmung von Bewegungen ist das ganz einfach. Sie brauchen sich nur den Bewegungen achtsam und neugierig zuzuwenden und sie sehr sanft und langsam zu machen. Dann sind Sie bereit und fähig, Körperwahrnehmung wie ein sensibles Instrument einzusetzen. Das ist von großem Nutzen für die Gesundheit Ihres Rückens.

Im „Planungsbüro“ naturgemäße Bewegungsmuster planen

Für den dritten Schritt beziehen wir die Planungsphase der Koordinationskaskade ein. Hier geht es um die Planung von Bewegungsmustern. Beschränken wir uns hier der Übersicht halber auf die wichtigen Bewegungsmuster unseres Lebens, die auch im Gehirn eine Vorrangstellung einnehmen. Dementsprechend ist unser Gehirn auch stets höchst sensibel und aufnahmebereit für neue Informationen.

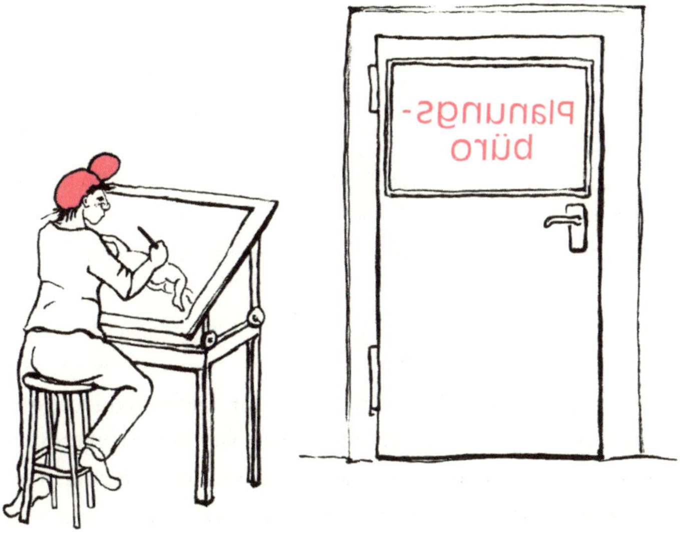

Nun ist das „Planungsbüro“ des Gehirns gefragt.

Um welche Bewegungsmuster handelt es sich nun? Hier liefert unsere Betrachtung über die Drehachse des Körpers eine praktische Hilfe. Wir haben gesehen, dass die Bewegungen um diese Drehachse den anatomischen Mittelpunkt unseres Lebens bilden.

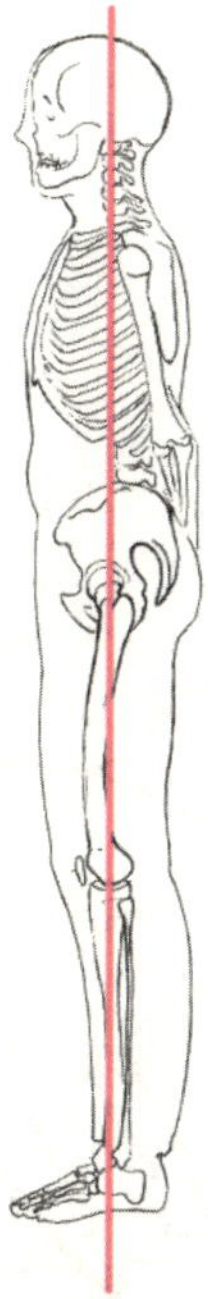

Schauen wir uns zum besseren Verständnis unseren Freund Finn nochmals an. Sie sehen eine Linie, die von seinem Schädel bis zum Fußgewölbe verläuft. Das ist die Linie der Kraftleitung durch das menschliche Skelett. Ebenso ist sie auch die Drehachse des Körpers.

Er balanciert den Kopf auf der Wirbelsäule, die Wirbelsäule über dem Becken und das Becken über den Hüftgelenken. Wenn er die Drehachse aufrichtet, vollzieht er eine flinke Gleichgewichtsleistung, so dass sich die Achse dann in jede Richtung frei drehen kann. Dann kann er bequem und einfach sitzen, stehen und arbeiten.

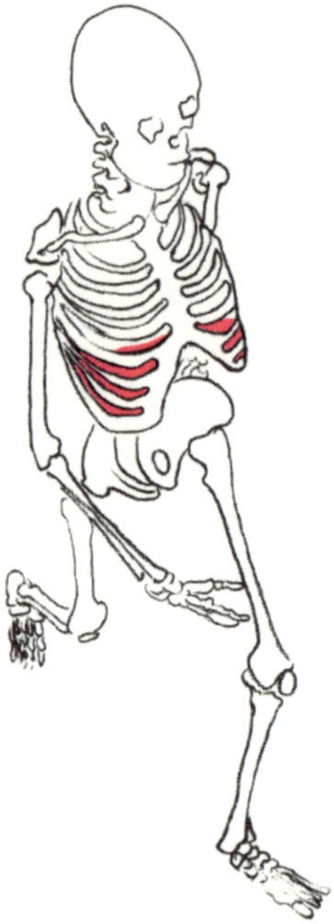

Abb. 27: Der Brustkorb dreht sich beim Gehen, während sich die Rippen beim Atmen heben und senken.

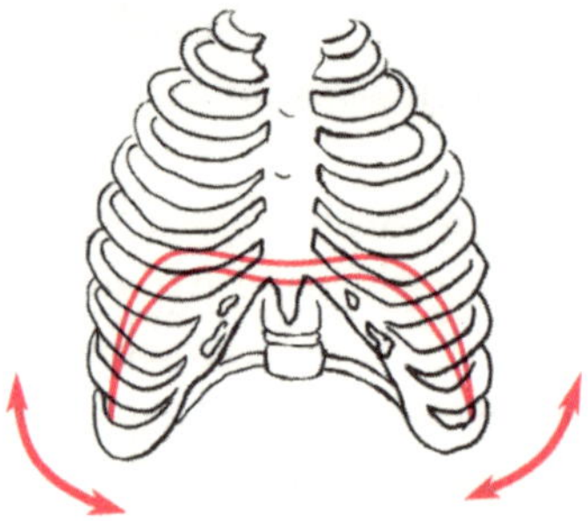

Abbildung 27 zeigt die Bewegung seiner Rippen beim Atmen: Das Brustbein hebt sich beim Einatmen, die unteren Rippen öffnen sich zur Seite, und die oberen nach vorn. Das gleiche erfolgt auch beim Gehen. Diese Bewegungen erfordern eine bewegliche, aufgerichtete Wirbelsäule. Dies ist nur der Fall, wenn der Brustkorb auch frei ist, sich zu drehen. Daraus folgt, dass sich das Atmen nur dann frei und leistungsfähig entfalten kann, wenn die Drehachse frei und beweglich ist.

Abbildung 28 zeigt nochmals Finns Skelett, diesmal beim Gehen von oben. Wenn er sein rechtes Bein nach vorn nimmt, bewegt sich die rechte Hüfte nach vorn. Ebenso bewegen sich seine linke Schulter und sein linker Arm nach vorn. Dabei drehen sich das Becken und der Schultergürtel gegenläufig. Mit dieser gegenläufigen Bewegung wird das Gehen durch die freie Beweglichkeit der Drehachse erleichtert.

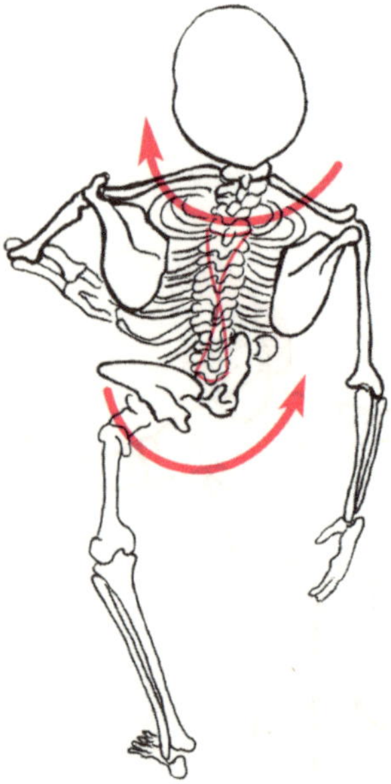

Abb. 28: Die Wirbelsäule dreht sich beim Gehen.

Sie erkennen: Die Freiheit der Drehachse ist von entscheidender Bedeutung für jede Art von Bewegung. Bei vielen Menschen mit Schmerzen sind die Drehbewegungen eingeschränkt. Das Gleichgewicht ist nicht stabil. Das Atmen ist angestrengt oder unzureichend. Das Gehen fällt schwer. Und wenn wir etwa beim Autofahren hinter uns schauen wollen, tut der Nacken weh. Alle diese Probleme rühren von der Unfähigkeit her, die Drehachse frei einzusetzen.

Wenn wir die Bewegungen der Drehachse betrachten, sehen wir, dass unsere Bewegungen fließend und erfolgreich verlaufen, wenn wir sie entsprechend den anatomischen Gegebenheiten ausführen. Wir müssen also unsere Aufmerksamkeit auf die Bewegungsmuster richten, die die

Drehachse naturgemäß entsprechend dieser Gegebenheiten ausführt. Mit einem wachen und aufnahmebereiten Gehirn können wir die Planungsschritte der Koordinationskaskade dann so ausführen, dass wir die Drehbewegungsmuster, die wir bei den Babys gesehen haben, nachvollziehen.

Bewegung und Rückmeldung

Doch wie genau vollziehen wir diese Muster? Auch können wir die einzelnen Bewegungen dieser Muster auf verschiedene Art zusammenstellen. Und wir können auch unterschiedliche Bewegungsmuster für das Drehen, das Atmen, für das Gleichgewicht, das Greifen und für das Gehen entwickeln. Wir brauchen also eine Möglichkeit, die verschiedenen Variationen systematisch auszuprobieren.

Hier hilft uns der Entscheidungsbaum. Wir können die einzelnen Elemente eines Bewegungsmusters variieren, immer wieder neue Muster zusammenstellen und darauf achten, ob das neue Muster die entsprechende Bewegung wirksamer und fließender macht. Wenn ja, behalten wir das neue bei, wenn nein, suchen wir weiter. Dann erproben wir eine neue Richtung, eine neue Variation.

Wir haben bei der Betrachtung unserer Anatomie gesehen, dass uns die Drehachse des Körpers viele verschiedene Bewegungsmöglichkeiten bietet. Nun kommt es darauf an, diese Möglichkeiten für unsere Koordination zur Verfügung zu stellen. Hier beziehen wir den letzten Schritt der Koordinationskaskade ein. Wir erproben vielfältige Variationen mit dem Ziel, Bewegungen herauszufinden, die eine angenehme Leichtigkeit aufweisen. Die Rückmeldungen solcher angenehmen Bewegungen werden vom aufmerksamen Gehirn empfindsam aufgenommen. Mit Hilfe dieser Rückmeldungen ändern wir die Koordinationskaskade vom ersten Schritt bis hin zur Spannung und Länge unserer Muskelketten.

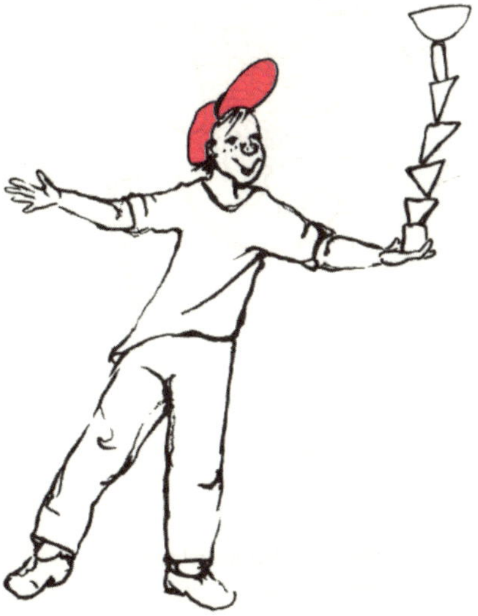

Schauen wir uns diesen Prozess mit unseren drei Hilfsmitteln an. Beginnen wir in einem tiefen Tal der Entwicklungslandschaft. Unsere Lupe zeigt uns, dass hier die Bewegungen der Wirbelsäule eine feste Gewohnheit sind, die Schmerz verursacht. Aus dieser Gewohnheit kommen wir nur schwer heraus. Und wir fallen auch gleich wieder zurück, wenn wir nicht ständig acht geben. Der Entscheidungsbaum der Spieltheorie zeigt uns den Weg heraus. Auf diesem Weg sind zwar viele Entscheidungen zu treffen. Aber Sie wissen jetzt, welche Kriterien Sie ansetzen müssen. Und damit finden Sie einen klaren Weg durch den Entscheidungsbaum.

Der Entscheidungsbaum hilft uns, den Weg zu neuer Flexibilität zu finden und unsere Entwicklungslandschaft zu bereichern.

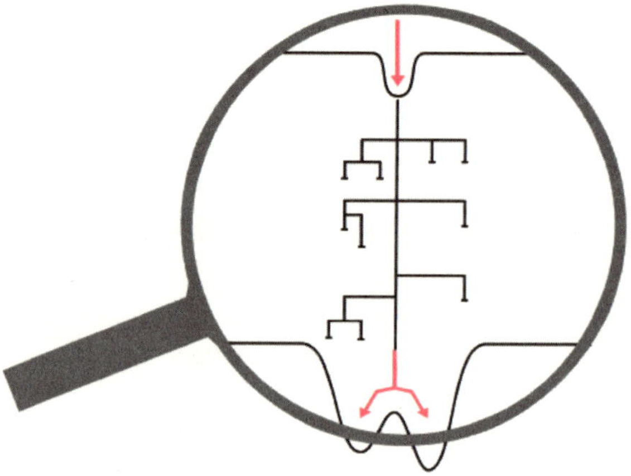

Wir gehen erforschend vor, sind offen und aufmerksam für Bewegungsmuster und ihre Variationen sowie für die Rückmeldungen, die uns mitteilen, ob die Bewegungen leicht und fließend sind. Das tiefe Tal breitet sich aus und teilt sich in zwei Täler. Damit eröffnen sich für uns neue Möglichkeiten.

Eine Lernhierarchie beschleunigt die Bewegungsentwicklung

Zusammengefasst findet unser Lernen entsprechend einer vielschichtigen Hierarchie statt. In den Feldenkrais-Lektionen verfügen wir über konkrete Techniken, um diese Hierarchie zu verwirklichen. Dies bewirkt, dass unsere Entwicklung rasch voranschreitet. Wie wir gesehen haben, kommt jedes Kind zur Welt mit allem, was es braucht, um seine Lernprozesse und seine

Entwicklung zu durchlaufen. Auch Sie haben dies als Kind geschafft – und Sie können es heute noch. Sie brauchen nur die Bedingungen beim Bewegungsunterricht so einzuhalten, wie es die Koordinationskaskade erfordert, und dann finden Sie schnell Ihren Weg zu neuen Möglichkeiten und einem gesunden Rücken. Dann breitet sich die Entwicklungslandschaft von neuem für Sie aus – beinahe so, wie sich Wellen auf einem ruhigen See ausbreiten, wenn man einen Stein hineinwirft. Ein ins Stocken geratenes Bewegungsleben erhält einen neuen Impuls, und daraus erwächst neue Flexibilität.

Sie erinnern sich an Anna, die ihre Geschichte am Anfang des Buches erzählte. Anfangs sah sie mich völlig perplex an, als ich ihr das alles erzählte. Allmählich wurde sie jedoch recht neugierig und war schließlich fasziniert, in diese neue Welt des Lernens eingeweiht zu werden.

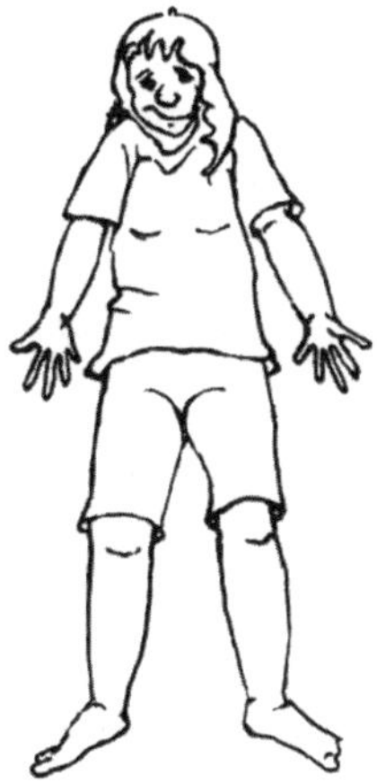

Sie war sehr glücklich über den Erfolg der Übungen und konnte umso weniger verstehen, warum ihr nicht schon lange zuvor geholfen wurde:

„Aber Roger, wieso hat mir das niemand erklärt während all der Jahre der Probleme und Schmerzen. Das ist so einleuchtend und regelrecht spannend. Warum hat man mich nicht schon früher aufgeklärt?“ wollte sie wissen.

„Dieses große Bild ist nicht einfach zusammenzutragen. Moshé Feldenkrais hat es getan, und bei ihm war es eine Lebensaufgabe. Die Unterscheidung zwischen den ‘Anstrengungszielen‘ und den ‘Klugheitszielen‘ hat natürlich Folgen. Aber darauf zu kommen ist nicht selbstverständlich. Denn Anstrengung tut richtig gut, wenn sie richtig dosiert ist. Auf die Idee zu kommen, dass die Anstrengung das Lernen von Bewegungskoordination hindern kann, ist gar nicht offensichtlich!“

„Klingt kompliziert,“ meinte Anna.

„Überhaupt nicht. Aber wie du jetzt selbst weißt, musst du es am eigenen Leib erleben, um zu begreifen, wie einfach es ist. Doch immerhin haben wir alle diese Lernprozesse als Kind gemeistert. Und als Kind brauchtest du dafür nicht einmal Sprache zu verstehen. Als Kind hast du nur ausprobiert, und wenn es angenehm und vergnüglich war, dann hast du weiter gemacht. So kannst du es auch jetzt machen. Ich selber habe es erstmals auch so begriffen. Ich landete bei Moshé Feldenkrais wegen so genannter Haltungsschäden. Es war die verblüffende Erfahrung der Erleichterung, die mich überzeugt hat. Das Verstehen kam erst viel später."

Anna steht vor einem Labyrinth des Lernens.

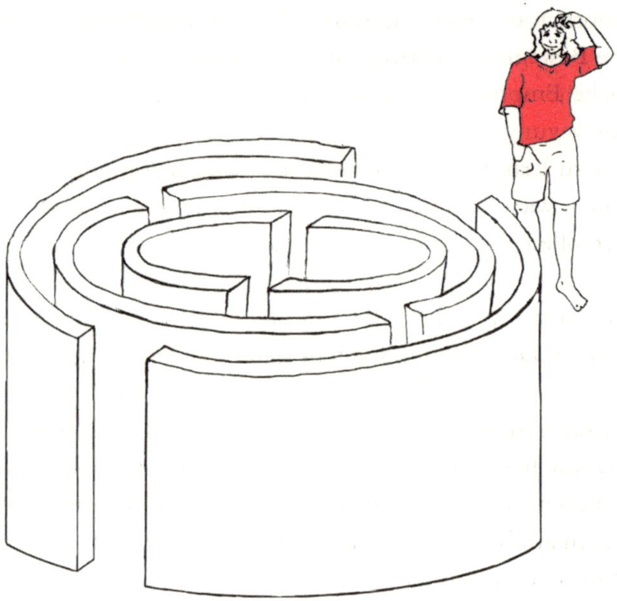

„Wieder an diesen Lernprozessen anzuschließen ist, als ob du vor einem rätselhaften Labyrinth des Lernens stehst. Um am einfachsten durch dieses Labyrinth zu kommen, brauchst du dich nur an jeden Schritt der Koordinationskaskade zu halten. Wenn du einen Schritt auslässt, geht es langsamer. Oft scheinst du einfach nicht anzukommen und glaubst, es sei nicht möglich, eine Lösung für deine Rückenprobleme zu finden. Aber mit Vertrauen in deinen ureigenen Sinn dafür, was für dich stimmig ist, kannst du den Weg finden."

„Es stimmt," sagte Anna, „ich habe es zuerst nicht für möglich gehalten, dass mit solch kleinen, einfachen Bewegungen irgendwas erreichbar wäre. Ich glaubte auch: ohne Fleiß kein Preis."

„Das glauben die meisten Menschen. Dabei müssen wir nur so lernen, wie es die Babys tun. Schau mal an, was du in den Monaten während der Übungen gelernt hast: Ziele respektvoll setzen, neugierig sein, die Dimensionen der Aufmerksamkeit bewusst steuern, die Bewegungen im gesamten Muster und deren Variationen erforschen. Dich auf Überraschungen und die angenehmen Bewegungen einzulassen. Die Transformation einer mühsamen Bewegungsgewohnheit in eine ästhetische Bewegung zu erleben ist ein magischer Moment und eine vergnügliche Empfindung. Dann hast du auch gelernt, wie es sich anfühlt, Bewegungen neu zu koordinieren. Tom und ich nennen dies, das Lernen zu lernen. Du hast nicht nur neue Bewegungen gelernt, sondern auch, wie du schneller und ohne Anstrengung lernen kannst – eine wertvolle Fähigkeit!"

„Es ist, als ob sich plötzlich alle Tore des Labyrinths hintereinander öffnen würden. Der Weg hindurch ist dann frei und leicht zu gehen."

„Stimmt", sagte Anna, „und weißt du was? Die Regeln, von denen du mir erzählt hast, die brauche ich nicht mehr. Ich habe gelernt, selbst zu spüren, was gut ist für mich und was nicht. Ich entscheide selbst, wie ich am besten sitzen und stehen kann. Das tut richtig gut! Und verblüffend für mich ist, dass meine Bewegungen sich viel entspannter anfühlen!"

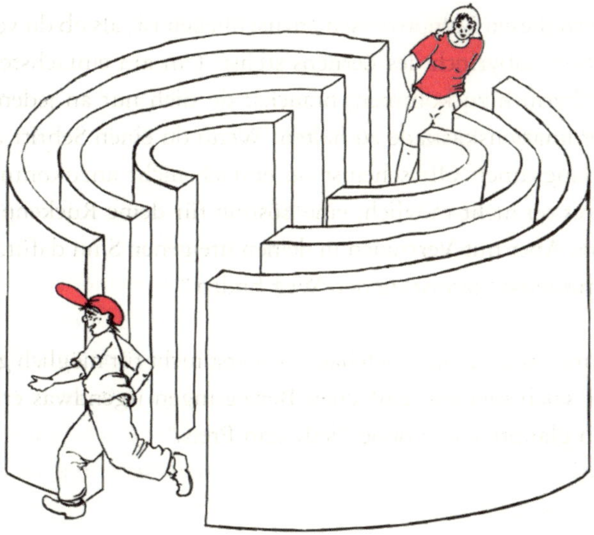

Plötzlich sind die Tore des Labyrinths offen, und damit ist der Weg des Lernens frei.

Auf den nächsten Seiten werden Anna und ich einige Bewegungen vorstellen, bei denen jeder zu erspüren vermag, wie die Bewegungen der Drehachse des Körpers optimal eingesetzt werden können. Diese Beispiele geben Ihnen einen ersten Überblick über die vielfältigen und teilweise ungewöhnlichen Feldenkrais-Lektionen. Zuerst werden wir Ihnen zehn Feldenkrais-Lektionen kurz präsentieren. Damit können Sie verstehen, wie Sie das Becken, die Wirbelsäule, den Kopf und den Nacken, ja sogar die Augen und die Hände leichter und besser bewegen können. Am Ende des Buches werde ich Ihnen drei der Lektionen Schritt für Schritt beschreiben.

Die Lektionen bieten Ihnen auch eine Reihe von Variationen, die Sie ausprobieren können. Während dieser Lektionen werden Sie innerhalb einer Dreiviertelstunde vielleicht ein paar Hundert Entscheidungen treffen: Was ist einfacher oder fließender? Danach haben Sie mehr Informationen für die Koordination Ihrer Wirbelsäule zur Verfügung. Wenn Sie aufnahmebereit sind, werden sich die Schritte rasant vollziehen. Bedenken Sie: Zuvor hatten Sie eine Gewohnheit, danach werden Sie eine Wahl haben. Und mit dieser Wahl kann ein bisher steifer oder schmerzhafter Rücken geschmeidiger und leistungsfähiger werden.

Der Feldenkrais-Unterricht findet in zwei Varianten statt: „Bewusstheit durch Bewegung“ sind Gruppenlektionen, „Funktionale Integration“ sind Einzellektionen. Die folgenden Lektionen sind Beispiele der Gruppenlektionen. Sie können in Gruppen von zwei bis, wie seinerzeit mit Moshé Feldenkrais, dreihundert Menschen geübt werden.

Zur Einführung können wir einige wichtige Stellen der Drehachse betrachten und sehen, ob wir eine Möglichkeit finden, die Bewegungsfreiheit an diesen Stellen wieder zu erlangen. Bei einer so komplexen Steuerungsaufgabe (und die Steuerung der Bewegung ist eine solche) gibt es in dem Koordinationsvorgang Schlüsselstellen, an denen die größte Wirkung erzielt wird, wenn mehr Information zu Verfügung steht. Wir brauchen diese Stellen lediglich mit Informationen zu bereichern, dann ändert sich die ganze Kaskade der Koordinationssteuerung automatisch. So einfach ist das!

In Abbildung 29 sind acht Stellen ausgewählt. Sie sehen, dass es die gleichen sind, die in den vorigen Kapiteln über die Bewegungskoordination und die Bewegungsentwicklung besprochen wurden. Die Bewegungslektionen auf den folgenden Seiten beziehen sich auf diese Schlüsselstellen der Drehachse unseres Körpers. Dabei ist eines wichtig zu bedenken: Obwohl wir Einzelstellen in der Anatomie des Bewegungsapparats anschauen, verändert die Wirkung einer Lektion ein gesamtes Bewegungsmuster, vom Kopf bis zu den Füßen. Sie erinnern sich, dass das Planungsbüro des Gehirns immer nur mit solchen Bewegungsmustern arbeitet.

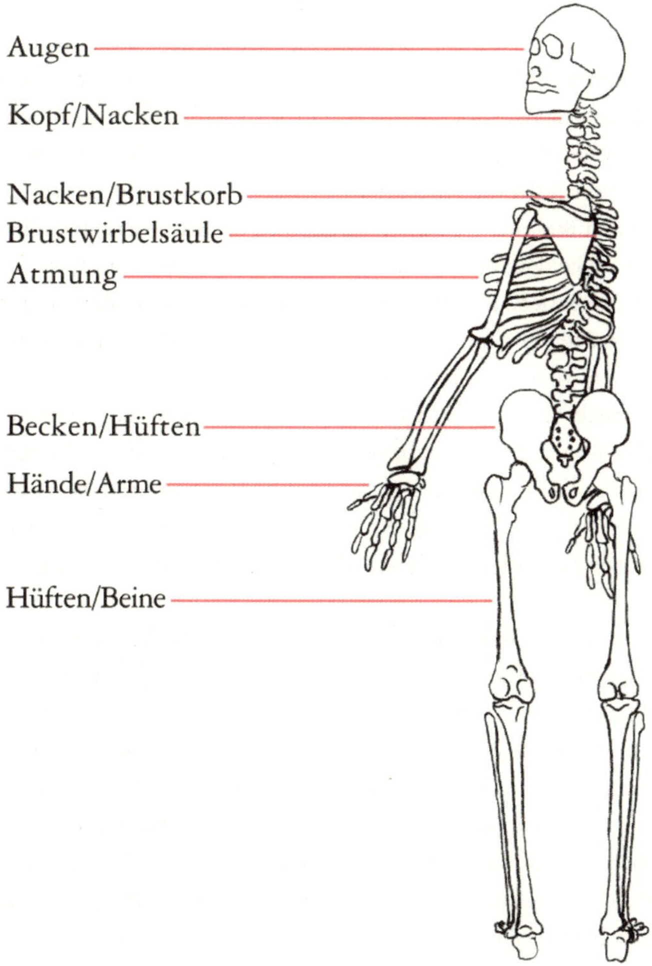

Abb. 29: An diesen Stellen der Drehachse kann die Bewegungskoordination verbessert werden.

Die natürliche Art, die Rückenmuskeln zu verlängern

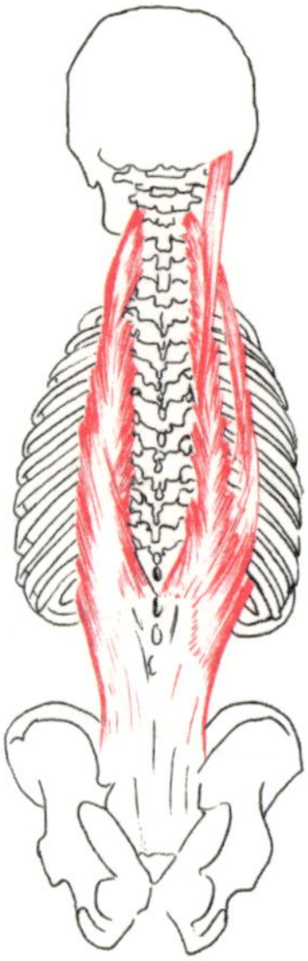

Die Rückenmuskeln dürfen in Urlaub gehen.

Die Lektion, mit der Sie am besten anfangen, ermöglicht es Ihnen zunächst, die Wirbelsäule sicher und leicht zu beugen. Sie findet in der Rückenlage statt: Sie heben Kopf, Arme und Beine in verschiedenen Kombinationen an. Dabei helfen Ihnen die Hände, entweder den Kopf oder die Beine zu bewegen. Wenn Sie dies mit Vorsicht und Achtsamkeit tun, werden Sie die Empfindung kennen lernen, wie sich dabei die Rückenmuskeln entspannen. Denn das Beugen kann nur stattfinden, wenn der „Chef", also Ihr Gehirn, es zulässt, dass die Beugemuskeln an der Vorderseite des Körpers das Heben des Gewichts leisten, während die Rückenmuskeln sich „in Urlaub begeben".

Diese Bewegungen helfen Ihnen, ein Gespür dafür zu entwickeln, wie die Rückenmuskeln sich entspannen und verlängern können. Dabei nutzen Sie die natürliche Art und Weise, wie das Gehirn Muskelketten verlängert. Wenn Sie die Koordinationskaskade neu mobilisieren, bestimmen Sie die Länge der gesamten Kette der Rückenmuskeln neu. Das ist schon ein guter Anfang und eine angenehme Empfindung. In den Variationen dann sind schon die ersten Drehbewegungen der Wirbelsäule enthalten – wenn Sie z. B. einen Ellenbogen mit dem gegenüberliegenden Knie näher zusammenbringen, wie Anna es hier vormacht.

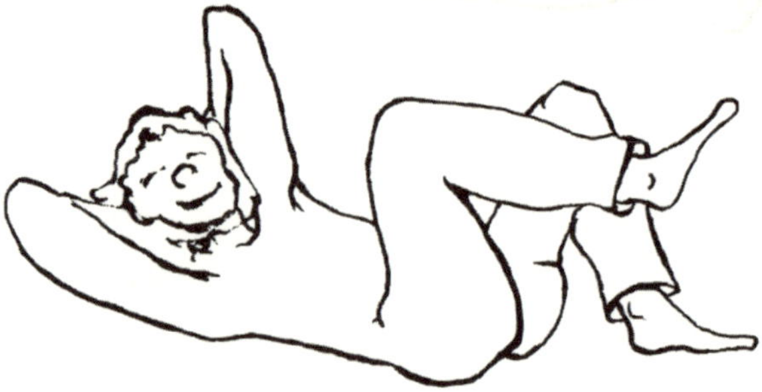

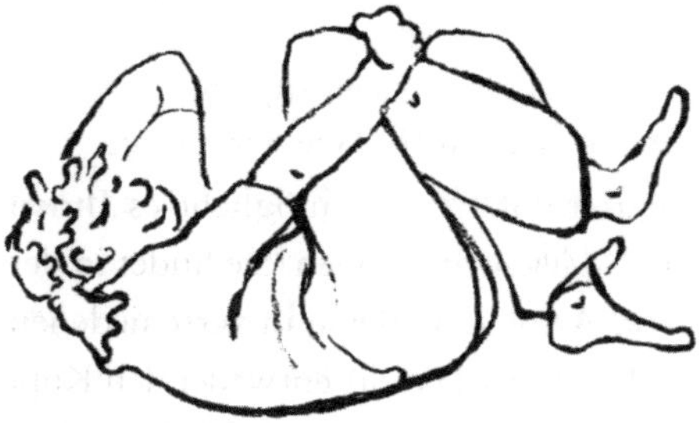

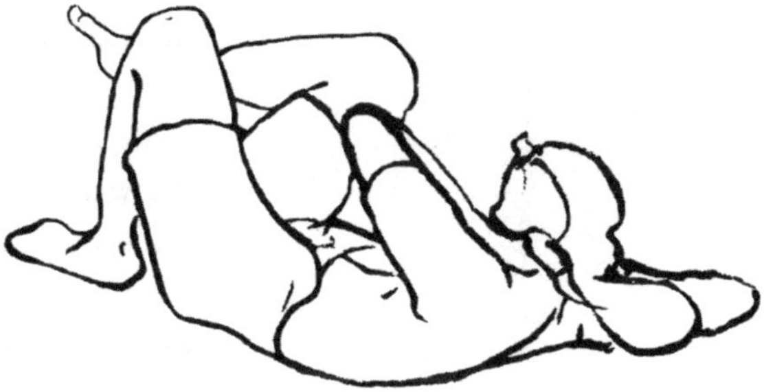

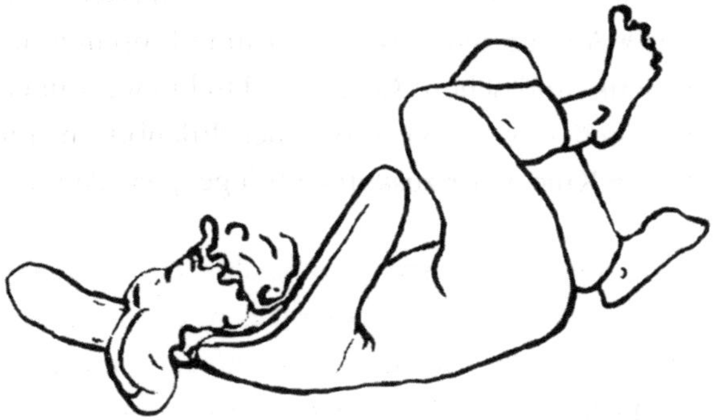

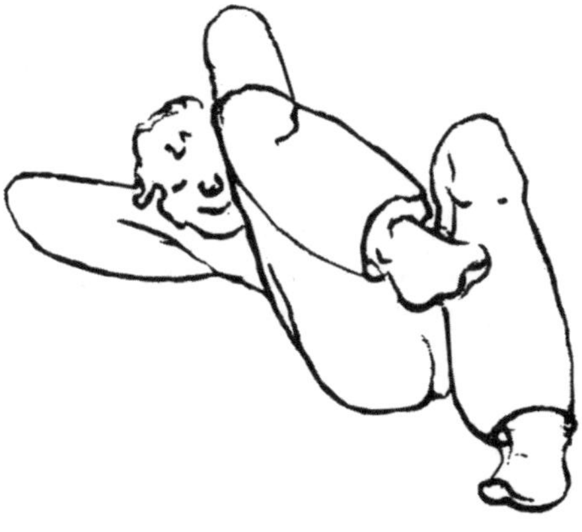

Die Flexibilität des Brustkorbs verbessern

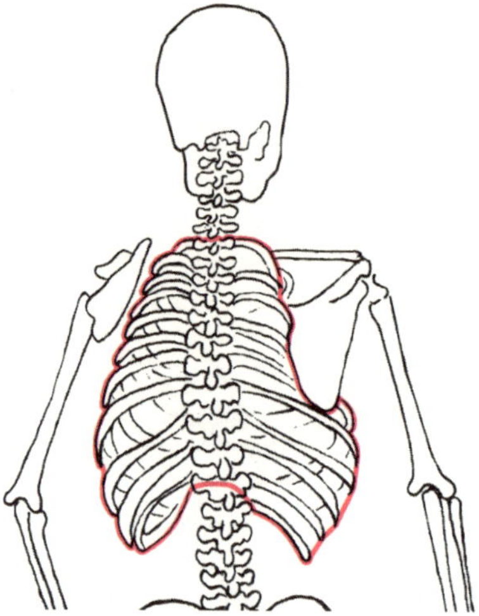

In der Abbildung links sehen Sie den Brustkorb. Wie wir bei den Ausführungen über die Bewegungsmöglichkeiten der Wirbelsäule gesehen haben, ist es die Brustwirbelsäule, die aufgrund der Struktur ihrer Gelenke und Wirbelkörper die Bewegungen Drehen, Beugen, Strecken und zur Seite neigen am besten und vielfältigsten kombinieren kann. Wenn ihre Drehfähigkeit nicht eingeschränkt ist, sind alle Bewegungen des Rückens leicht und schmerzfrei.

Ein Klassiker unter den Feldenkrais-Lektionen hilft, diese Bewegungen der Brustwirbelsäule leichter zu machen: Hierbei liegen Sie in der Rückenlage und überkreuzen die Beine, strecken die Arme aus und legen die Handflächen zusammen. Auf der Basis dieser Konfiguration gibt es nun eine Reihe von Schritten, bei denen Sie Beine, Arme, Kopf und sogar die Augen erst miteinander, danach gegeneinander drehen. Als Ergebnis entdecken Sie die uneingeschränkte Drehfähigkeit der gesamten Drehachse des Körpers von den Augen bis zu den Hüftgelenken. Das erreichen Sie, wenn Sie in langsamen Schritten vorgehen. Sie fühlen sich leicht, wenn Sie am Ende der Lektion – wieder in der Rückenlage – in sich hinein spüren. Auch die Atmung ist dann leichter geworden, denn die Drehung kann nur erfolgen, wenn die Bewegungen der Rippen und des Brustbeins fließend sind und das Zwerchfell frei ist.

Die Drehbewegung der Wirbelsäule erweckt eine altbekannte Bewegungsfähigkeit neu, die Sie als Säugling gekannt haben. Die Sie jedoch im Laufe Ihres Lebens vermutlich nach und nach aufgegeben haben. Mit dieser Lektion können Sie diese Fähigkeit wiedergewinnen. Die Abbildung unten zeigt, wie Sie sie bereits als Kleinkind ausgeführt haben. Achten Sie auf die erstaunlichen Rotations- und Streckbewegungen der Wirbelsäule bei den Bewegungen des Rollens.

Beim Rollen lernt das Kind, die Drehbewegungen der Wirbelsäule zu koordinieren.

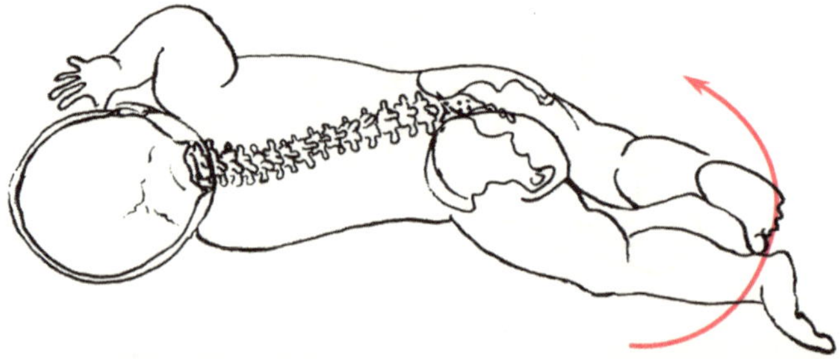

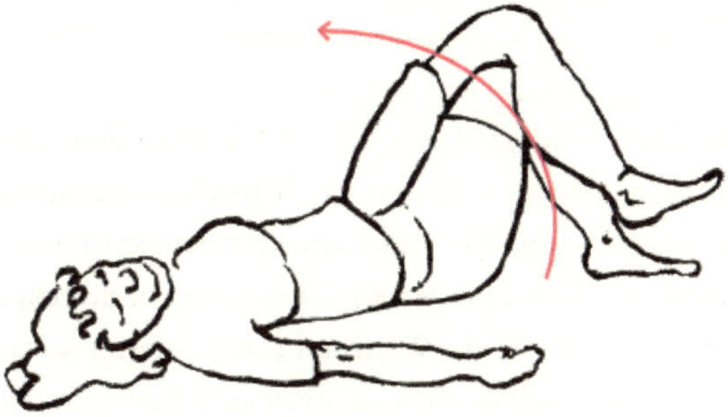

1

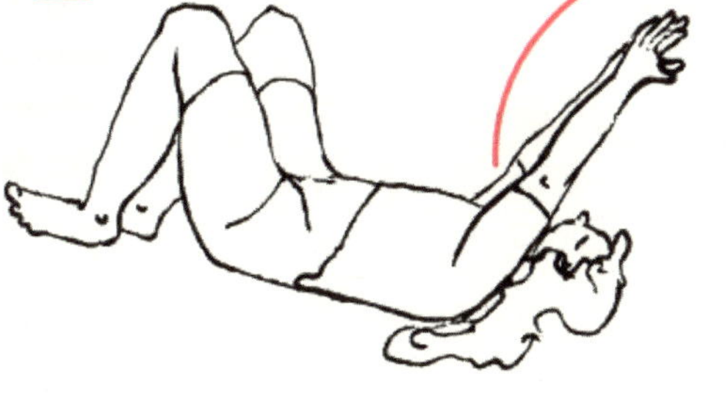

2

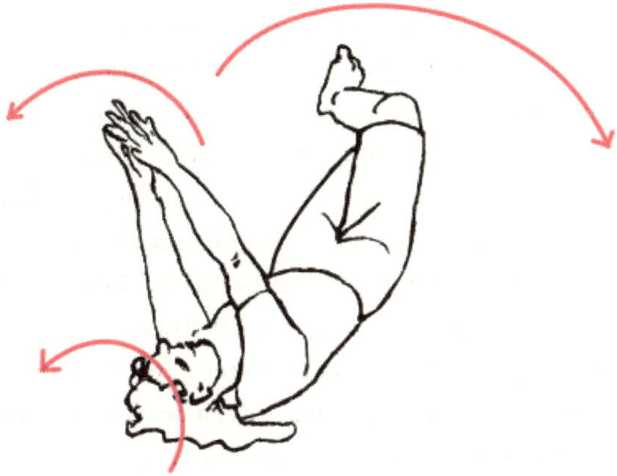

3

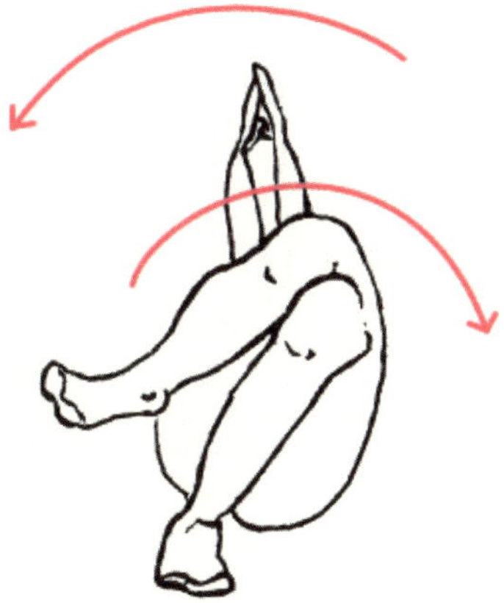

4

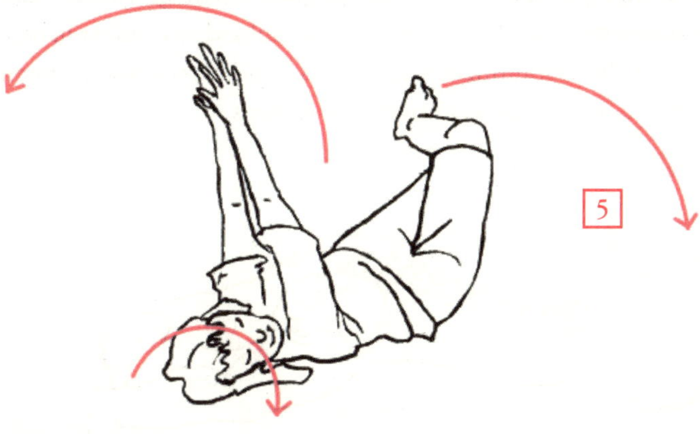

5

Freiheit für den Rücken

Hier beschreibe ich Ihnen eine zweite Lektion, mit der Sie die Bewegung der gesamten Drehachse, von den Augen bis zu den Hüftgelenken, direkt verbessern können. Sie beginnen in der Seitenlage und rollen dann, so wie Anna es auf den Bildern auf der nächsten Seite macht, mit Kopf, Schulter und Arm zusammen in Richtung Zimmerdecke. Bei den darauf folgenden Schritten führen Sie in diese Übung neue Bewegungen mit ein. Bewegen Sie zunächst Becken und Knie während der Rollbewegung ebenfalls in Richtung Zimmerdecke. Dann bewegen Sie nach und nach das Knie gegenläufig zu Arm und Kopf, anschließend Kopf und Knie zusammen und den Arm gegenläufig dazu, und schließlich sogar den Kopf gegenläufig zu den Augen. Diese Bewegungen sind für die meisten Menschen sehr ungewöhnlich. Sie sollten sie deshalb ganz behutsam und klein ausführen.

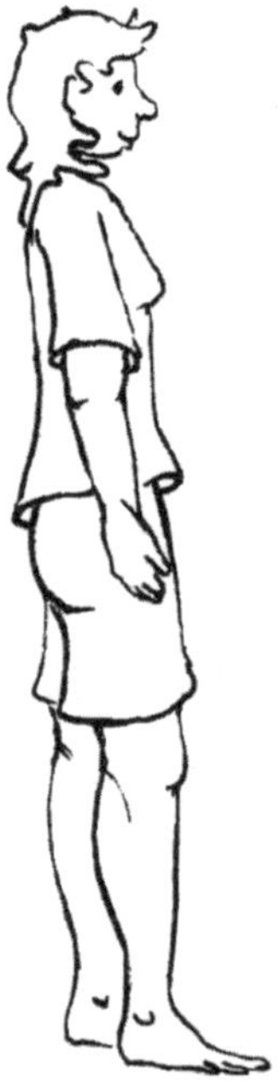

Anna empfindet eine sagenhafte Freiheit des Rückens in der Aufrichtung.

Solche gegenläufigen Bewegungen gehören zu den Haupttechniken der Feldenkrais-Lektionen. Sie bewirken eine Unterbrechung der gewohnten Bewegungsmuster und bieten dadurch dem Gehirn eine neue Möglichkeit, schmerzfreie Bewegungen des Rückens zu entwickeln. Sie sind ein wichtiger Teil des Bewegungsrepertoires des Kindes in den ersten Jahren. Das Bild unten zeigt, wie alle Kinder im Laufe der Entwicklung des Rollens am Boden fast identische Bewegungen machen. Wenn Anna diese Bewegungen auf beiden Seiten und in verschiedenen Kombinationen mit der Beugung und Streckung der Wirbelsäule erforscht, dann wiederholt sie die Bewegungen, die sie schon als Baby gemacht hat. Als Ergebnis empfindet sie eine sagenhafte Freiheit des Rückens in der Aufrichtung. Auch wird sie spüren, dass sie länger geworden ist.

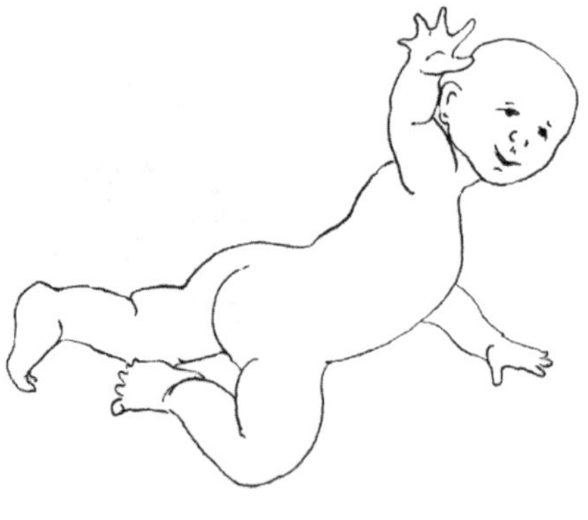

Laura macht Feldenkrais! Beachten Sie, dass sie es beinahe genauso macht wie Anna.

1

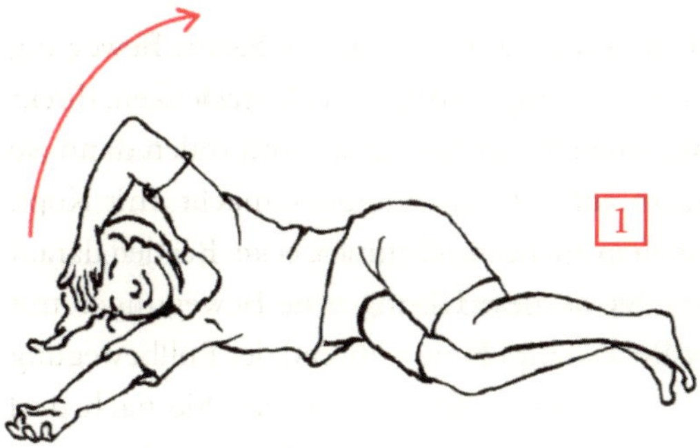

2

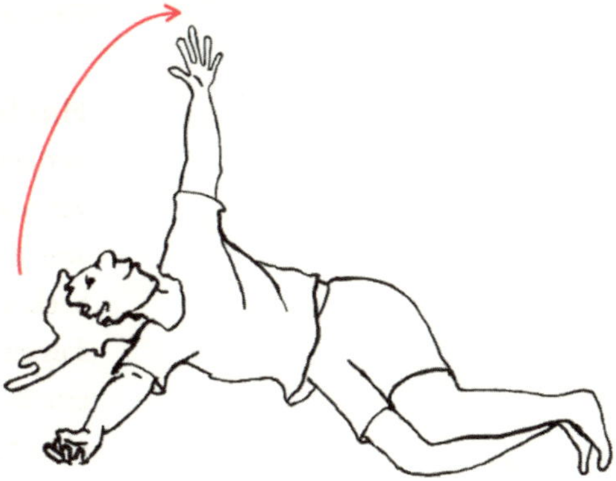

3

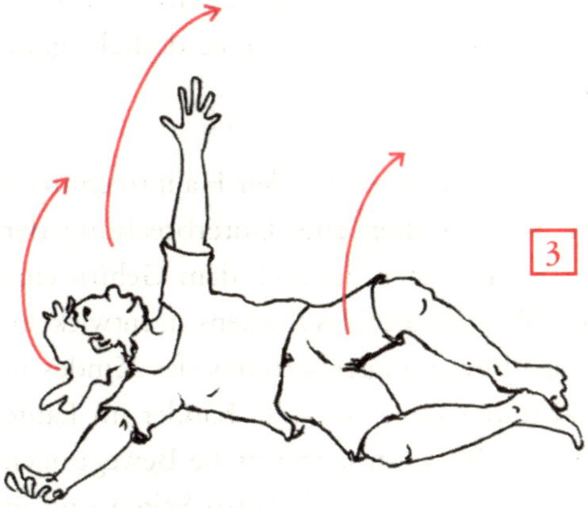

4

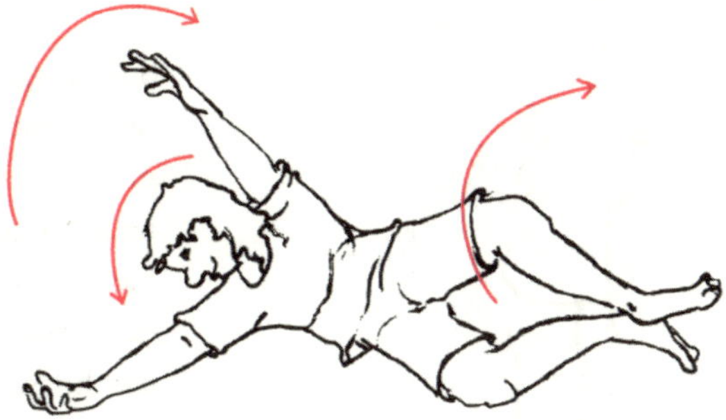

5

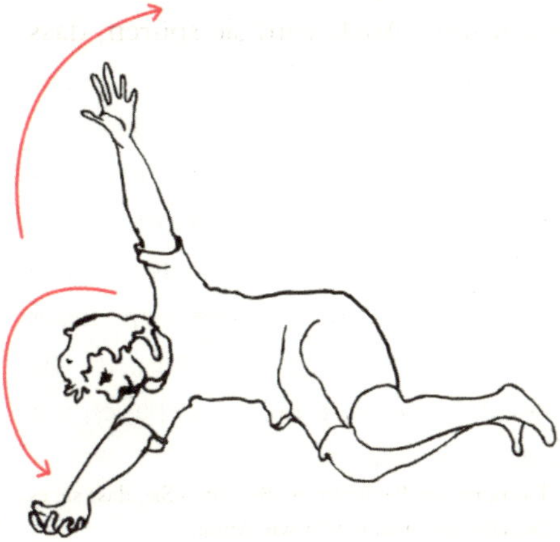

6

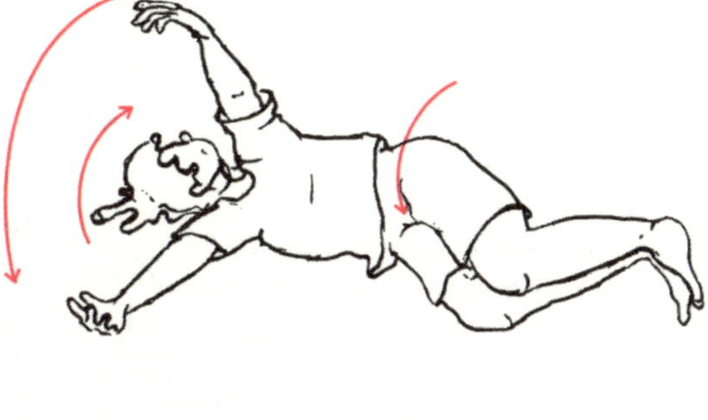

Das Ideal von Kraft und Beweglichkeit – Das Zifferblatt

Am Becken sitzt die Wirbelsäule auf dem Kreuzbein. Das ist der zentrale Punkt für die Übertragung von Kräften durch das Skelett. Ähnlich wie bei einem römischen Fensterbogen wirkt das Kreuzbein wie ein Schlussstein (Abbildung 30). Es verteilt das Gewicht nach rechts und links durch das Becken hindurch zu den beiden kugelartigen Hüftköpfen und von dort aus weiter zu den Beinen.

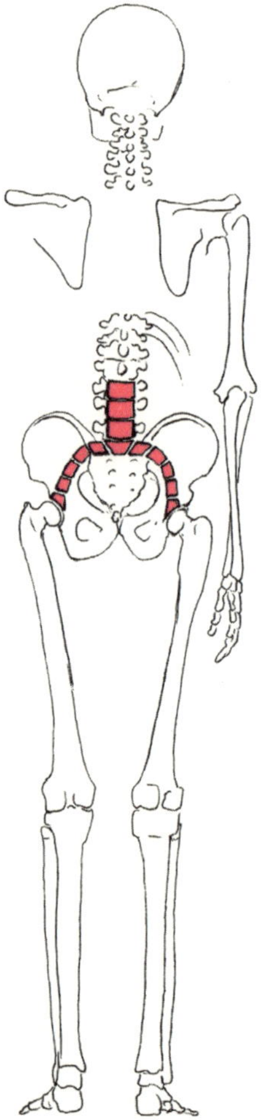

Abb. 30: Das Becken verteilt das Gewicht des Körpers wie ein römischer Bogen.

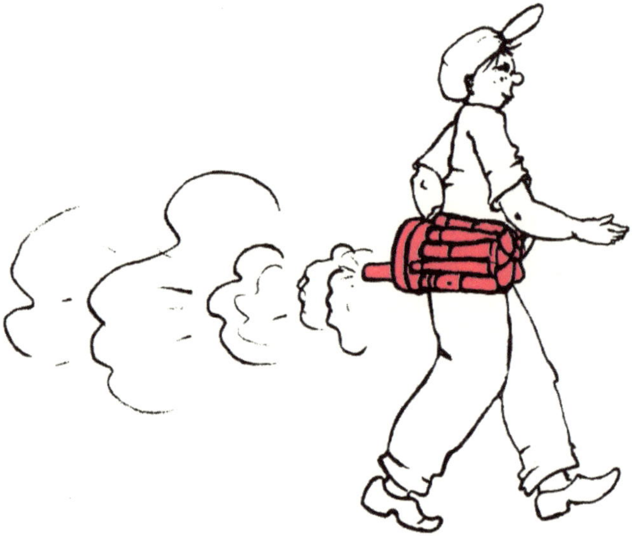

Abb. 31: Das Becken ist das Kraftzentrum des Körpers.

Darüber hinaus ist das Becken das größte Kraftzentrum unseres Körpers. Hier sind die Muskeln am größten und somit auch am stärksten. Hier finden Sie Kraft, wenn Sie sie brauchen – vorausgesetzt, dass diese Kraft richtig gesteuert wird und somit zum Ziel geleitet werden kann. Da das Becken und die beiden Hüftgelenke große Kraft und höchste Beweglichkeit besitzen, ist die richtige Koordination dieser Kraft und Beweglichkeit von größter Bedeutung. Nur dann ist die Bewegungsachse unseres Körpers frei beweglich, nur dann haben wir einen gesunden und leistungsfähigen Rücken.

Alle Feldenkrais-Lektionen berücksichtigen die wichtige Rolle des Beckens. Sie alle beziehen die Kraftübertragung durch das Becken mit ein. Auch die hier vorgestellten Lektionen, bei denen die Augen, der Kopf, die Arme oder die Atmung im Vordergrund stehen, berücksichtigen dieses Kraftzentrum im Becken.

Die nachfolgenden Abbildungen zeigen eine bekannte Feldenkrais-Lektion, die „Beckenuhr". Bei dieser Lektion legen Sie sich auf den Rücken und stellen die Füße auf. Stellen Sie sich ein Zifferblatt vor, auf dem Sie mit der Rückseite des Beckens liegen, und ein zweites Zifferblatt, auf dem der Hinterkopf liegt. Stellen Sie sich die verschiedenen Ziffern vor: 12 oben und 6 unten, die Ziffern 3 und 9 stehen dann auf der linken bzw. rechten Seite. Alle anderen Ziffern liegen natürlich dazwischen, wie bei einem normalen Zifferblatt.

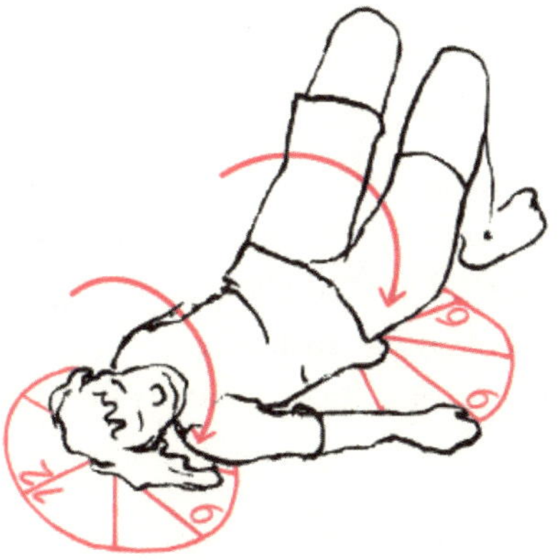

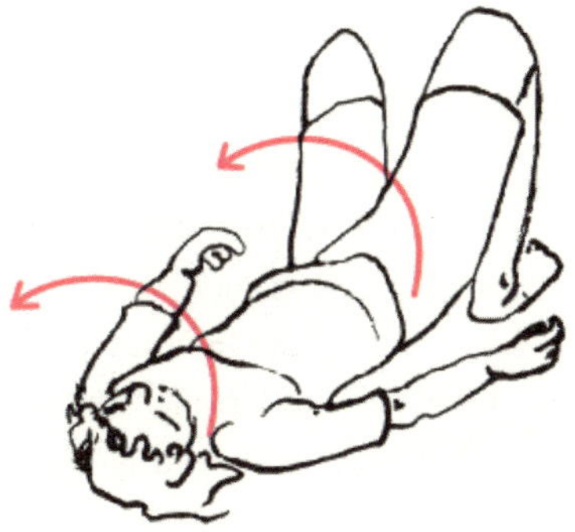

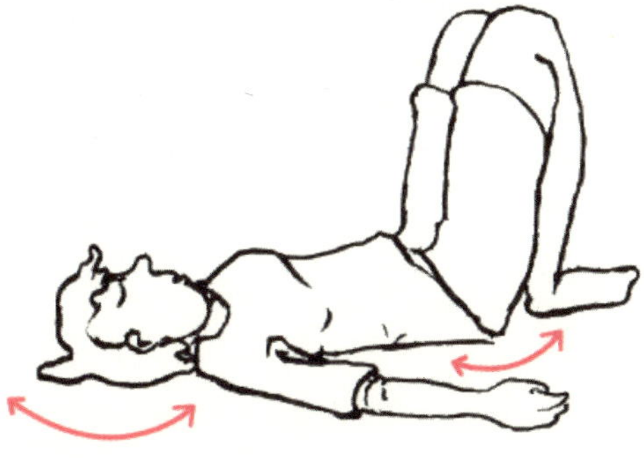

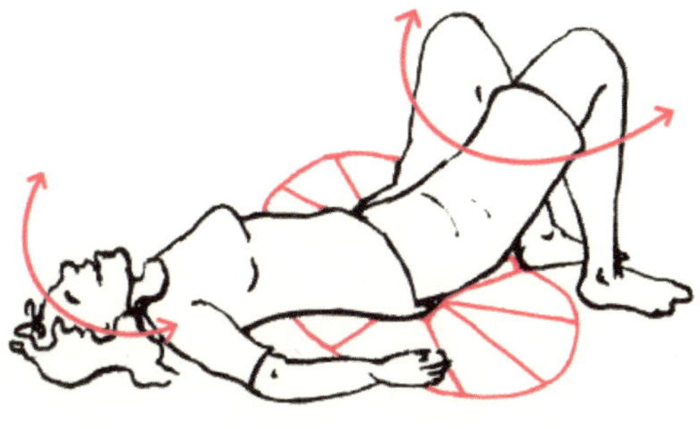

Die Übung beginnt damit, dass Sie das Becken zwischen 12 und 6 kippen und der Kopf gleichzeitig diese Bewegung mit vollzieht. Dabei wird die gesamte Wirbelsäule mobilisiert. Sie können sich dann zwischen 3 und 9 mit dem Kopf und dem Becken gleichzeitig bewegen. Dabei bewegen Sie sich langsam zu den einzelnen Ziffern – eine nach der anderen und wieder zurück. Schritt für Schritt kommt eine Ziffer hinzu, so dass die Bewegung erst zu einem halben Kreis wächst und dann immer weiter, bis beide Kreise, also des Kopfes und des Beckens, vollendet sind.

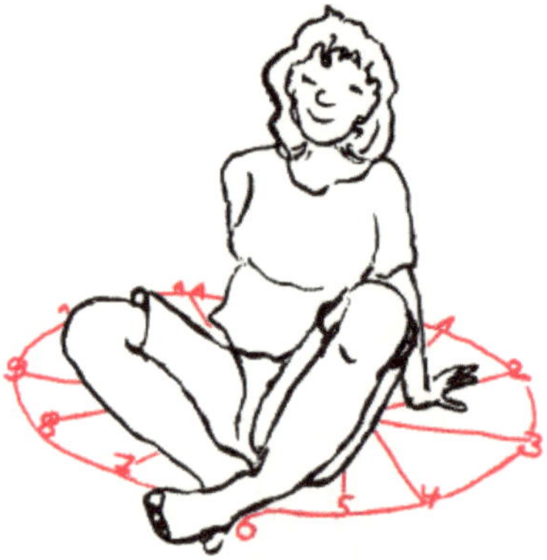

Diese Bewegungen befreien alle Bewegungsmöglichkeiten der Wirbelsäule vom Becken bis zum Kopf. Das wiederum führt dazu, dass sämtliche Gelenke der Drehachse unseres Körpers besser koordiniert werden können. Später beim Gehen erleben Sie die gleitende Drehbewegung des Beckens sowie den Schwung von Beinen, Schultern und Armen als viel leichter. Die Bewegungsfähigkeit der Rippen beim Atmen wird genauso befreit wie der Kopf auf der Wirbelsäule. Und darum fallen Ihnen dann auch das Umherschauen und die Gleichgewichtsbewegungen des Kopfes leichter.

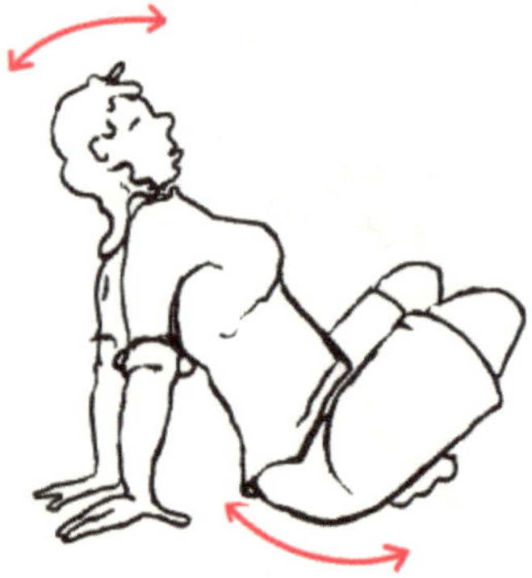

Diese Lektion bietet noch viele verschiedene Variationen in anderen Positionen – zum Beispiel im Sitzen – wie auch in verschiedene Bewegungsrichtungen. Sie können zum Beispiel die Zifferblattbewegungen des Kopfes und des Beckens in gegenläufiger Richtung vornehmen oder auch die Augen mit einbeziehen, so dass diese ebenfalls kreisen, während Kopf und Becken rotieren.

Beachten Sie, dass die Darstellung der Zifferblätter auf diesen Seiten Annas Empfindung bzw. Orientierung entspricht. Unsere eigene Empfindung und Sichtweise als Außenstehende kann ganz anders sein.

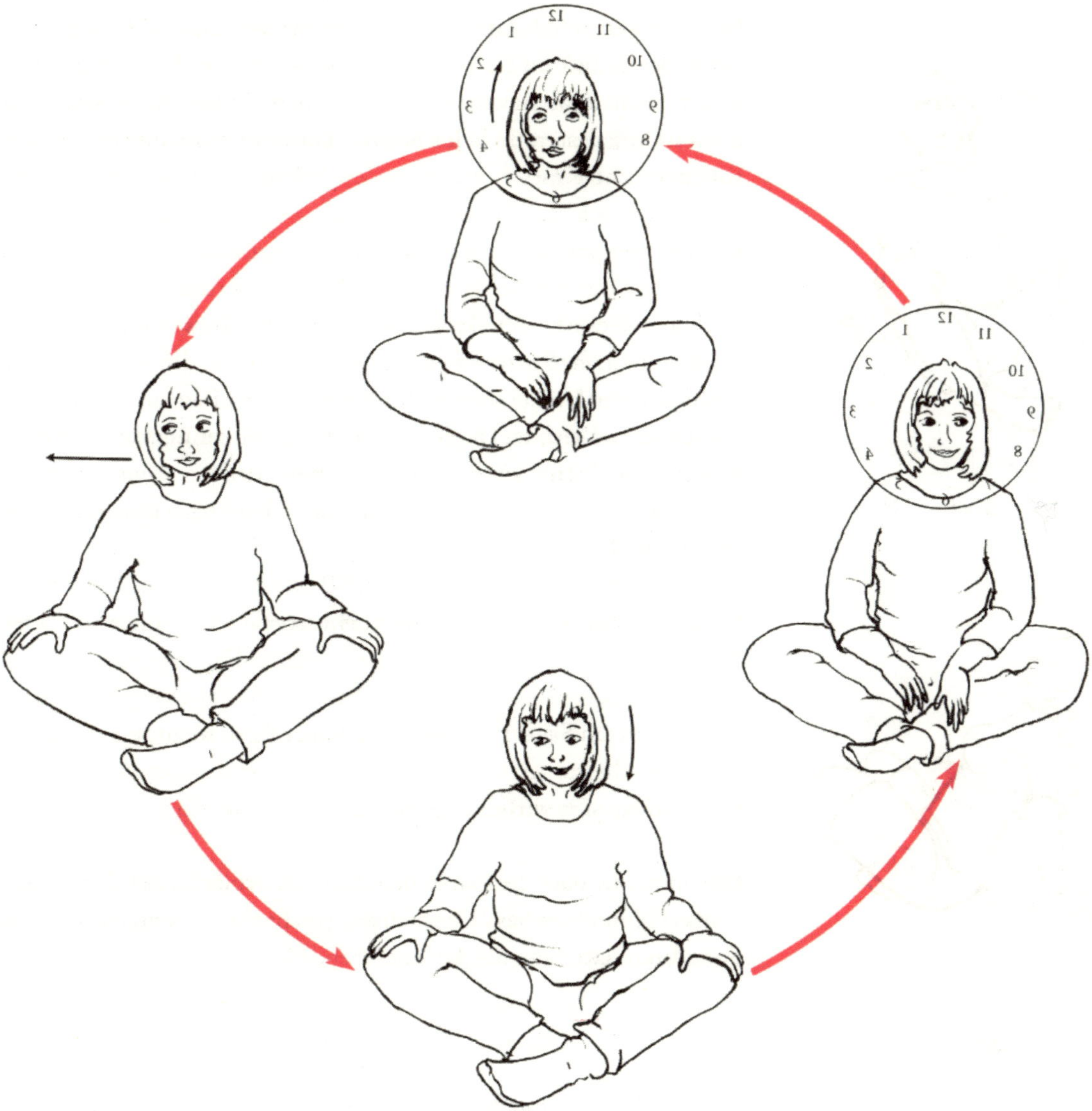

Die Kraft, die Bewegungsfreiheit schafft

1

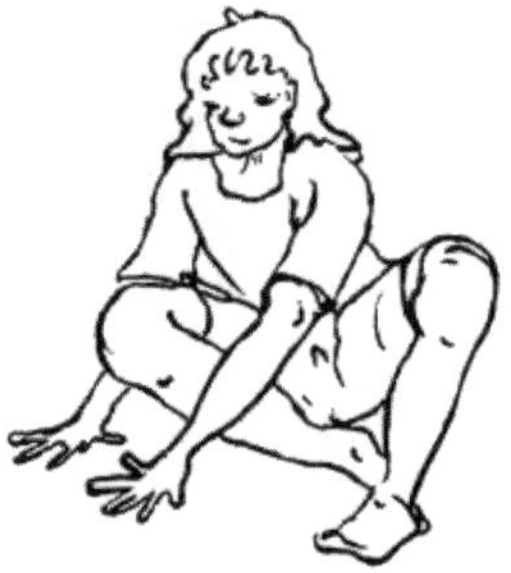

Eine weitere Lektion, die die Steuerung der Kräfte durch das Becken erleichtert, wird Ihnen sicherlich Spaß machen. Sie hilft Ihnen, die Bewegungen der Hüftgelenke freier zu machen und die Beweglichkeit der Beine, Knie und Füße leichter zu koordinieren. Sie ist relativ leicht zu begreifen und zu erlernen. Sie können sie täglich einsetzen, um Ihr Leben jederzeit zu erleichtern. (Vorsicht: Falls Sie jedoch akute Rücken- oder Knieschmerzen haben, sollten sie diese Übung vorerst nicht erproben. Dann sollten Sie lieber erst die anderen Lektionen kennen lernen.)

2

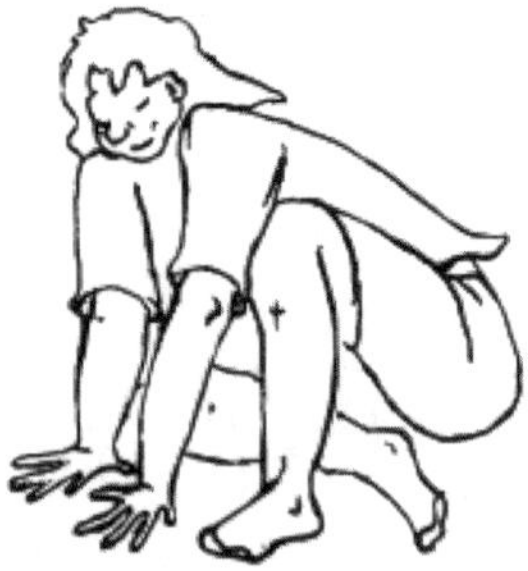

In den folgenden Abbildungen sehen Sie eine Bewegungsabfolge. Sie beginnen mit dem Schneidersitz und achten darauf, in welcher Abfolge Sie die Unterschenkel spontan hinlegen. Wenn Sie etwas Verblüffendes entdecken wollen, legen Sie die Beine einfach umgekehrt hin – Sie legen also im Schneidersitz nicht das Bein, das Sie spontan unter das andere gelegt hätten, sondern genau das andere nach unten. Das fühlt sich komisch an, nicht wahr? Das soll es auch. Wir haben derart feste Gewohnheiten, unsere Hüften und Beine zu bewegen, dass wir nie bemerken, dass wir die Beine beim Schneidersitz immer nur auf dieselbe Weise kreuzen.

3

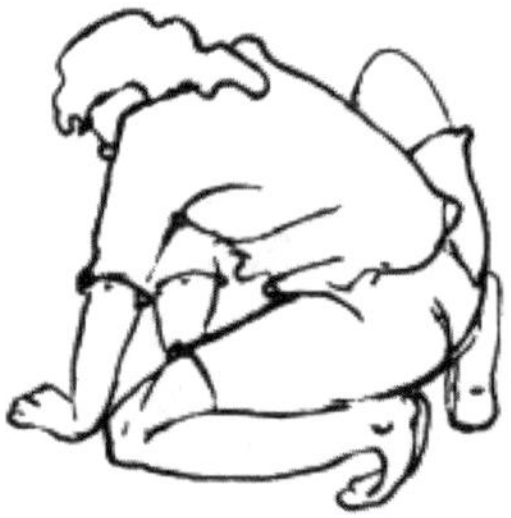

Nun probieren Sie im Schneidersitz folgende Bewegungsschritte:

- Setzen Sie sich wieder in Ihren gewohnten Schneidersitz.

- Schauen Sie noch einmal, welcher Unterschenkel unter dem anderen liegt. Nun legen Sie die Hand der gleichen Seite hinter sich auf den Boden, relativ nah am Becken.

4

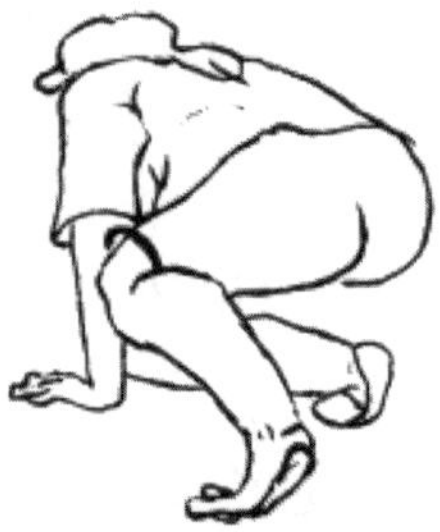

1: Nun beginnen Sie, sich langsam in die Richtung zu drehen, wo die Hand auf dem Boden liegt; erst mit Kopf und Augen, danach auch mit dem Rumpf.

2: Sie werden bald merken, dass es ohne die Beteiligung des Beckens nicht weiter geht. Und zwar deshalb nicht, weil das Gewicht ganz auf den Sitzknochen liegt. Also verlagern Sie ein wenig Gewicht auf die Hand und auch auf Ihre beiden Füße.

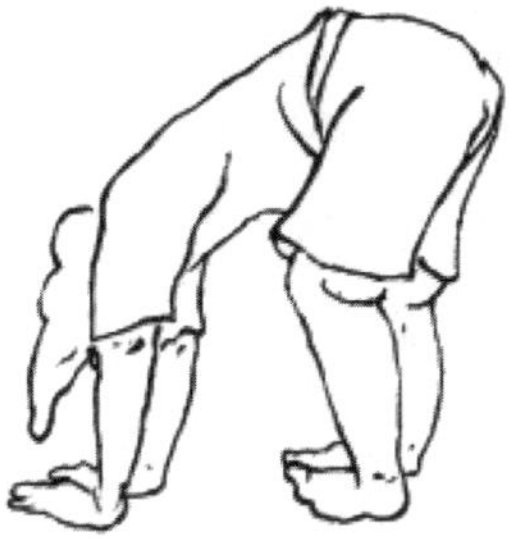

5

3: Wenn Sie sich jetzt weiter drehen wollen, haben Sie ein kleines Problem. Wie können Sie sich drehen und das Gleichgewicht behalten?

4: Ganz einfach: Drehen Sie die Füße ein wenig, um die Zehen auf den Boden aufzustellen, etwa so, wie ein Rennläufer sie vor einem Rennen an der Startlinie aufstellt.

Dabei – und dies ist das Entscheidende – setzen Sie die Knie nicht auf dem Boden auf. Heben Sie sie etwas an, während Sie das Becken heben und weiter drehen, so, als ob Sie über die Schulter schauen wollten.

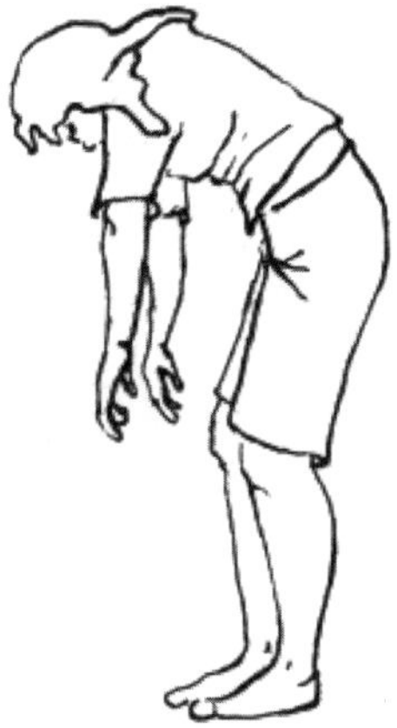

6

5: Jetzt sind Sie soweit gedreht, dass Sie nach hinten schauen können. Und der andere Arm ist in der Lage, die andere Hand auf dem Boden aufzusetzen.

6: Wenn Sie der Versuchung, sofort aufzustehen, widerstehen können und sich stattdessen weiter drehen, werden Sie etwas Verblüffendes erleben: Die Drehbewegung des Beckens, die Sie einsetzen, um weiter zu schauen, hilft Ihnen, das Gewicht des Körpers mit Leichtigkeit über die Füße zu heben.

7: Jetzt fällt es Ihnen sehr leicht, sich weiter aufzurichten und aufzustehen.

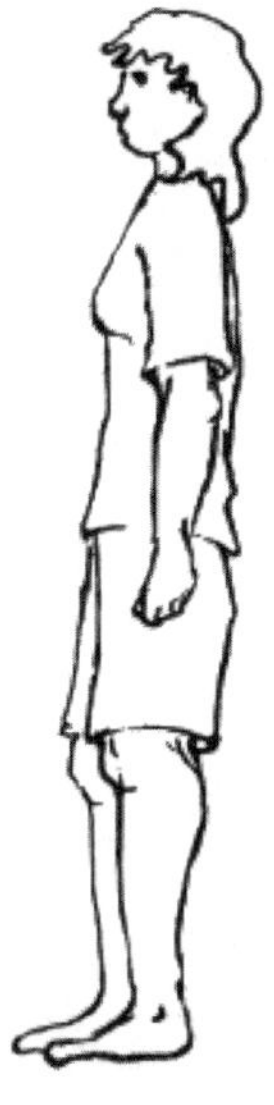

7

Wenn Sie die Bewegung nun genau umkehren – erst langsam hinhocken und dann drehen –, können Sie sich wieder hinsetzen. Diese Bewegung ist also umkehrbar. Sie lässt sich in beide Richtungen vornehmen, hinauf oder hinunter. Es ist jedoch wichtig, dass Sie sich erst hinhocken, bevor Sie anfangen sich zu drehen.

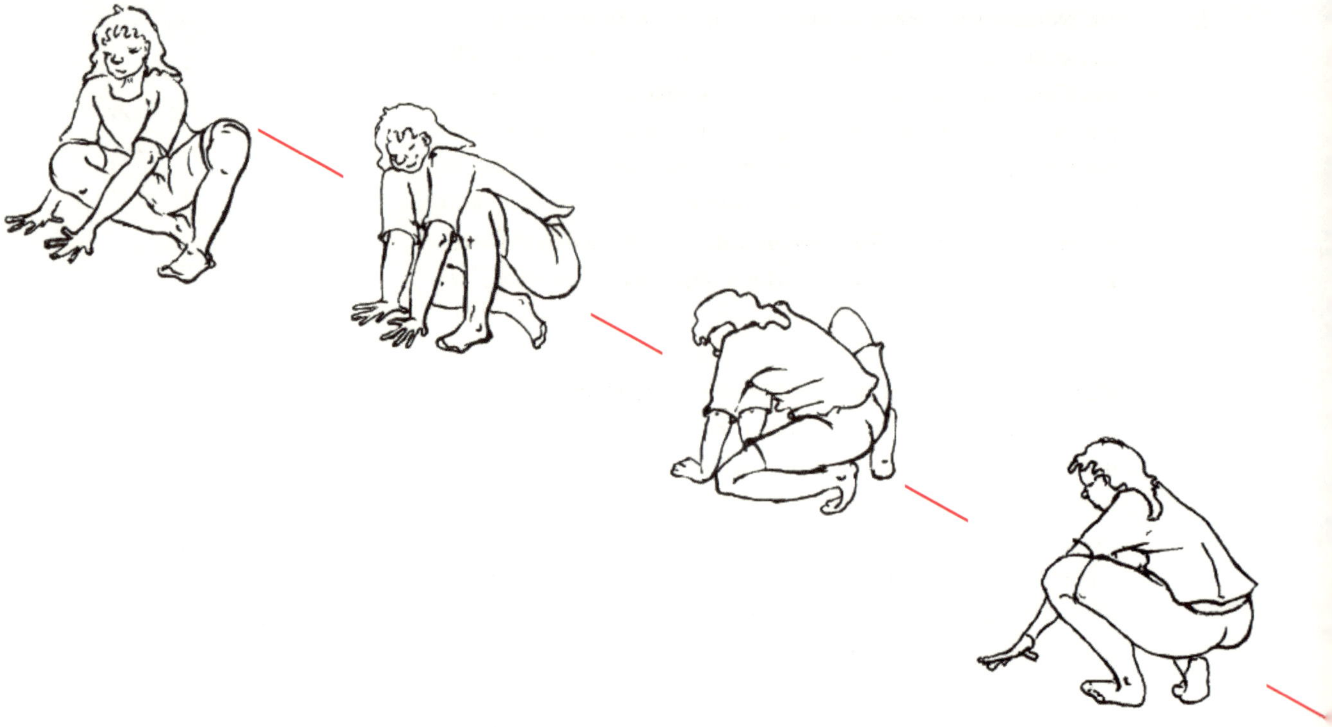

Diese Übung stammt aus dem Judo, wo es wichtig ist, schnell vom Boden aufzustehen. Sie stellt nicht nur eine leichte Art des Aufstehens dar, sondern sie macht auch Spaß. Für ältere Menschen oder Menschen mit Rückenbeschwerden ist es besonders wichtig, sich leicht vom Boden erheben zu können. Mit dieser Bewegung ist es möglich. Darüber hinaus verbessert sie auch die Koordination zwischen den Hüftgelenken, Beinen und Füßen. Damit wird die Steuerung der Kräfte durch Beckengelenke und Wirbelsäule genauer und wirksamer. Sie spüren es an der Leichtigkeit des Aufstehens. Das Gewicht des Körpers ist plötzlich überraschend leicht zu heben. Diese Leichtigkeit ist immer ein Hinweis einer verbesserten Koordination.

Es gibt eine Weiterentwicklung dieser Lektion. Sie beginnen wie zuvor. Allerdings stehen Sie, wenn Sie sich bereits um 180 Grad gedreht haben, nicht auf, sondern drehen sich einfach in der gleichen Richtung weiter. Schauen Sie sich die Abbildungen genau an, und Sie werden sehen, dass dies keine Probleme macht, wenn Sie die Hände nicht zu weit vom Becken entfernt auf den Boden legen und das Becken beim Drehen nicht zu hoch heben. Auf diese Weise können Sie sich in einem ganzen Kreis drehen und wieder hinsetzen. Beachten Sie dabei, dass die Beine dabei ihre Plätze im Verhältnis zueinander gewechselt haben. Wenn Sie das ein paar Mal geübt haben, wird es Ihnen Spaß machen, dies in schnellem Wechsel zu tun. Sie brauchen nur schneller um sich herum zu schauen, und auch das Becken wird sich schneller drehen. Vergnüglich – oder? In den Hunderten von Feldenkrais-Lektionen gibt es zahlreiche andere Übungen, die ähnlich viel Spaß machen.

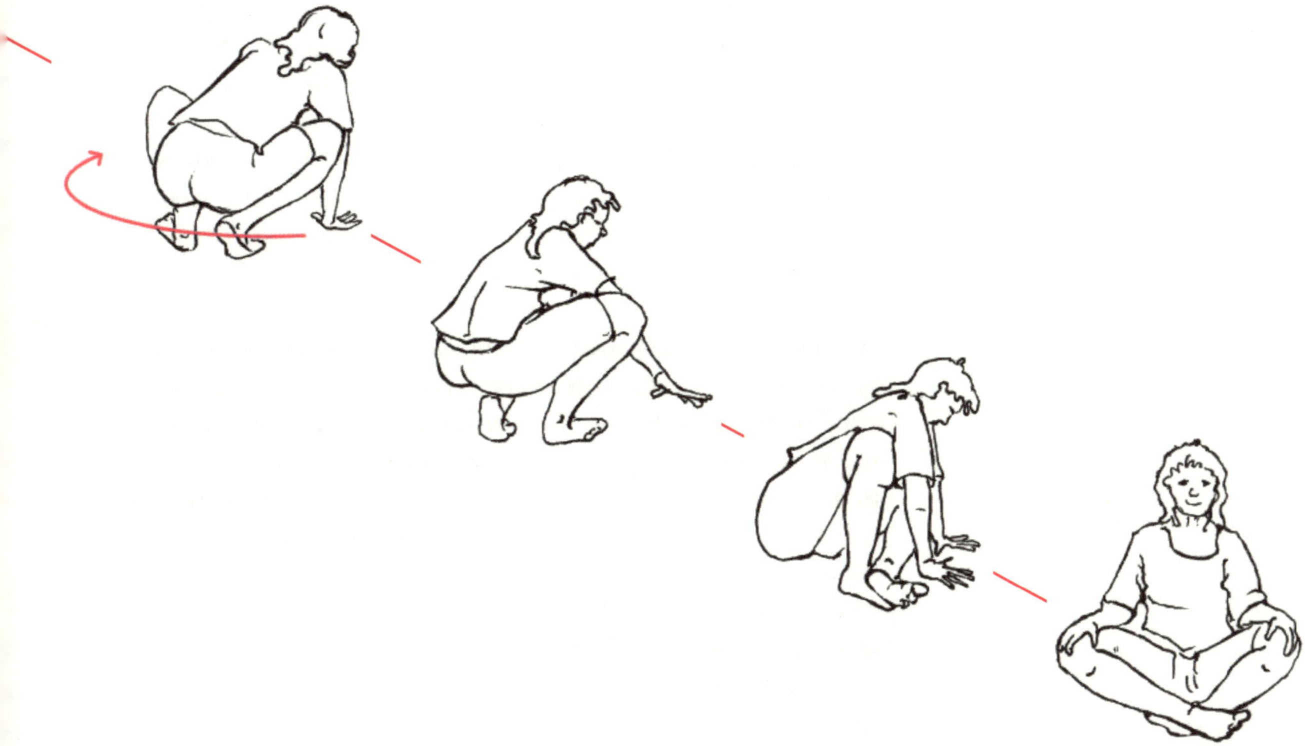

Ein ursprüngliches Bewegungsmuster wird verbessert – der Rücken wird frei

Eine weitere Stelle, an der Sie die Bewegungssteuerung verbessern können, liegt dort, wo sich der Nacken und der Brustkorb treffen, also wo der siebte Halswirbel und die ersten Brustwirbel liegen. Dort verlaufen die ersten Rippen vom Brustwirbel zum Brustbein. Und dort befindet sich am Schlüsselbein ein Gelenk, das an den Bewegungen der Schulterblätter beteiligt ist. Hier kommen die Bewegungen des Kopfes, des Atmens, der Arme und Schultern und die Gleichgewichtsbewegungen der gesamten Wirbelsäule zusammen. Diese Stelle ist neben dem Becken einer der wichtigsten Schlüsselpunkte für die Bewegungen unseres Körpers.

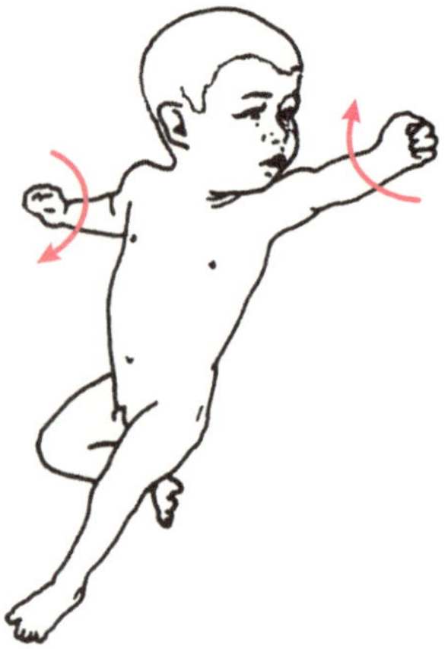

Abb. 32: Die Nackenreflexe bestimmen unsere Bewegungskoordination vom Anfang unseres Lebens an. (mit freundlicher Genehmigung von Fukuda T: Stato-Kinetic Reflexes in Equilibrium and Movement. Igaku-Shoin Ltd, Tokyo, 1957 [in Japanese])

Auf der nächsten Seite sehen Sie eine Bewegung, die dem Fechten ähnelt. Sie wird in der Rückenlage und im Sitzen ausgeführt. Die Arme werden dabei ausgebreitet, so dass Arme und Schultern eine Linie bilden. Die Arme werden in Kombination mit Roll- und Kippbewegungen des Kopfes und des Beckens bewegt – in verschiedenen Variationen des rechten und des linken Arms, des Kopfes und des Beckens, so dass alle Variationsmöglichkeiten durchgeforscht werden. Wenn Sie genau hinschauen, sehen Sie, dass in dieser Position eine Linie von Hand zu Hand genau an der Stelle verläuft, wo die verschiedenen Bewegungskräfte des Körpers zusammentreffen. Wenn diese Bewegungen leichter gesteuert werden können, erleichtert das die Bewegungen des gesamten Rückens.

Abbildung 32 zeigt, dass Säuglinge sehr ähnliche Bewegungen machen. Man nennt sie „asymmetrische tonische Nackenreflexe". Diese Reflexe beeinflussen den gesamten Muskeltonus des Körpers. Sie sind auch für Sie von Bedeutung. Solche Nackenreflexe werden im Lauf der Bewegungsentwicklung in unsere Koordination integriert und beeinflussen unsere Haltung noch heute. Diese Lektion greift diesen Koordinationsvorgang der Nackenreflexe auf, um die Drehbewegungen der Wirbelsäule zu erleichtern. Sie hilft auch bei der Regelung der Spannung der Rückenmuskeln.

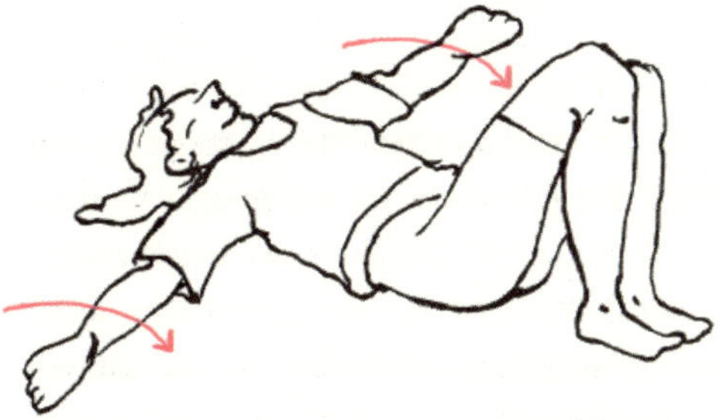

1

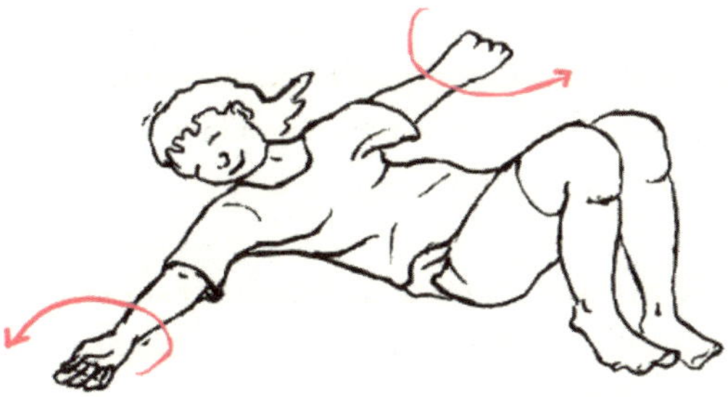

2

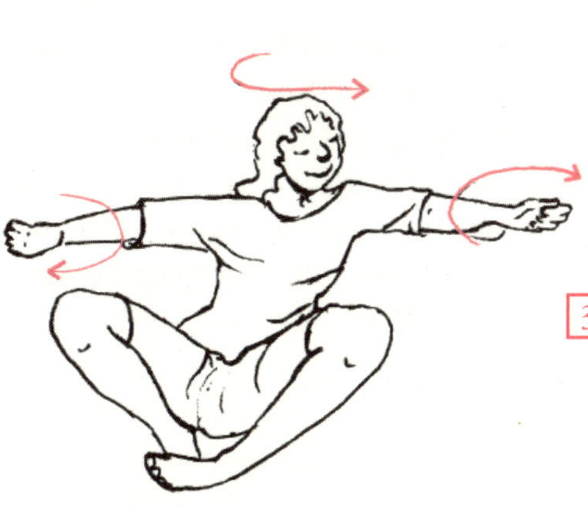

3

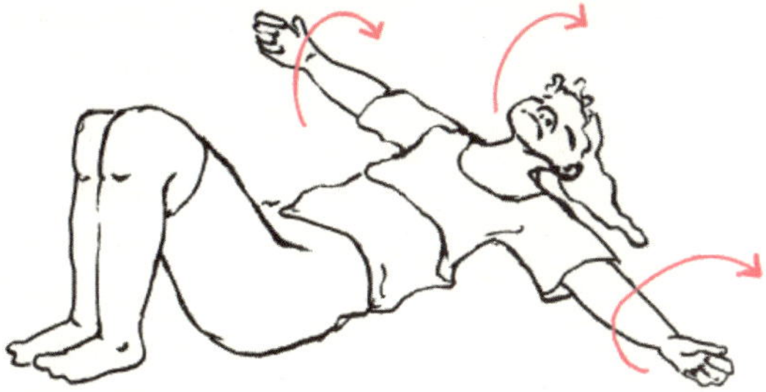

4

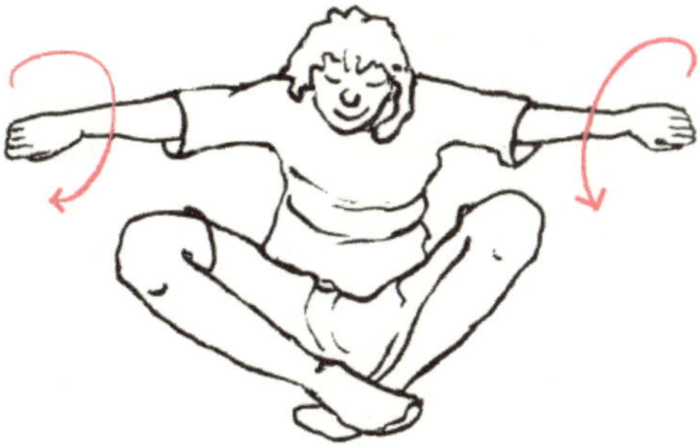

5

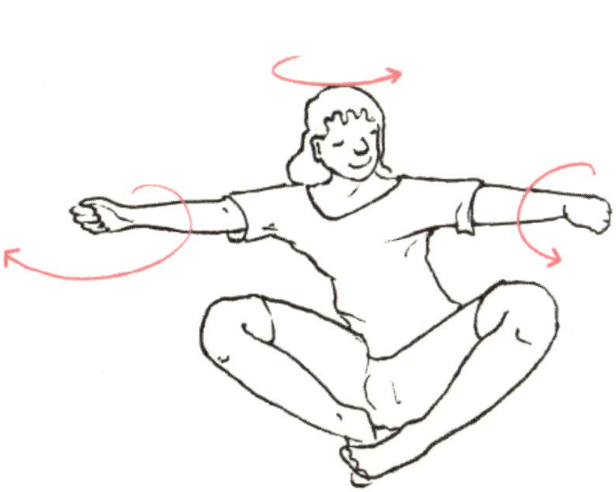

6

Das Zusammenspiel zwischen Aufrichtung und Atmung

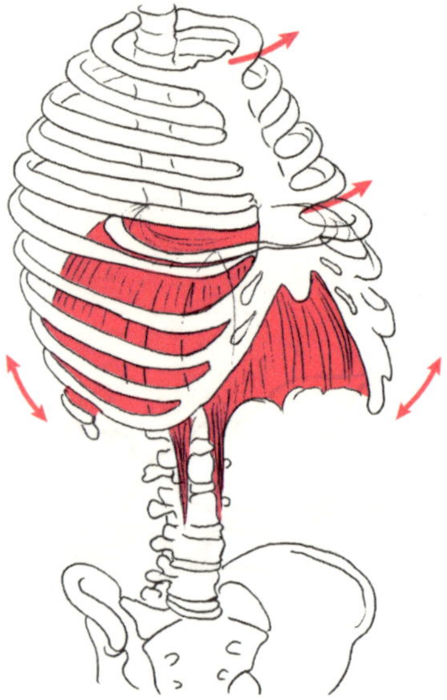

Abb. 33: Das Zwerchfell und die Bewegungen des Brustkorbs beim Atmen (mit freundlicher Genehmigung von Blandine Calais-Germain, Anatomy of Movement, Eastland Press, 1994)

Abbildung 33 zeigt die Bewegungen der Rippen beim Atmen. Sie macht auch deutlich, wie die 12 Rippen links und rechts am Brustbein und an der Brustwirbelsäule aufgehängt sind. Wenn wir einatmen, heben sie sich, und wenn wir ausatmen, senken sie sich. Der Hauptatmungsmuskel, das Zwerchfell, ist eine breite Muskelschicht, die an den unteren sechs Rippen zieht, wenn sie sich bei der Atmung kontrahiert. Da die Rippen an den Brustwirbeln hängen, beeinflussen die Atembewegungen des Zwerchfells die Bewegungen unserer Drehachse. Beachten Sie auch, dass das Zwerchfell sogar eine Verbindung zur Lendenwirbelsäule hat. Die Atembewegungen beeinflussen somit auch das Hohlkreuz. Eine genaue Betrachtung der Tätigkeit des Atmens zeigt außerdem, dass wir nicht nur mit dem Brustkorb atmen, sondern mit der gesamten Muskulatur zwischen den Atemräumen im Kopf und Hals bis zum Unterleib und Beckenboden. Eine verbesserte Koordination der Zusammenarbeit dieser Muskeln beim Atmen führt darum auch zu einer leichteren Bewegung der Wirbelsäule.

Die Abbildungen auf der nächsten Seite zeigen eine Lektion, bei der man den Brustkorb aufbläst und ihn wieder zusammensinken lässt. Dabei werden der Brustkorb und der Unterleib abwechselnd größer und kleiner. Es folgt ein Reihe von Bewegungen, bei denen mit dieser „Atemwippe“ in unterschiedlichen Stellungen und in verschiedenen Variationen und Richtungen experimentiert wird. Das Ergebnis ist eine neue Beweglichkeit beim Atmen um die Hüften, im Brustkorb und im Rücken. Es verschafft sogar Genuss, „sich“ zu atmen! Mit dieser Übung wird die Brustwirbelsäule mit ihren vielfältigen Möglichkeiten des Drehens, des Beugens, des Streckens und der Neigung beweglicher. Und damit sind die Bewegungen um die Drehachse des Körpers leichter. Außerdem wird mit dieser Übung das Gleichgewicht verbessert, da die im ältesten Teil des Gehirns befindlichen Nervenzentren, die für das Atmen verantwortlich sind, eng mit der Koordination des Gleichgewichts verbunden sind. Mit der Befreiung des Atmens erleben viele Menschen auch eine Befreiung von Schmerzen.

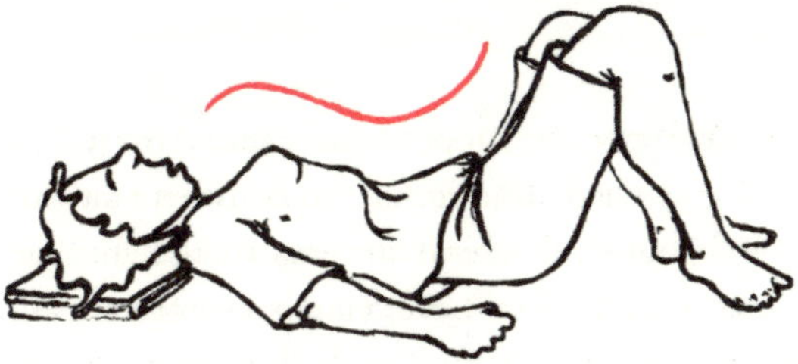

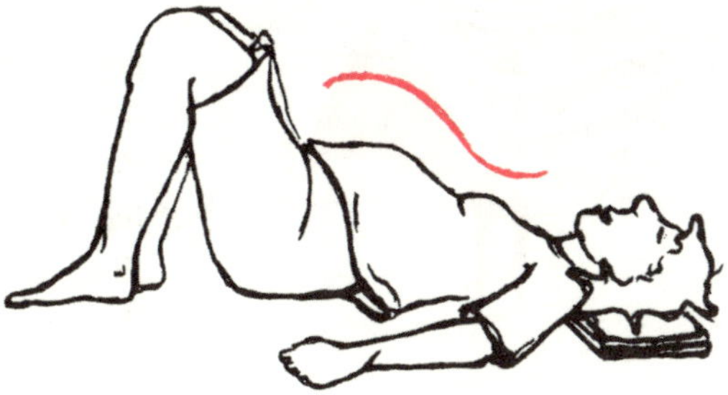

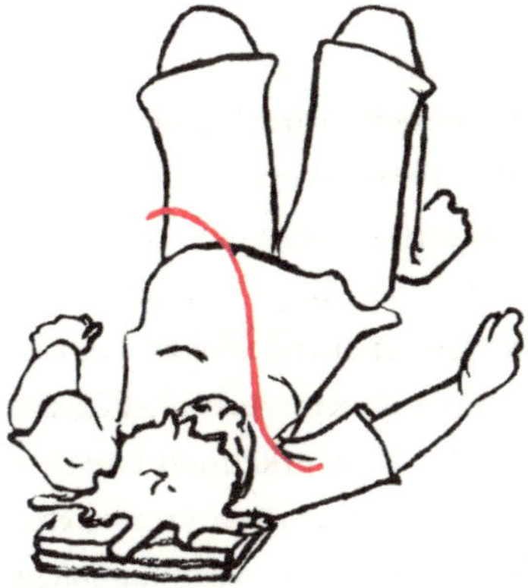

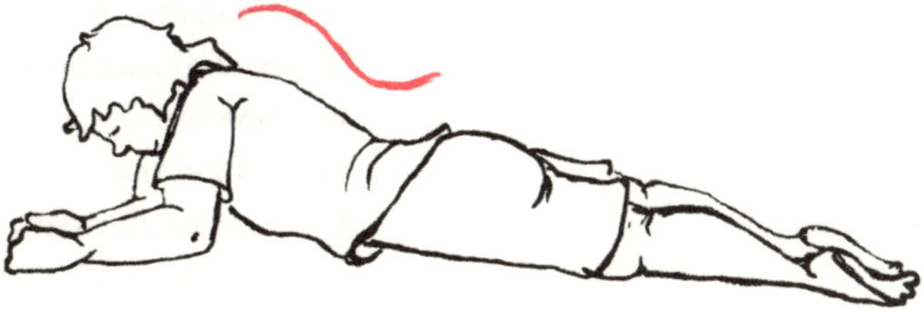

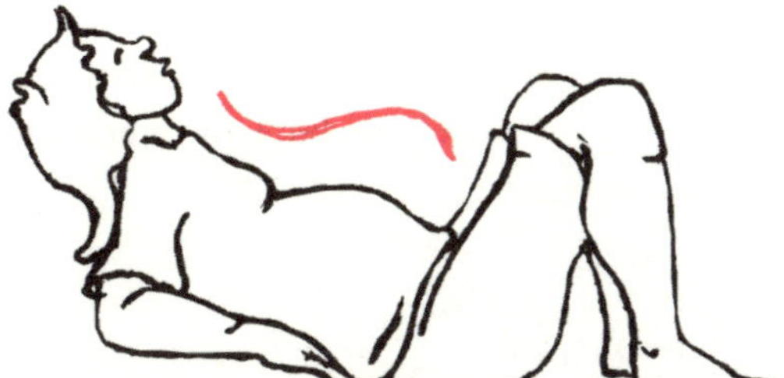

Der Säugling koordiniert die Bewegungen der Hände und Arme schon im dritten bis siebten Monat nach der Geburt zusammen mit den Bewegungen der Brustwirbelsäule, des Nackens, des Kopfes und der Augen. Danach lernt er, die Bewegungen des Greifens in alle neuen Entwicklungsschritte vom Krabbeln über das Sitzen bis zum Gehen zu übertragen.

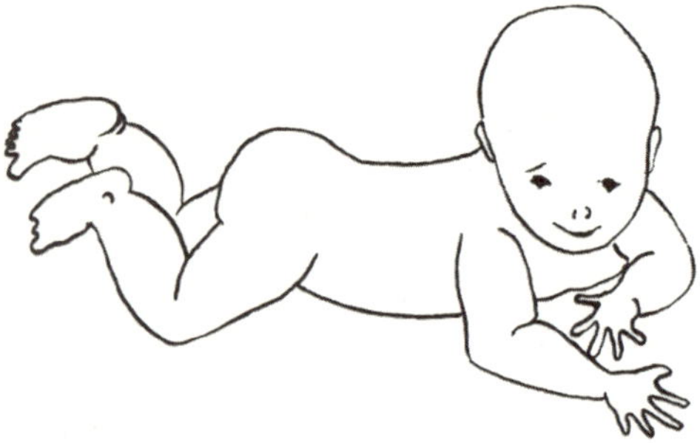

Für unser Gehirn sind die Bewegungsfreiheit und der Bewegungsumfang der Arme und Hände von größter Wichtigkeit für die Funktion der Drehachse unseres Körpers. Wenn sie sich frei bewegen, ist auch die Drehachse freier zu bewegen.

Auf der nächsten Seite sehen Sie eine „merkwürdige" Lektion. Sie beginnen, indem Sie die ausgestreckten Arme überkreuzen. Dann bewegen Sie die Hände mit zusammengefalteten Fingern in verschiedene Richtungen um den Rumpf, im Raum, über den Kopf und sogar um den Kopf. Bei diesen Bewegungen bewegen sich die Hände, Arme, Schultern und auch die Schulterblätter frei auf dem Rumpf. Für das Gehirn bedeutet das mehr, als wir normalerweise erkennen würden. Da die Koordination der Arme und Hände unmittelbar mit den Bewegungen von Rumpf und Wirbelsäule verbunden ist, bewirken solche ungewöhnlichen Bewegungen der Arme und Hände eine Verbesserung der Beweglichkeit der Drehachse – vor allem an der Stelle, wo die Halswirbel- und Brustwirbelsäule sich treffen (Abbildung 34). Das Ergebnis ist ein wunderbar freier Rücken.

Abb. 34: Die Bewegungen von Armen, Schulterblättern und Schlüsselbeinen wirken auf die Wirbelsäule an den Stellen, an denen sie mit dem Rumpf verbunden sind. (Sie sehen den Brustkorb, die Schulterblätter und Schlüsselbeine von oben).

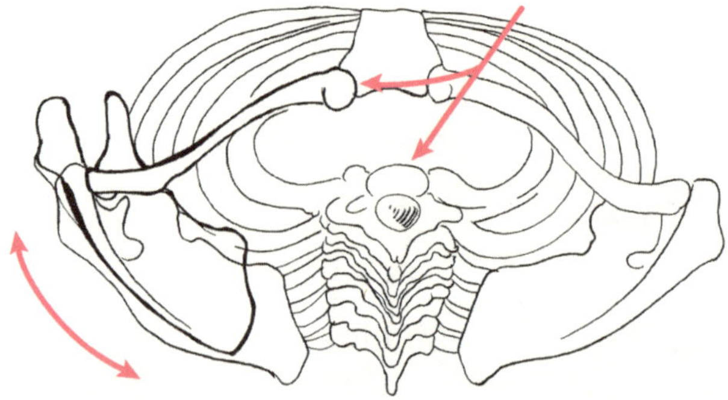

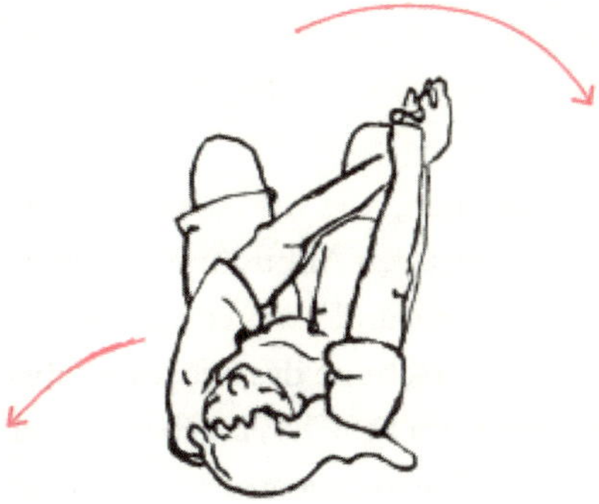

1

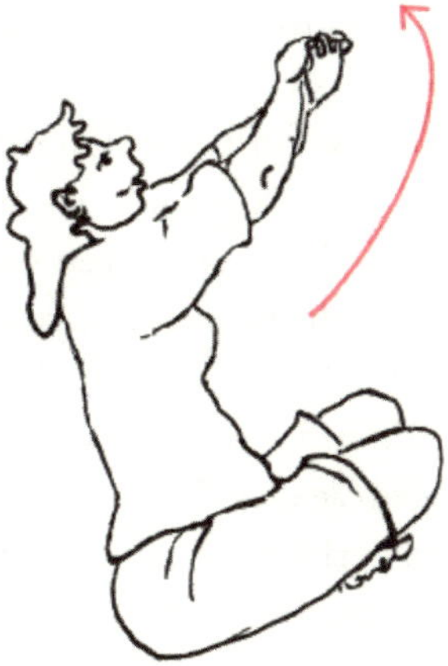

2

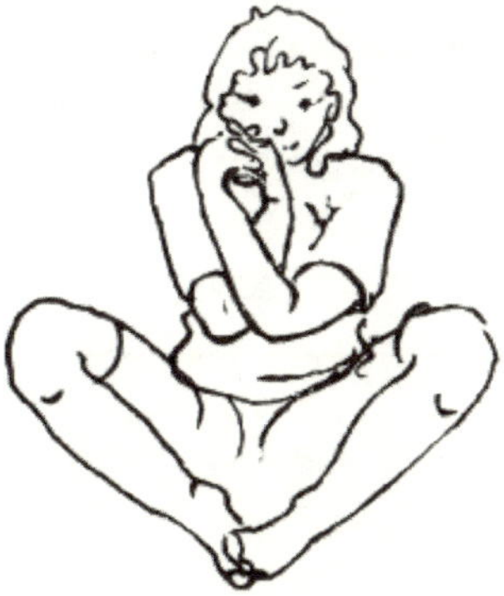

3

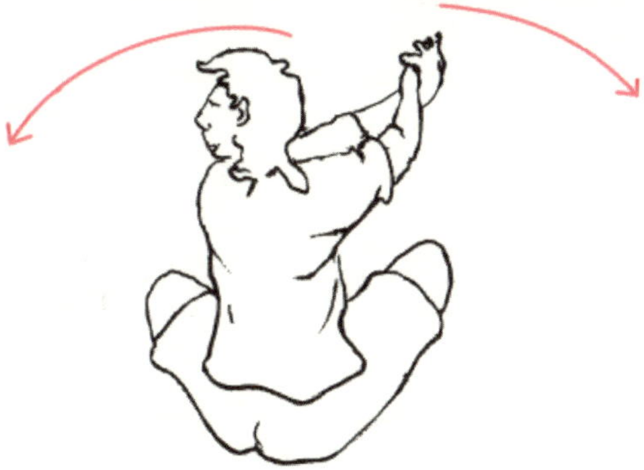

4

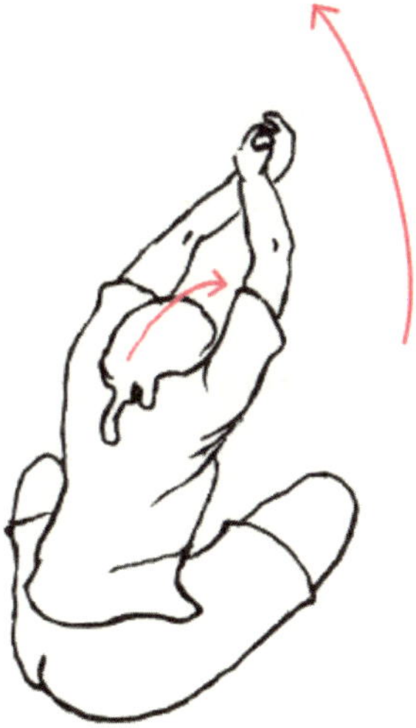

5

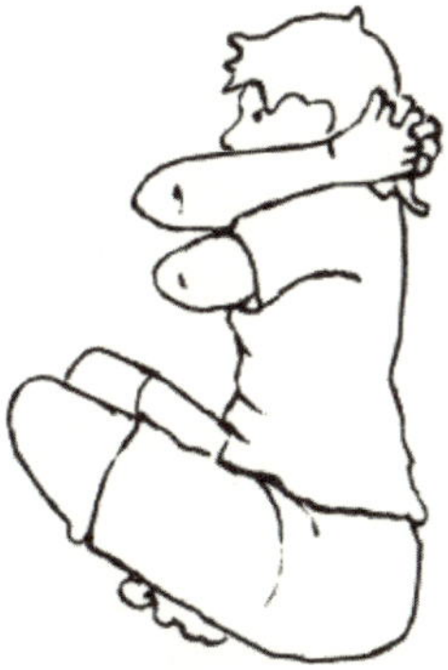

6

Das Gleichgewicht verbessern führt zu einem entspannten Rücken

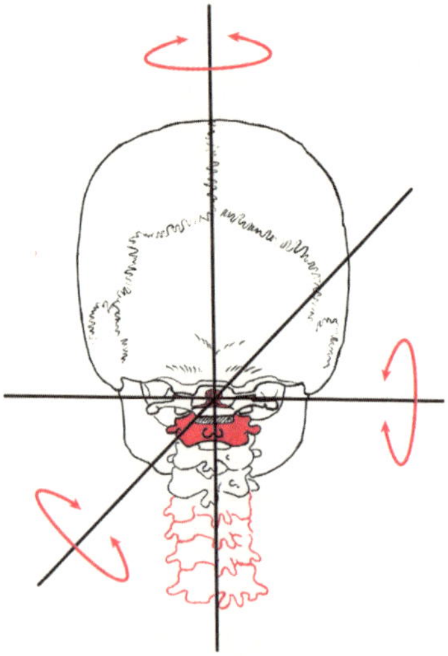

Kopf und Nacken können sich in alle Richtungen bewegen.

Auf den Seiten 81 bis 96 haben Sie gesehen, wie der Kopf auf dem Nacken balanciert. Hier sind die entsprechenden Abbildungen wieder. Die erste zeigt, wie der Kopf auf dem ersten und zweiten Halswirbel ruht. Die zweite präsentiert uns einen Querschnitt des Schädels. Hier erkennen wir, wo die Gleichgewichtsorgane im Schädel eingebettet sind, und dass die Achse zwischen den beiden Gleichgewichtsorganen genau durch die Drehachse zwischen dem ersten und zweiten Halswirbel verläuft. Die Bewegungen des Kopfes auf dem Nacken sind sehr wichtig für alle die Drehbewegungen des Rückens.

In den Abbildungen auf der nächsten Seite wird uns eine recht seltsame Vorstellung geboten. Sie setzten sich hin und stellen sich vor (nicht alles gleichzeitig – eins nach dem anderen), dass ein Bleistift an Ihrer Nasenspitze befestigt ist und nach vorn weist. Mit dessen Spitze zeichnen Sie nun im Raum vor dem Gesicht mit geschlossenen Augen einen kleinen Kreis. Wenn dieser Kreis rund ist, befestigen Sie in beiden Ohren (die wir uns rechts und links vom Kopf abstehend vorstellen) je einen imaginären Bleistift, einen weiteren Bleistift am Hinterkopf und noch einen an der Schädeldecke. Nun bewegen Sie diese Bleistifte, einen nach dem anderen so, dass Sie jeweils einen perfekten Kreis zeichnen. Dabei ist vor allem wichtig, dass die Kreise aller Bleistifte gleichzeitig rund und gleichmäßig werden. Das ist ziemlich herausfordernd, aber interessant. Mag es auch sehr merkwürdig erscheinen – wenn Sie genau hinschauen, werden Sie erkennen: Alle diese Bleistifte können ihre Kreise nur dann perfekt beschreiben, wenn die Bewegungen des Schädels auf dem Nacken in allen möglichen Richtungen völlig frei sind.

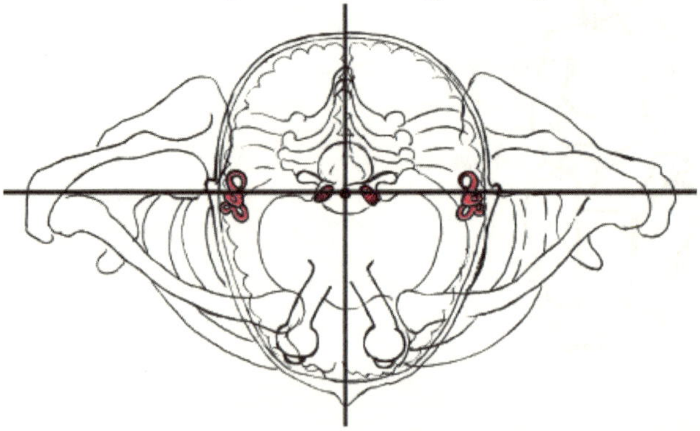

Der Schädel und dessen Drehachse von oben gesehen

Bei dieser Übung senden die Gleichgewichtsorgane, die im Schädel eingebettet sind, genaue Rückmeldungen an den Teil des Gehirns, mit dem das Gleichgewicht gesteuert wird. Dadurch wird die Gleichgewichtsfunktion sofort verbessert. Wie? Die Gleichgewichtsorgane wirken nämlich über die Rückmeldungen zum Planungsbüro des Gehirns auf den gesamten Muskeltonus des Körpers. Die neuen Informationen über das Gleichgewicht optimieren die Spannung der gesamten Rückenmuskulatur. Und so verschwinden viele Probleme.

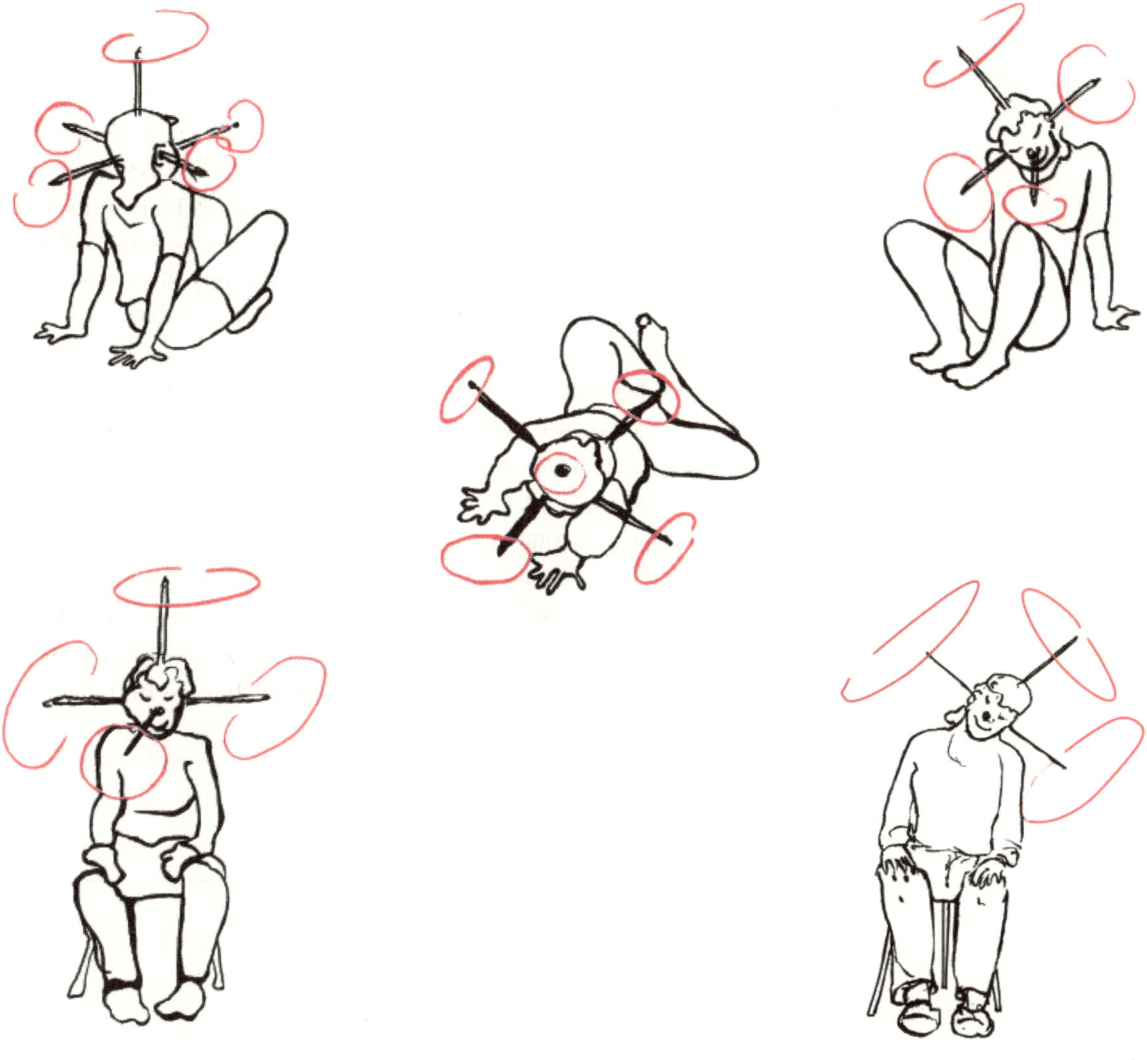

Die Augen sind wichtig für den Rücken

Schließlich ist auch der Gebrauch der Augen wichtig. Sie liefern uns sehr wichtige Informationen darüber, was um uns herum passiert. Da die Wahrnehmung des Raums eine Voraussetzung für die Planung jeder Bewegung ist, spielen die Bewegungen der Augen bei der Koordination eine Schlüsselrolle. Denn sie beeinflussen die Bewegungsplanung, ein Schritt in der Koordinationskaskade des Gehirns. Die freie Beweglichkeit der Augen in jede Richtung hat eine befreiende Wirkung auf die Flexibilität der Rückenbewegungen.

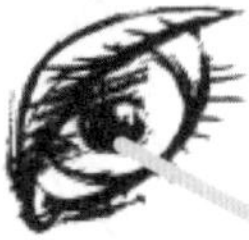

Auch die folgende Lektion erscheint zunächst ein wenig merkwürdig: Sie setzen sich mit aufgestellten Beinen oder im Schneidersitz hin. Legen Sie die Hände auf die Beine, wobei sich Daumen und Zeigefinger berühren. Die Augen sind geschlossen. Nun stellen Sie sich einen dünnen Faden vor, der von der linken Augenpupille zum Zeigefinger und Daumen der linken Hand und von der rechten Augenpupille zum Zeigefinger und Daumen der rechten Hand verläuft. Auf diese Fäden legen Sie jetzt in Ihrer Vorstellung jeweils eine kleine Perle.

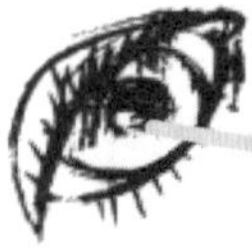

Die ganze Lektion zielt darauf, sich vorzustellen, wie die Perle einmal näher zur Hand und einmal näher zum Auge hin rutscht, wie sie hin und zurück rutscht – und dass Sie mit den Augen die Perle dabei verfolgen. Wiederholen Sie dies des öfteren und erproben dabei viele verschiedene Variationen, z. B. mit zwei Fäden, die entweder gekreuzt sind oder parallel verlaufen oder sogar an die großen Zehen gebunden sind. Damit wird die Beweglichkeit der Augen für das Schauen, das Fokussieren, das Verfolgen von Bewegungen, das Zusammenführen oder Auseinanderbewegen der Augen (dazu schauen wir näher hin oder etwas weiter weg), derart geschult, dass die Bewegungen von Augen und Kopf fließend werden. Die angenehmen Rückmeldungen dieser Bewegungen wirken sich dann ebenfalls auf die gesamte Koordinationskaskade aus. Und die Wirbelsäule lässt sich freier bewegen.

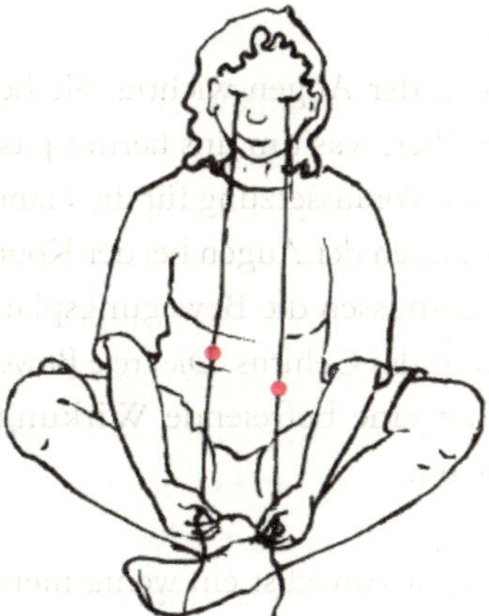

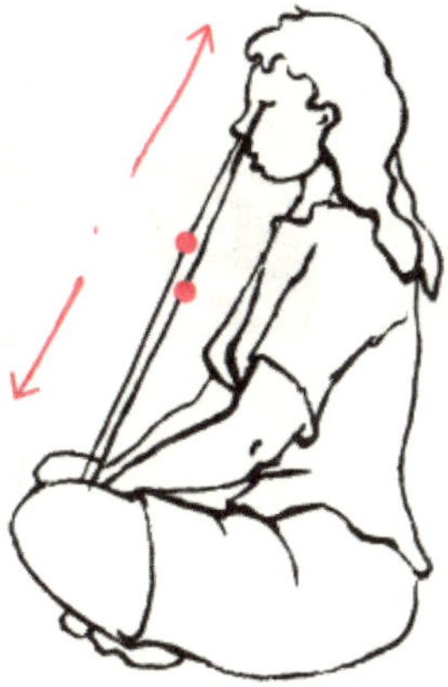

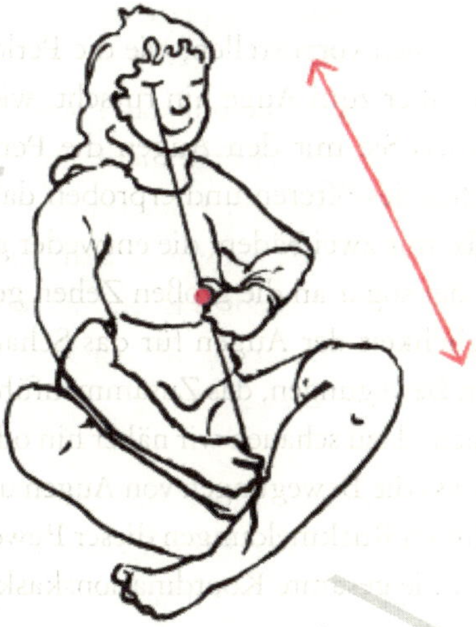

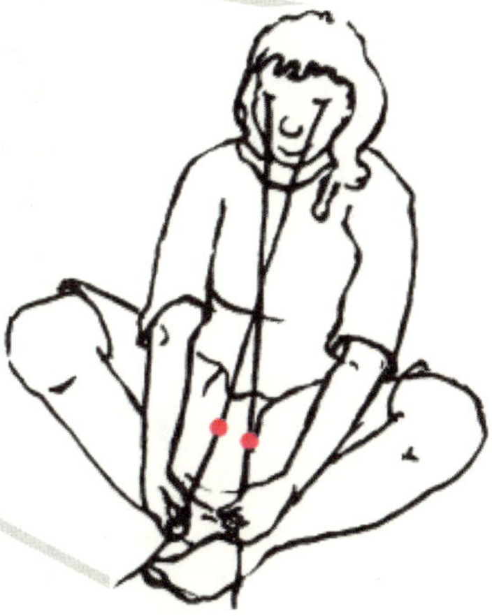

Lassen Sie sich ermutigen!

Natürlich gibt es weitaus mehr Möglichkeiten, um die Koordination der Drehachse Ihres Körpers zu optimieren. Doch schon diese beispielhafte Darstellung gibt Ihnen einen Eindruck davon, welchen Entwicklungsweg Sie einschlagen können, um Ihren Rücken von Schmerz zu befreien. Mit diesen Lektionen wird die gesamte Drehachse, von den Füßen bis zu den Augen, freier, flexibler und leistungsfähiger. Gleichzeitig lernen Sie alles was notwendig ist, um weiterhin Ihren Entwicklungsweg selbst in die Hand zu nehmen und die Richtung und Geschwindigkeit Ihres Lernens zu bestimmen. Sie lernen das Lernen selbst und entdecken die Quelle, aus der alle Ihre Bewegungen entsprungen sind. Wenn Sie auf diese Weise die Lernprozesse der Bewegungsentwicklung meistern, beherrschen Sie die „Klugheitsmethoden" und können Ihre Bewegungen optimal koordinieren.

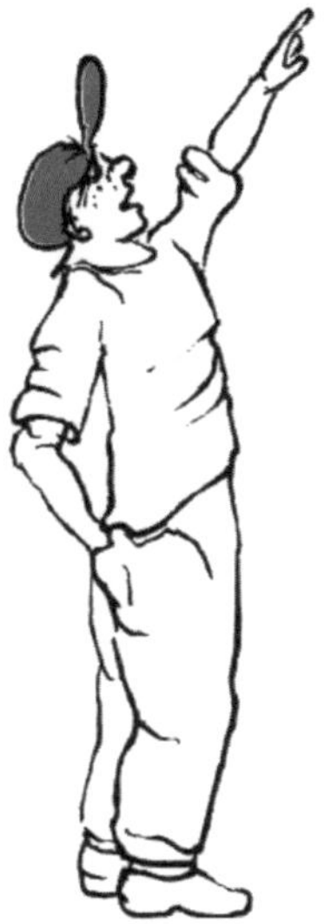

Ein weiterer, durchaus empfehlenswerter Weg wäre, das zu tun, was das Kind beim Erlernen des Rollens auf dem Boden macht. Wie Sie gesehen haben, ist dieses Rollen die Quelle aller Bewegungen unserer Drehachse. Sie könnten beobachten, wie Säuglinge das machen, und so herausfinden, was genau sie tun. Sie könnten diese Bewegungen einfach wiederholen. Dann hätten Sie nicht nur das Endresultat zur Verfügung, sondern auch die Zwischenschritte dieser Entwicklung im Blick. Tatsächlich gibt es eine Reihe von Feldenkrais-Lektionen, die das tun: die Bewegungen, die wir als Säuglinge gemacht haben, auf detaillierte Art zu erforschen. Das Ergebnis ist immer wieder das gleiche: große Erleichterung und Verbesserung all der Bewegungen, die für unser Leben wichtig sind.

Sie können diesen Weg noch weiter gehen, indem Sie jene Feldenkrais-Lektionen kennen lernen, die die gesamte Entwicklungslandschaft widerspiegeln. Es gibt Lektionen mit Positionen im Sitzen, im Vierfüßlerstand, auf Knien, im Hocken, Stehen und Gehen – all dies sind Schritte der sensomotorischen Entwicklung.

Im Anhang finden Sie eine ausführliche Anleitung für drei Lektionen, die Sie ausprobieren und dabei prüfen können, welche Wirkungen von ihnen ausgehen. Vergessen Sie nicht, neugierig und erforschend

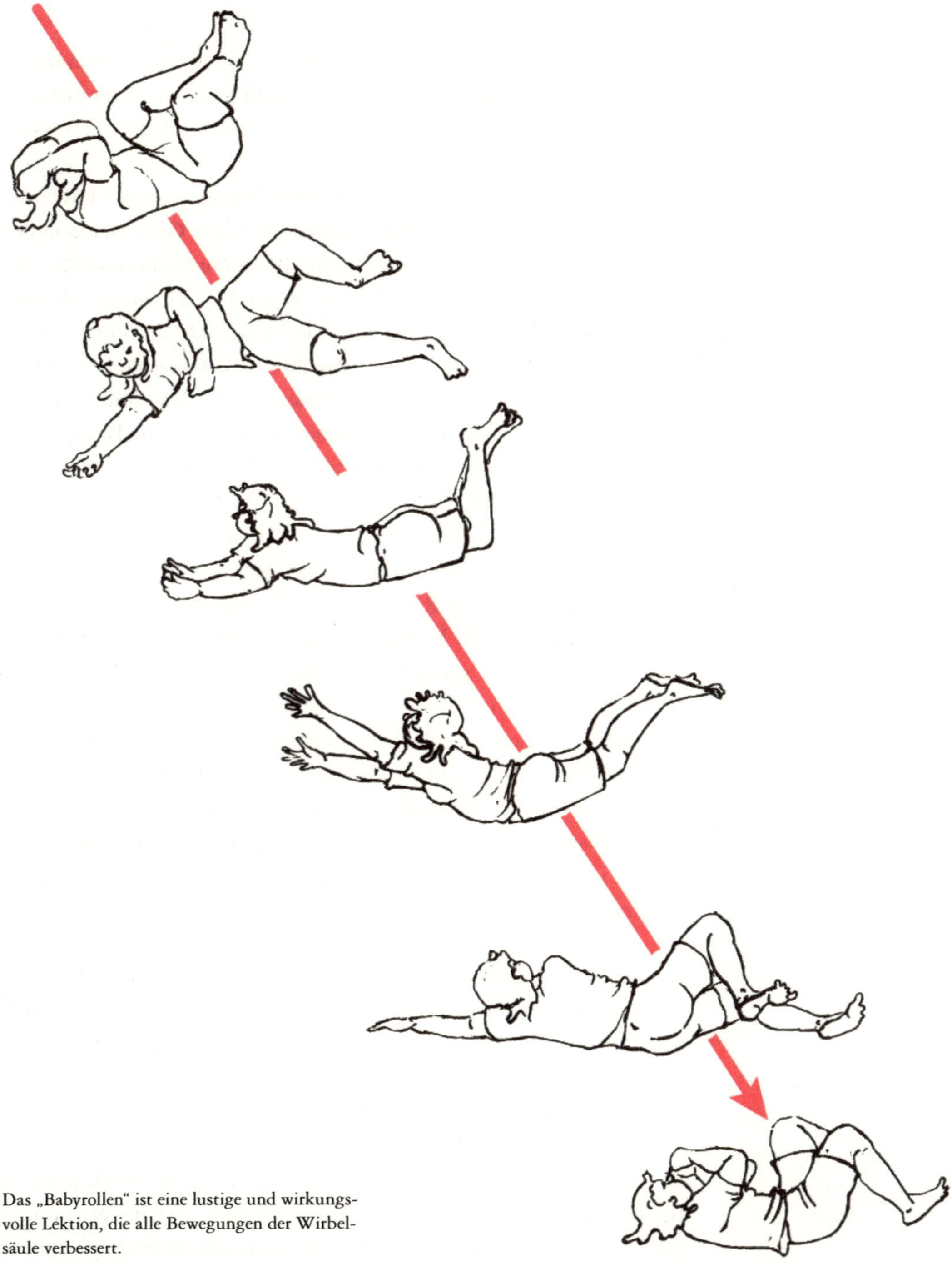

Das „Babyrollen" ist eine lustige und wirkungsvolle Lektion, die alle Bewegungen der Wirbelsäule verbessert.

Die Vielfalt der Feldenkrais-Lektionen ist erstaunlich!

vorzugehen sowie auf kleine Unterschiede im Bewegungsfluss zu achten. Dann bin ich sicher, dass Sie Erleichterung finden werden. Mit diesen drei Lektionen können Sie auf ganz praktische Art überprüfen und für sich selbst entscheiden, ob es interessant für Sie ist, den Prozess fortzuführen, von dem ich Ihnen erzählt habe.

Darüber hinaus gibt es weitere Möglichkeiten. Das ganze System der Feldenkrais-Methode umfasst mehrere hundert Lektionen für alle möglichen Bewegungsfunktionen. Auch wenn Sie nur einen kleinen Teil davon kennen lernen, werden Sie entdecken, wie Sie Ihre Wirbelsäule leichter bewegen können. Sie haben dann eine Methode zur Verfügung, mit der Sie selbständig weitermachen können. In den Einzellektionen finden Sie dort weiterführende Unterstützung und Anleitung, wo die Komplexität der notwendigen Entwicklungsschritte die eigene Erfahrung überfordern würde.

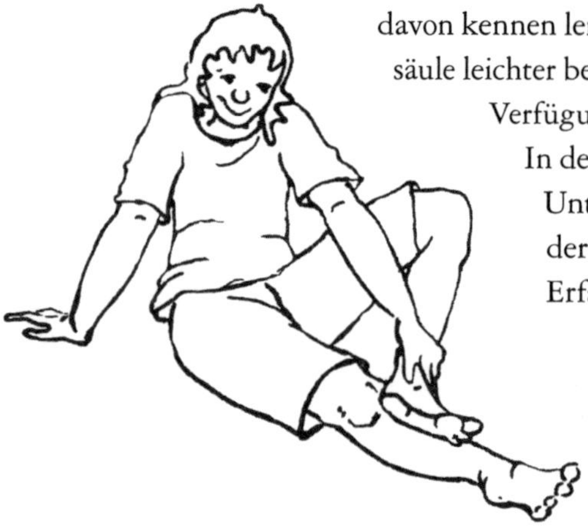

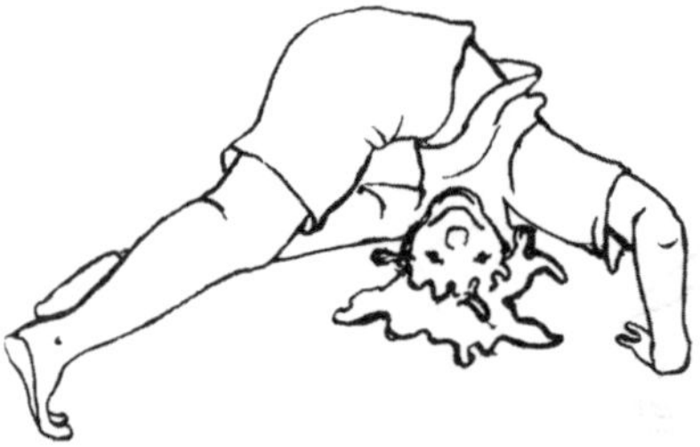

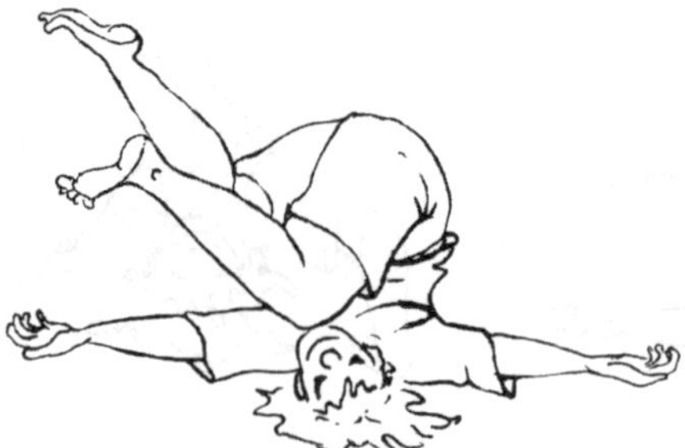

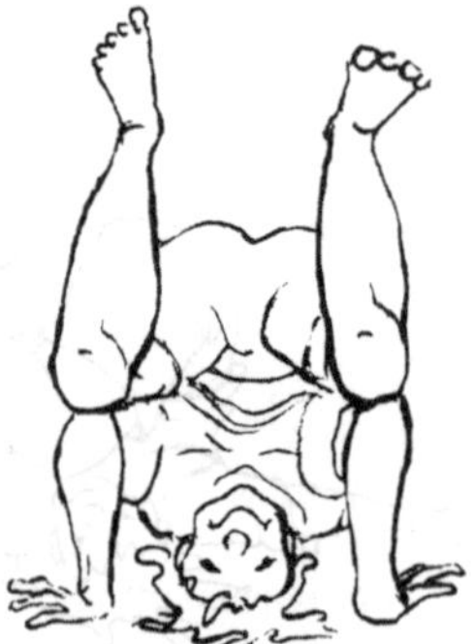

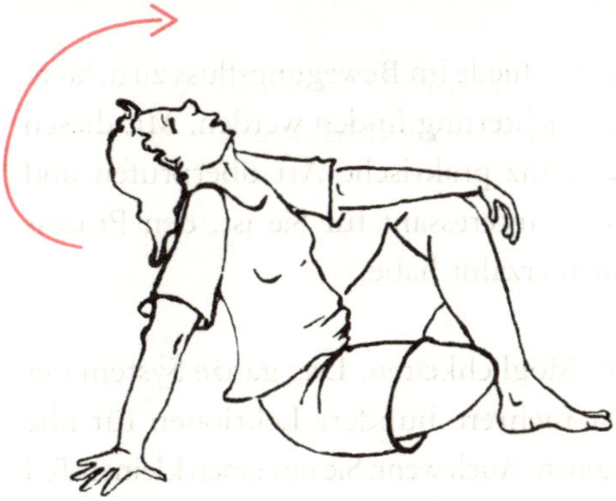
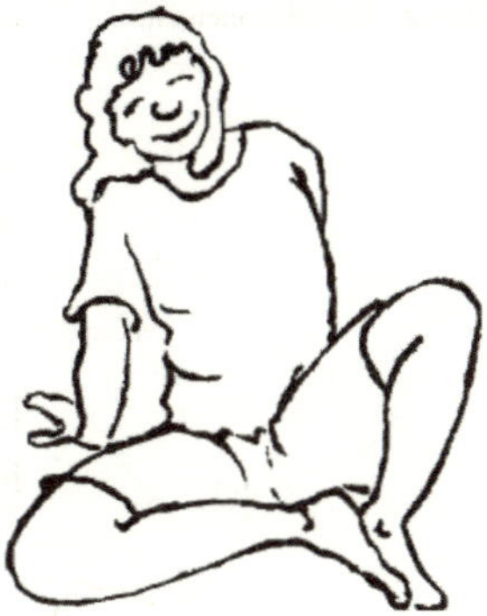
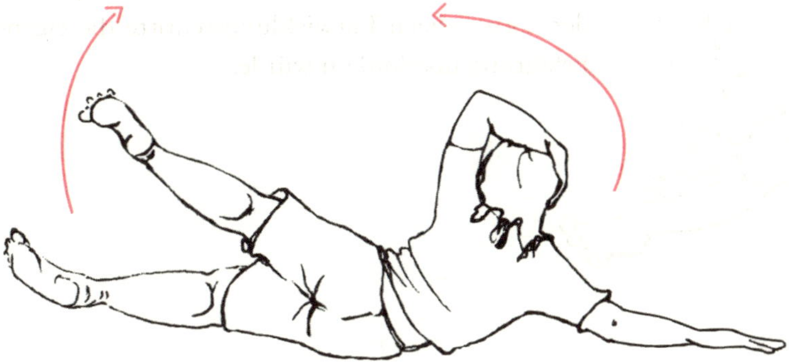
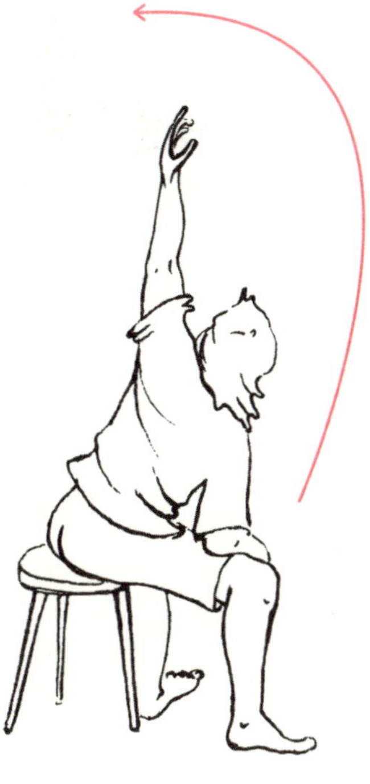
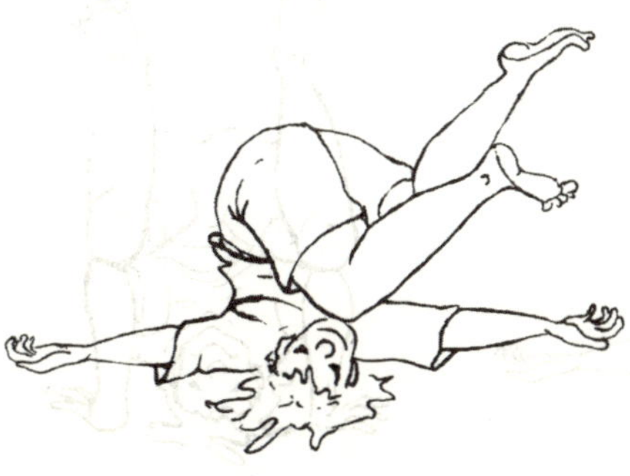
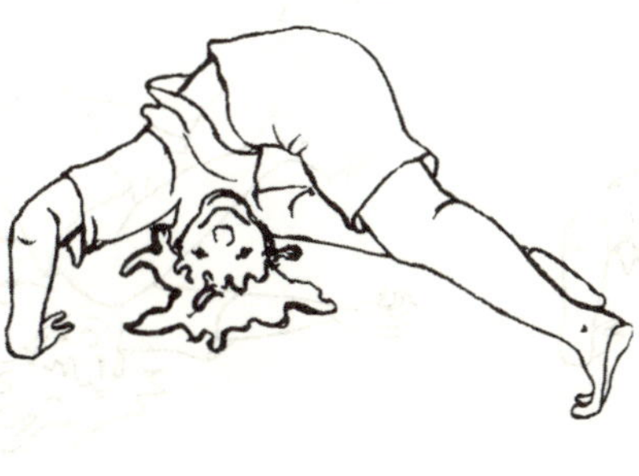

FAZIT

Mit Hilfe der Feldenkrais-Lektionen können wir lernen, wie wir die Entwicklung unserer Bewegungskoordination selbst steuern können.

Wir lernen dabei, den vier Schritten der Koordinationskaskade zu folgen und lernen somit zu lernen.

Auch ermöglichen uns diese Lektionen, zu den ursprünglichen Bewegungen unserer Drehachse zurückzufinden.

Zehn Beispiele von Feldenkrais-Lektionen zeigen, wie wir mehr Informationen über die Bewegungen der Wirbelsäule erlangen können. Was wir dabei entdecken, ermöglicht uns, den Rücken sicher und leicht zu bewegen.

Moshé Feldenkrais und seine Methode

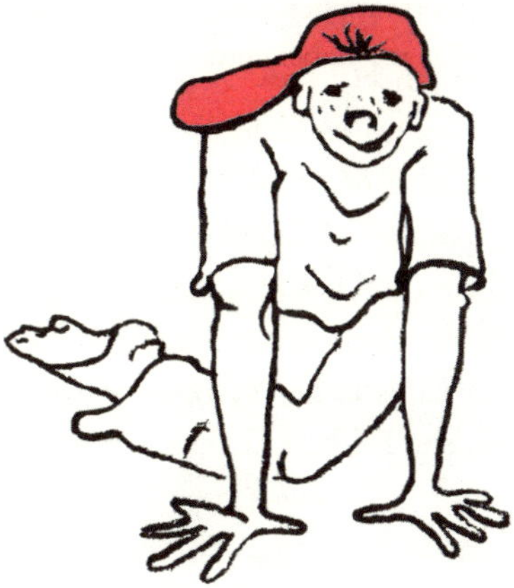

Jetzt haben Sie einen Überblick darüber, wie Sie die ursprüngliche Entwicklung der Bewegungskoordination wieder aufnehmen und erfolgreich in Gang bringen können. Wenn Sie die Materie noch besser kennen lernen, werden Sie von der erstaunlichen Vielfalt der Lektionen verblüfft sein. Die Lektionen stammen alle aus dem in über 50 Jahren geschaffenen Repertoire von Moshé Feldenkrais.

Als ich 1972 an einer Selbsterfahrungsgruppe am Esalen-Institut in Kalifornien teilnahm, lud uns die Gruppenleitung eines Nachmittags ein, eine Lektion der damals in den USA noch unbekannten Feldenkrais-Methode auszuprobieren. Wir begannen mit dem Vierfüßlerstand. Die Studienleiterin, eine frühe Schülerin von Feldenkrais, führte uns durch ebenso komplizierte wie amüsante Bewegungen auf Händen und Knien. Am Ende krochen wir alle mit gekreuzten Beinen und unter viel Gelächter auf dem Boden herum.

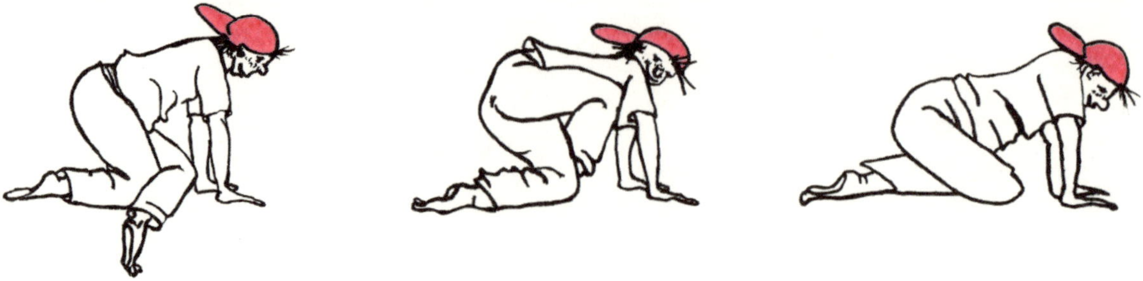

Tom macht Feldenkrais!

Als ich wieder aufstand, stelle ich verblüfft fest, dass ich auf gut geölten Hüftgelenken geradezu durch das Zimmer schwebte. Meine Bewegungen fühlten sich angenehm, anmutig, ja beinahe schwerelos an. Von Moshé Feldenkrais hatte ich noch nie zuvor gehört, aber ich war sofort davon überzeugt, dass der Erfinder von Bewegungsübungen, die so viel Leichtigkeit erzeugten, über ein Wissen von fundamentaler Bedeutung verfügen müsse. Drei Jahre später bot das Institut für humanistische Psychologie in San Francisco einen Ausbildungskurs mit Moshé Feldenkrais an. Ich schrieb mich gleich dafür ein.

Um 1975 war San Francisco das Zentrum der humanistischen Psychologieszene. Nun war der Grüne Saal des Lone Mountain College vollbesetzt mit 65 Menschen, vorwiegend Psychologen, Tänzern und Bewegungstherapeuten. Wir saßen in einem großen Kreis und warteten gespannt auf die Ankunft von Moshé Feldenkrais. Neben mir saß „Spacey Gracie", eine Frau aus dem Randbereich der Psychoszene, die vielleicht in ihren Hippietagen ein bisschen zuviel mit Drogen experimentiert hatte. Als Veteran des amerikanischen High-School-Sportunterrichts nahm ich an, dass der erwartete Bewegungsexperte gleich in weißer Hose, weißem Hemd und weißen Turnschuhen federnden Schrittes und voll dynamischer Energie ins Zimmer kommen würde.

Da erschien ein seltsames Paar an der Tür. Es bewegte sich langsam nach vorn. Ein alter Mann ging langsam am Arm eines jüngeren, beide waren recht untersetzt. Plötzlich reagierte die Gruppe, alles stand auf und applaudierte. Auch ich tat das, als Gracie neben mir auf die Füße sprang. Während ich mitklatschte, fragte ich sie flüsternd: „Wer ist das?" – „Der ältere ist Moshé!", zischte sie zurück.

Ich wollte meinen Augen nicht trauen. Dieser weißhaarige Greis, der fast genauso breit wie hoch war und Schwierigkeiten mit dem Gehen hatte, wollte mir jungem Spund von 24 Jahren zeigen, wie ich mich besser bewegen könnte? Keine Turnschuhe, keine weiße Hose. Ernst in die Runde blickend, fing er direkt mit der Lektion an: „Bitte legen Sie sich auf den Rücken!"

So begann meine achtjährige Erfahrungsreise mit diesem ganz ungewöhnlichen Menschen. Schon während der ersten Woche wurde deutlich, dass Moshé unser gewohntes Denken über Bewegung, Handeln und Lernen in Frage stellen wollte. Er sprach aus der klaren und selbstbewussten Überzeugung, genau zu wissen, was er tat. In kurzer Zeit überzeugte er uns alle davon, dass er in der Tat Fundamentales wusste, und bestätigte damit das Gefühl, das ich drei Jahre zuvor empfunden hatte, als ich auf gleichsam „neuen Hüften" durch ein sonniges Zimmer in Kalifornien schwebte.

Moshé war naturwissenschaftlich, kulturell und in allen Fragen zur menschlichen Bewegung und Entwicklung hochbewandert. Mit enormem Wissensdurst und erstaunlicher Kreativität hatte er sich dem Ziel verschrieben, das Leben anderer Menschen zu erleichtern. Geradezu regelmäßig hört man von jenen, die ihm persönlich begegneten, dass Moshé einer der faszinierendsten Menschen war, den sie je kennen lernten. Seine Neugier war legendär.

Moshé war bekannt für seine Warmherzigkeit, aber auch für gelegentliche Anfälle von schlechten Manieren. Er konnte unberechenbar und manchmal sogar ganz schön unverschämt sein. Als ich ihn näher kennen lernte, ging mir auf, dass viele seiner Ausbrüche nicht nur die Folge schlechter Laune waren. Oft reagierte er absichtlich auf die so genannten „guten Manieren" anderer, die damit ihre wahren Absichten zu verbergen suchten.

Die ausgeprägten Merkmale seiner Persönlichkeit spielten bei der Entwicklung der Feldenkrais-Methode eine Rolle. Moshé war Kämpfer bei der jüdischen Untergrundorganisation „Hagannah" in Palästina gewesen. Er war Ingenieur und Physiker mit hervorragender Bildung, die er beim Studium an der Sorbonne in Paris erwarb. Bei seinem Aufenthalt in Paris hatte er Judo kennen gelernt und gemeistert. Als die Deutsche Wehrmacht Frankreich überfiel, floh er nach England. Dort legte er erste Grundsteine für seine spätere Methode. Er wandte sein Wissen in Mechanik, Anatomie, Neurophysiologie, Lerntechniken, Judo u.v.a. an, um eigene Schwierigkeiten zu überwinden, die von alten Knieverletzungen herstammten. Als Folge seiner unbändigen Neugier und Resultat unzähliger Experimente entstanden die Feldenkrais-Lektionen, die heute in Hunderten von Variationen gelehrt werden. Er selbst bildete in Schulungen in Israel und den USA zwischen 1969 und 1983 etwa 300 Menschen aus. Ich hatte das Glück, bei den beiden amerikanischen Ausbildungsgängen über sieben Jahre lang bei ihm zu lernen. Geboren 1904 und verstorben 1984 hat er ein reiches Erbe hinterlassen.

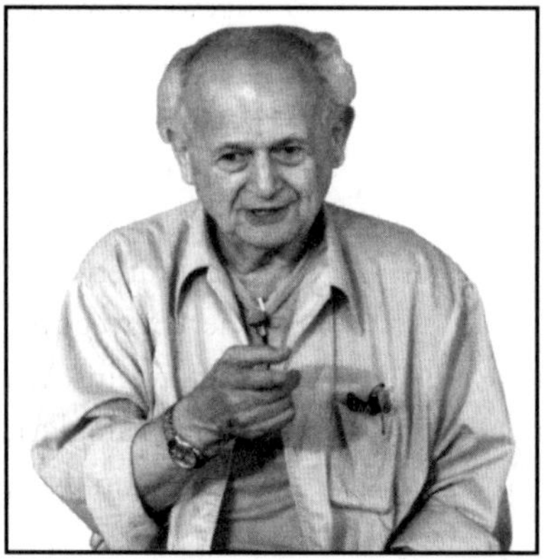

Moshé Feldenkrais beim Unterrichten
(Foto © 1981, M. Wolgensinger,
mit freundlicher Genehmigung
Lea Wolgensinger)

Verschiedene Anwendungsgebiete der Feldenkrais-Methode

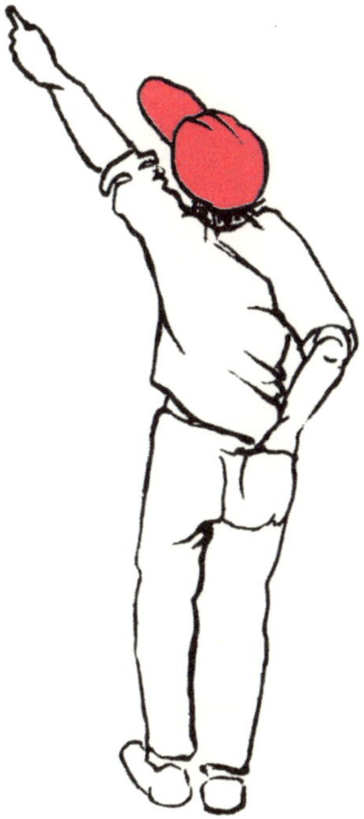

Zum Abschluss möchte ich noch ein paar Hinweise auf Bereiche und Tätigkeiten geben, in denen die hier vermittelte Methode angewandt werden kann, um Mühen, Schmerzen und Unvermögen zu überwinden.

Die neue Bewegungs- und Wahrnehmungsfähigkeit, die im natürlichen Entwicklungsprozess entsteht, nannte Moshé Feldenkrais „Bewusstheit". Er nutzte diesen Begriff zur Beschreibung von Qualitäten wie: flexible Aufmerksamkeit, Sinnesschärfe, Präzision in der Bewegung. Bewusstes Tun besteht in der Fähigkeit, während des Handelns den Handlungsprozess selbst wahrzunehmen – eine ganz konkrete Fähigkeit, die es uns erlaubt, unser Tun so genau unseren Absichten anzupassen, dass wir im Leben Erfolg haben.

Die Fähigkeit zur bewussten Bewegung steht jedem zu Verfügung, der seine Koordination zu verbessern sucht. Heute ist die Feldenkrais-Methode ein fester Bestandteil der Bewegungserziehung und Therapie in vielen Bereichen:

Kinder

Da sie den Entwicklungsprozess des Kindes widerspiegeln, sind die Feldenkrais-Lektionen für Kinder ideal. Besonders die Einzelstunden sind für Kinder mit Entwicklungsproblemen sehr wertvoll.

Jugendliche

Die Feldenkrais-Lektionen tragen dazu bei, dass die Entwicklungslandschaft in den Teenagerjahren vielfältig bleibt und nicht eingegrenzt wird. Die Feldenkrais-Methode in den Schulunterricht zu integrieren hätte den Vorteil, dass allen Kindern ein Weg zu lebenslanger Gesundheit aufgezeigt würde.

Präventive Gesundheitsbildung für Erwachsene

Wenn Erwachsene die Feldenkrais-Methode kennen und damit eine Möglichkeit haben, für sich selbst etwas zu tun, bedeutet dies für sie einen enormen Gewinn an Lebensqualität. Die Entlastung der Krankenkassen und der Industrie stellt zusätzlich eine Entlastung für die Volkswirtschaft dar.

Medizin

Für Patienten nach einem Schlaganfall, mit Multipler Sklerose, bei Verletzungen des Bewegungsapparates oder mit einem künstlichen Hüftgelenk ist es entscheidend, den Verlauf der Koordinationskaskade des Gehirns zu verbessern. Wie Sie gesehen haben, wird jeder Schritt dieser Kaskade in den Feldenkrais-Lektionen geschult. Kein Wunder, dass diese Methode immer mehr Anerkennung in vielen Bereichen der Medizin findet.

Tanz, Schauspiel, Musik und Gesang

Künstler in allen diesen Bereichen finden ihren höchsten Ausdruck durch die Verfeinerung der Wahrnehmung und Bewegungskoordination. Die Feldenkrais-Lektionen bieten jedem Künstler Zugang zu fließender Koordination für ästhetische Vollendung.

Sport

In allen Sportarten sind Kraft und Ausdauer sehr wichtig. Die Steuerung dieser Kräfte ist jedoch genauso wichtig. Sportler und Sportlerinnen, die die Feldenkrais-Methode kennen, haben einen Leistungsvorsprung und können Verletzungen besser vorbeugen.

Tai Chi usw.

Körperbeherrschung und Ruhe sind wichtig, sei es für Tai Chi, Qigong, Meditation oder die Kampfkünste. Mit Hilfe der Feldenkrais-Lektionen entwickelt jeder eine feine Körperempfindung und mehr Ruhe. Dadurch können die Übungen in diesen Bereichen einfacher und erfolgreicher praktiziert werden.

Psychotherapie

Die Grundlage der Selbstempfindung ist die Körperempfindung. Somit kann die Feldenkrais-Methode auch im Bereich der Psychotherapie eine wertvolle Ergänzung sein.

Senioren

Ältere Menschen haben ausgeprägte Bewegungsgewohnheiten entwickelt. Sie befinden sich in einem tiefen Tal in ihrer Entwicklungslandschaft und erleben viele Bewegungseinschränkungen. Die sanften Feldenkrais-Lektionen sind ideal für Ihre Bedürfnisse und bringen Erleichterung.

Ach ja, beinahe hätte ich es vergessen: Anna geht es blendend!

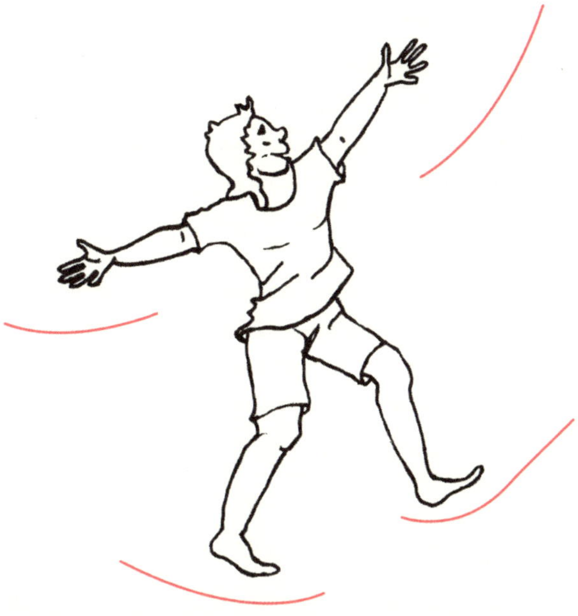

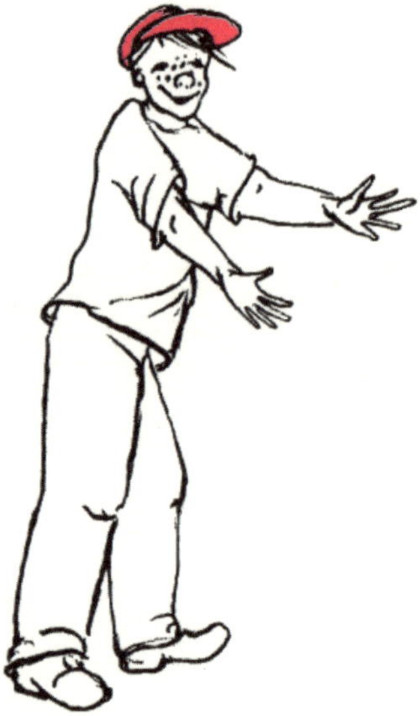

Drei Feldenkrais-Lektionen zum Ausprobieren

Nun sind Sie soweit!

Sie haben einen Überblick über die Entwicklung des menschlichen Rückens gewonnen, sowohl im Hinblick auf den Verlauf der menschlichen Evolutionsgeschichte als auch im Hinblick auf den Entwicklungsverlauf über die Lebensspanne eines Menschen hinweg. Damit können Sie verstehen, wie die Feldenkrais-Lektionen die natürliche Funktion Ihres Rückens wieder ins rechte Lot bringen.

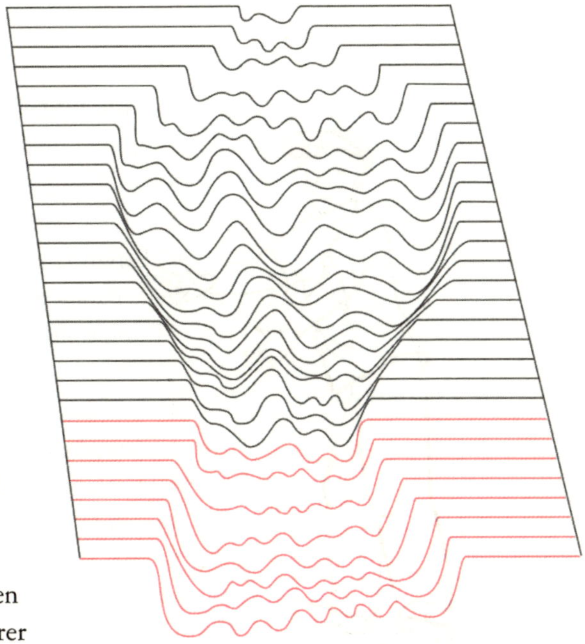

Sie verstehen nun auch, wie Sie die Lektionen optimal üben können, und weshalb die in diesem Buch dargestellte Vorgehensweise den Verlauf der Koordinationskaskade Ihres Gehirns aufgreift und verbessert.

Die folgenden drei Feldenkrais-Lektionen werden Ihnen helfen, die Bewegungen Ihrer Wirbelsäule, also Ihrer Drehachse, klüger zu koordinieren. Zunächst werde ich Ihnen jedoch noch ein paar Tipps zur Vorgehensweise geben. Dann können Sie selbst Ihre Bewegungsentwicklung in die Hand nehmen und auch in der Zukunft darüber bestimmen.

Einleitung

Die nachfolgend beschriebenen Lektionen sind so konzipiert, dass sich die einzelnen Übungsteile über mehrere Tage hinweg aufeinander aufbauen lassen. Sie können selbst entscheiden, wie viel Sie lernen möchten und wie schnell Sie vorgehen. Finden Sie heraus, welche der Lektionen am angenehmsten sind, und wiederholen Sie sie je nach Wunsch. Die schwierigen Teile sollten Sie sich für später aufheben, bis sie Ihre Neugierde erwecken. Sie werden Ihnen dann mit Sicherheit leichter fallen, nachdem Sie mit dem Lernen vertraut geworden sind. Und vergessen Sie nicht: Anstrengung wird sich nicht lohnen. Wenn Ihre Bewegungen während der Lektionen nicht fließend ablaufen, dann sollten Sie sie noch kleiner und langsamer ausführen. Nur die Verfeinerung der Koordinationskaskade durch eine klare Wahrnehmung bringt Erleichterung für Sie.

Wo, wann, wie und wie oft sollten Sie die Lektionen machen?

Für die Feldenkrais-Lektionen gibt es keine festen Regeln. Um diese Fragen zu beantworten, hilft ein Blick in die Koordinationskaskade. Stimmige Ziele zu setzen war die erste Priorität. Es lohnt sich nicht zu üben, wenn Sie in Eile sind, gestresst sind oder unter innerem oder äußerem Leistungsdruck stehen. Sorgen Sie dafür, dass Sie genügend Zeit haben für die Lektion, die Sie sich vorgenommen haben; ca. 45 Minuten sind ideal.

Der nächste Schritt ist, Freiraum für Ihre Aufmerksamkeit zu schaffen. Sie brauchen dafür einen ruhigen Raum, ungestört von Telefon, Fernsehen, Computer oder Besuch. Die meisten Lektionen finden auf dem Boden statt, entweder in der Rücken-, Bauch- oder Seitenlage oder im Sitzen. Sie brauchen dafür eine Yoga-Matte, eine Decke oder Platz auf einem weichen Teppich, auf dem Sie bequem liegen können.

Auf die Frage, wie oft Sie üben sollten, werden Sie selbst die Lösung finden. Dies hängt auch davon ab, wie neugierig Sie sind, etwas Neues zu erleben, das angenehm, ästhetisch und erleichternd ist. Sie werden

den idealen Rhythmus für sich selbst herausfinden, aber nur, wenn Sie sich nicht zu einem festen Plan zwingen. Zwei bis drei Mal pro Woche ist ein guter Anfang.

Was sollten Sie vermeiden?

Auf jeden Fall sollten Sie Schmerzen vermeiden. Schmerz hat eine hemmende Wirkung auf die Bewegungsfreiheit und den Bewegungsfluss. Falls Sie bei einer bestimmen Lektion andauernde Schmerzen haben, sollten Sie auf jeden Fall die Lektion unterbrechen und überlegen, Ihren Arzt aufzusuchen.

Gehen Sie nicht bis an die Grenzen Ihrer Beweglichkeit! Es lohnt sich auch gar nicht, weil Sie sich dabei anstrengen. Und die Rückmeldungen der Bewegungen des Körpers können Sie am besten wahrnehmen, wenn Sie sich weniger anstrengen. Sie erinnern sich: Ihr Gehirn ist umso sensibler, je geringer die Anstrengung ist. Auch sollten Sie darauf achten, die Muskeln nicht so stark anzuspannen, dass sie fest sind, oder beim Üben den Atem nicht anzuhalten. Denn dann würden Sie sich anstrengen. Und wie wir gesehen haben, ist Anstrengung zwar gut für die Verbesserung von Kraft und Ausdauer, aber für die Verbesserung der Koordination ist sie keine Hilfe. Wenn Sie sich anstrengen, sind Sie weniger sensibel, und dies wirkt sich negativ auf die Koordinationskaskade des Gehirns aus.

Schnelle Bewegungen sind in der Regel nicht hilfreich. Sie brauchen Zeit, um aufmerksam zu sein und die Rückmeldungen Ihres Körpers wahrzunehmen. Wenn Sie sich Zeit nehmen, werden Sie letztendlich schneller ans Ziel kommen. Führen Sie zunächst jeden Schritt der Lektionen doppelt so langsam aus wie Sie glauben, dass es richtig sei. Sie werden sich wundern, wie viel besser Sie sich dabei fühlen!

Ungeduld mit sich selbst ist manchmal verständlich, aber bei diesen Lektionen fehl am Platz. Sie können sich besser helfen, wenn Sie die Lektionen öfter wiederholen, aber mit Ruhe. Ehrgeiz und Selbstkritik sollten Sie lieber im Vorraum lassen. Seien Sie sanft mit sich selbst, und das Ergebnis wird Sie dafür belohnen.

Ausgangslage und die ersten Schritte

Diese ersten Schritte sind Grundschritte, sie gelten für alle drei Lektionen. Sie helfen Ihnen, sich innerlich optimal auf die Lektionen einzustimmen. Sie sollten diese vier Grundschritte machen, bevor Sie mit den einzelnen Lektionen beginnen.

1 Sorgen Sie zunächst dafür, dass Sie einen ruhigen Raum und genügend Zeit haben. Legen Sie sich auf den Rücken und spüren Sie nach. Falls es für Sie nicht bequem ist, flach auf dem Rücken zu liegen, besorgen Sie sich, wie Anna es hier macht, eine Decke, rollen Sie sie zusammen, und legen sie unter die Knie. Auch können ein oder zwei gefaltete Handtücher als Unterlage für den Kopf dienen. Experimentieren Sie mit verschiedenen Höhen dieser Unterlagen, bis Sie genau das Richtige für sich herausgefunden haben. Es ist wichtig, dass Sie sich sehr bequem fühlen. Erst in einer solchen bequemen Lage können Sie für die Bewegungen der Lektionen aufmerksam genug sein.

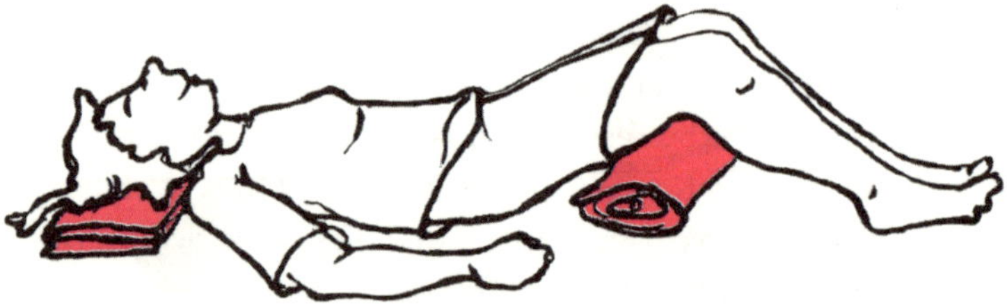

Anna liegt auf dem Boden mit Unterstützung für Knie und Kopf.

2 Wenn Sie nun bequem liegen, ist es Zeit, sich auf die Lektionen einzustimmen. Sie erinnern sich an die vier Schritte in der Koordinationskaskade. Der allererste Schritt für Sie ist, Ihre Ziele bewusst zu setzen. Dann werden Sie am meisten Erfolg haben. Nehmen Sie sich ein bisschen Zeit und nehmen sich vor,

- erforschend vorzugehen statt ehrgeizig,
- Alternativen zu suchen, falls Ihnen Bewegungen nicht gleich leicht fallen, und
- auf den Bewegungsfluss zu achten.

Damit haben Sie die beste Ausgangsbasis für sich geschaffen.

3 Achten Sie nun auf Ihre Aufmerksamkeit. Wandern Ihre Gedanken? Sind Sie unruhig? Lassen Sie sich ein paar Minuten Zeit, um zur Ruhe zu kommen. Schließen Sie die Augen und spüren Sie, ob Sie auf Ihre Körperempfindungen achten können. Spüren Sie, wie Sie atmen. Was bewegt sich, wenn Sie im Brustkorb, im Bauch oder im Rücken atmen? Merken Sie, wie Ihre Aufmerksamkeit wandert, wenn Sie sie von einem Körperteil zum anderen richten? Wenn ja, dann beginnen Sie zu lernen, Ihre Aufmerksamkeit und Ihre Körperwahrnehmung nach Bedarf zu verändern.

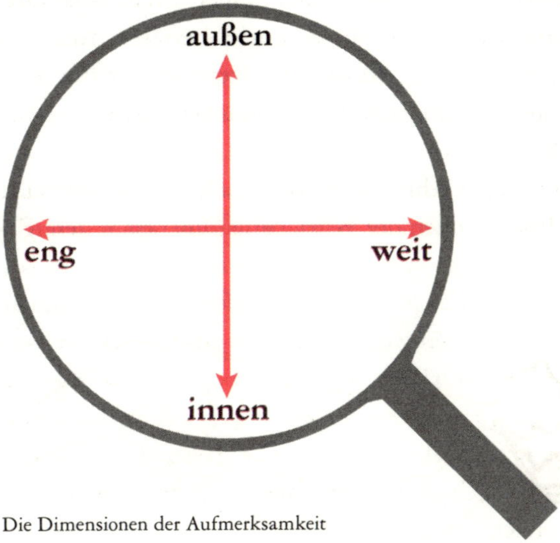

Die Dimensionen der Aufmerksamkeit

4 Nun können Sie genauer hinspüren, wie Sie auf dem Boden liegen. Achten Sie darauf, wo die Rückseite Ihres Körpers den Boden berührt. Beginnen Sie mit den Fersen, und gehen Sie Schritt für Schritt nach oben in Richtung Kopf. Vergessen Sie nicht, erforschend und neugierig zu sein, falls Sie Überraschungen erleben. Egal, ob Ihre Empfindungen den so genannten Normen entsprechen oder nicht, es sind Ihre, und Sie sind eine einzigartige Person. Was Sie wahrnehmen, wird Ihnen helfen sich bequemer zu bewegen. Sie können jedes Mal so vorgehen, als ob es das erste Mal wäre und Sie als Forscher bzw. Forscherin ein faszinierendes Wesen entdecken.

- Wie liegen die Fersen auf dem Boden, liegt die rechte anders auf als die linke?

- Die gleiche Frage gilt für die Wadenmuskeln, die Kniekehlen, die Oberschenkel und das Becken. Sie werden wahrscheinlich Unterschiede zwischen rechts und links feststellen. Machen Sie sich keine Sorgen darum. Jeder bewegt sich auf der rechten Seite etwas anders als auf der linken.

- Achten Sie genau darauf, wie Becken und Kreuzbein am Boden liegen. Erinnern Sie sich, dass das Becken das Kraftzentrum Ihres Körpers ist. Was Sie am Becken spüren, wird Ihnen helfen sich einfacher zu bewegen. Spüren Sie, wie sich der Kontakt des Beckens mit dem Boden während des Atemzyklus etwas verändert.

- Bewegen Sie nun Ihre Aufmerksamkeit die Wirbelsäule entlang, vom Becken in Richtung Kopf. Wie liegt der untere Rücken, der Lendenwirbel- oder Hohlkreuz-Bereich, im Verhältnis zum Boden? Liegt dieser Teil des Rückens am Boden? Wahrscheinlich nicht, da wir die Spannung der Rückenmuskulatur beibehalten, wenn wir uns hinlegen, und das hält die Lendenwirbel etwas über dem Boden. Sie brauchen nichts zu unternehmen, um dies zu verändern. Es ist ganz normal und wird sich im Verlauf einer Lektion von selbst verändern, ohne dass Sie sich dafür anstrengen müssen. Spüren Sie in diesem Rückenbereich beim Ein- oder Ausatmen kleine Veränderungen? Gibt es im Verhältnis des unteren Rückens zum Boden Unterschiede zwischen rechter und linker Seite?

- Vergleichen Sie ebenso zwischen rechts und links im mittleren und oberen Teil des Rückens. Sie werden merken, dass diese Teile des Rückens mehr am Boden aufliegen. Wie ist dieser Kontakt? Fest oder weich? Sie spüren jetzt die Brustwirbelsäule. Sie befindet sich an der Rückseite des Brustkorbes. Wenn Sie darauf achten, werden Sie spüren, dass dieser Teil des Rückens sich mit dem Ein- und Ausatmen etwas bewegt. Liegt eine Seite des Rückens mehr auf dem Boden auf als die andere? Wenn ja, dann machen Sie sich keine Sorgen, dass Sie schief sind. Sie werden entdecken, dass sich diese Unterschiede, die Sie zwischen der rechten und der linken Seite wahrnehmen, im Verlauf der jeweiligen Lektion verändern.

- Spüren Sie, wie die Schultern den Boden berühren und vergleichen Sie auch wieder rechts und links. Liegen die Arme auf beiden Seiten mit dem gleichen Abstand vom Rumpf auf dem Boden, oder ist ein Ellenbogen näher am Körper als der andere? Bewegen sich die Schultern mit der Atmung? Gibt es Unterschiede zwischen rechts und links?

- Vergleichen Sie den Abstand zwischen dem Kopf und der rechten bzw. der linken Schulter. Ist der Kopf etwas zur einen Seite gedreht, so dass die Nase nicht gerade in Richtung Zimmerdecke zeigt? Normalerweise merkt jeder einen kleinen Unterschied. Dieser ergibt sich unter anderem daraus, dass Sie Ihre Augen unterschiedlich gebrauchen.

- All diese Unterschiede, die Sie zwischen Ihrer rechten und linken Seite entdeckt haben, sind Hinweise auf die gewohnten Bewegungsmuster Ihres Rückens. Sie werden merken, dass sich diese Unterschiede im Verlauf einer Lektion verändern. Um diese Unterschiede genau festzustellen, können Sie sich eine Linie vorstellen, die durch die Mitte Ihres Gesichts, zwischen Ihren Augen über Nase und Kinn, über die Mitte Ihres Brustkorbs, Nabels, Schambeins und in der Mitte zwischen Ihren Beinen, Knien und Füßen verläuft. Achten Sie darauf, ob diese Linie gerade ist oder ob sie etwas schief verläuft. Und falls sie nicht gerade ist: Weist sie mehr als eine Kurve auf? Merken Sie sich den Verlauf dieser Linie, um später vergleichen zu können, ob die betreffende Lektion eine Veränderung dieser imaginären Mittellinie bewirkt hat.

- Achten Sie darauf, ob eine Seite Ihres Körpers, vom Fuß bis zur Schädeldecke, länger ist als die andere. Achten Sie auch darauf, wie breit Ihr Becken und Ihre Hüften sind und wie breit sich Ihr Rücken und Ihre Schultern anfühlen.

- Achten Sie zuletzt darauf, ob sich Ihre Aufmerksamkeit im Laufe dieses Hinspürens verändert hat. Viele Menschen erleben das Spüren und Vergleichen als beruhigend und entdecken dabei, dass die Aufmerksamkeit sich mehr geöffnet hat und flexibler geworden ist.

Nun sind Sie bereit, die nachfolgenden Lektionen auszuprobieren. Sie können die oben beschriebenen Schritte jedes Mal wiederholen, wenn Sie eine neue Lektion beginnen. Wiederholen Sie auch am Ende jeder Lektion den vierten Schritt, um die Unterschiede festzustellen, die die jeweilige Lektion bewirkt hat, und sie dadurch einfacher in Ihrem täglichen Lebens umzusetzen. Viel Spaß bei Ihren Entdeckungen!

Lektion 1: Die natürliche Art, die Rückenmuskeln zu verlängern

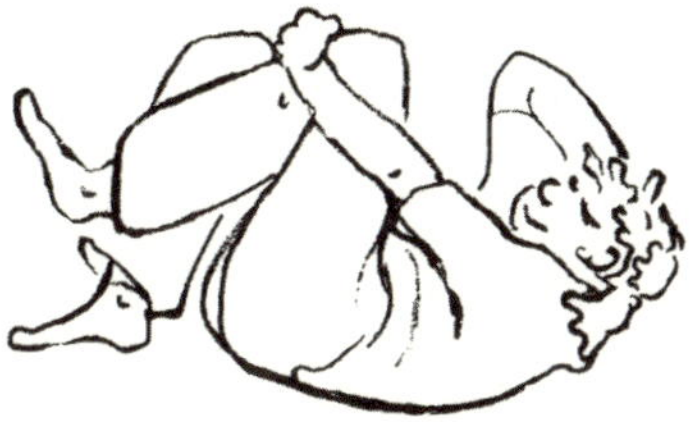

Diese Lektion findet in der Rückenlage statt. Die Bewegungen werden Ihnen helfen, ein Gespür dafür zu entwickeln, wie Sie die gesamte Kette der Rückenmuskeln entspannen und verlängern können. In den Variationen sind dann schon die ersten Drehbewegungen der Wirbelsäule enthalten. Denken Sie daran: Sie machen diese Lektion für sich. Sie stehen nicht unter Leistungsdruck. Falls Ihnen die Rückenlage unbequem wird, unterbrechen Sie die Lektion und versuchen Sie es an einem anderen Tag wieder. Oder Sie können sich jederzeit auf die Seite legen, um Ihr Kreuzbein zu entlasten. Auf jeden Fall achten Sie darauf, dass Sie nur das tun, was Ihnen gut tut.

1 Legen Sie sich in der Rückenlage hin und folgen Sie den ersten vier Schritten, die in der Einleitung auf den Seiten 168 bis 172 beschrieben sind. Achten Sie besonders auf den Kontakt Ihres Skeletts mit dem Boden. Sie haben ein Gleichgewichtssystem im Gehirn, und es ist höchst empfindsam für den Kontakt Ihres Skeletts mit der Unterlage, auf der Sie liegen. Wenn Sie auf diesen Kontakt achten, wird sich der entsprechende Teil des Gehirns beruhigen, sobald Sie den Kontakt klar und als stabil wahrnehmen. Schon wird sich die Spannung der Rückenmuskeln zu verändern beginnen, auch wenn Sie es noch nicht merken.

2 Achten Sie auf die Bewegungen des Atmens. Die Rückenmuskeln sind mit allen Rippen verbunden, und wenn sie sich entspannen, wird sich auch das Atmen verändern. Achten Sie besonders auf die Atembewegungen des Unterleibs. Wenn Sie beginnen, im Unterleib die Bewegungen des Atmens entspannt zu spüren, werden sich auch die Rückenmuskeln weiter entspannen.

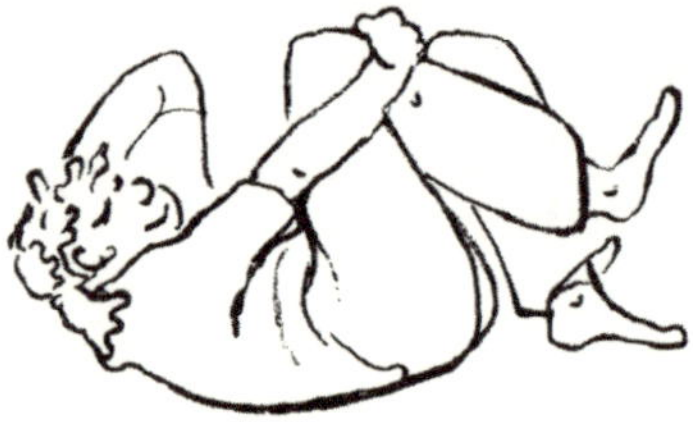

3 Nun winkeln Sie die Beine an und stellen die Füße auf. Finden Sie eine Stelle für die Füße, die Ihnen eine bequeme Stellung der Beine ermöglicht.

4 Legen Sie die rechte Hand unter den Kopf, so dass der Hinterkopf in der Handfläche liegt. Die linke Hand können Sie auf den Unterleib, etwas links von der Mitte legen, so dass der linke Ellenbogen ruhig und entspannt auf dem Boden aufliegt. Heben Sie nun den Kopf mit einer kleinen Bewegung der rechten Hand und des rechten Arms und legen dann den Kopf wieder hin. Dabei zeigt der Ellenbogen mehr oder weniger in Richtung Zimmerdecke. Machen Sie nach einem Versuch eine kurze Pause und denken darüber nach, ob Sie es sich leichter machen können, indem Sie diese Bewegung kleiner und langsamer machen. Probieren Sie es nun wieder und wiederholen Sie diese Bewegung vielleicht zehn Mal. Versuchen Sie, diese Bewegung ungefähr halb so groß und halb so schnell zu machen, wie Sie es wahrscheinlich für richtig halten. Der rechte Ellenbogen kann sich dabei ruhig in Richtung linkes Knie bewegen. Achten Sie jedoch darauf, dass er sich nur „in Richtung Knie" bewegt und nicht wirklich „zum Knie hin". Hören Sie nach ca. 10-15 langsamen, einfachen Bewegungen auf, legen Ihren Kopf und rechten Arm wieder in die Ausgangslage und ruhen sich aus. Spüren Sie nach, ob Sie irgendwelche Veränderungen erleben in der Art und Weise, wie Sie jetzt auf dem Boden liegen.

Nun folgen mehrere neue Schritte dieser Lektion. Alle werden mit den gleichen langsamen, leichten Bewegungen ausgeführt. Falls Sie Zweifel haben, ob Sie es richtig machen, dann führen Sie die Bewegungen genau halb so groß und halb so schnell aus wie Sie glauben, dass es richtig ist. Dann werden Sie feststellen, wie empfindsam Ihr Gehirn für die neuen Wahrnehmungen wird, die Ihnen die Lektionen anbieten.

5 Legen Sie noch einmal die rechte Hand unter den Kopf und die linke Hand auf den Unterleib. Heben Sie den Kopf wie zuvor und lassen Sie auch den rechten Ellenbogen sich ein wenig in Richtung linkes Knie bewegen. Gleichzeitig lassen Sie die linke Hand über den Unterleib und die linke Hüfte gleiten, über den linken Oberschenkel hinauf in Richtung linkes Knie. Kehren Sie dann wieder in die Ausgangslage

zurück und wiederholen die Bewegung ca. 10-15 mal. Machen Sie eine kurze Pause, legen Sie beide Arme in die Ausgangslage neben dem Körper und spüren Sie nach, ob Sie Unterschiede feststellen in der Art und Weise, wie Sie auf dem Boden liegen.

6 Wiederholen Sie die vorige Bewegung, und während Sie die linke Hand zum linken Knie hin bewegen, heben Sie den linken Fuß vom Boden, beugen Sie die linke Hüfte, und bewegen das linke Knie zur linken Hand hin. Die linke Hand und das linke Knie werden sich wahrscheinlich treffen, während sich der rechte Ellenbogen in Richtung linkes Knie bewegt. Kehren Sie in die Ausgangslage zurück und wiederholen die Bewegung ca. 10-15 mal. Mit dieser Bewegung wird sich jetzt die ganze Bewegungsachse des Körpers beugen, vom Kopf bis zum Fuß. Wenn Sie jetzt kurz innehalten und entscheiden, die Bewegung noch langsamer und kleiner zu machen, tun Sie sich einen Gefallen. Es geht nämlich nicht darum, die Rückenmuskeln zu dehnen. Vielmehr werden mit Hilfe der Beugebewegung – sofern sie mit Achtsamkeit ausgeführt wird – die Rückenmuskeln gehemmt, d.h. der „Chefdirigent Gehirn" hilft Ihnen, diejenigen Nerven im Rückenmark auszuschalten, die die Rückenmuskeln zur Kontraktion bringen. Wenn Sie vorsichtig vorgehen, werden Sie belohnt mit einem Rücken, der sich herrlich entspannt anfühlt. Auch werden Sie Ihren Kontakt am Boden anders erleben, wenn Sie eine Pause machen und nachspüren. Achten Sie darauf, ob Sie sich länger oder breiter fühlen.

7 Wiederholen Sie den vorigen Übungsschritt nach einer kurzen Pause von ca. 20-40 Sekunden, aber achten Sie darauf, wie diese Bewegung mit der Atmung koordiniert ist. Möglicherweise halten Sie den Atem an, sobald Sie sich anstrengen. Sie erinnern sich jedoch, dass die Bewegungssteuerung nicht mit Anstrengung zu verbessern ist. Also koordinieren Sie die Bewegung des Beugens mit der Bewegung des Ausatmens. Warten Sie, bis Sie ausatmen und heben gleichzeitig Ihren Kopf und Ihr linkes Bein. Ihre linke Hand und Ihr linkes Knie nähern sich dabei. Legen Sie sich wieder in die Ausgangslage, warten auf das übernächste Ausatmen und wiederholen Sie die Bewegung. Machen Sie anschließend eine Pause und spüren noch einmal Ihren Kontakt mit dem Boden.

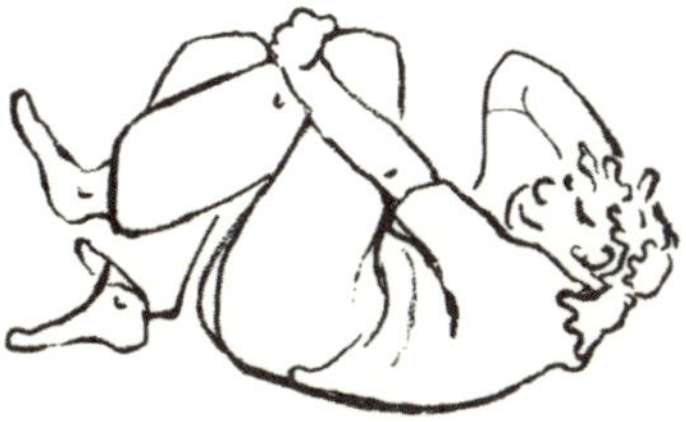

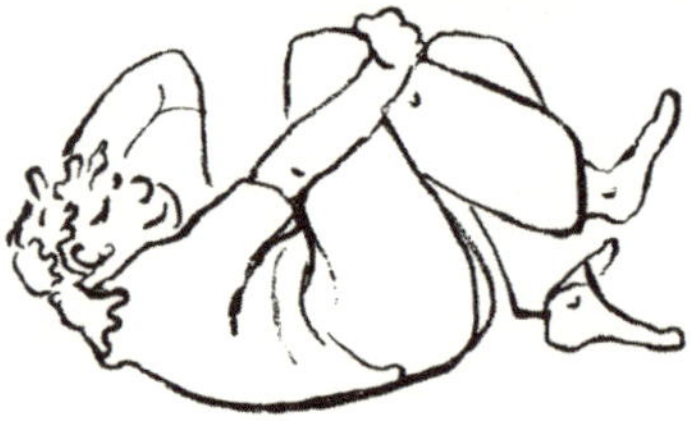

8 Probieren Sie die gleiche Bewegung wie im vorigen Schritt, koordinieren Sie jedoch das Beugen statt mit dem Ausatmen nun mit der Bewegung des Einatmens. Wiederholen Sie diese Variante mehrmals, und dann probieren Sie es abwechselnd, einmal mit dem Ausatmen und das nächste Mal mit dem Einatmen. Sie werden entdecken, dass Ihnen eine dieser Kombinationen mit der Atembewegung leichter fällt als die andere. Welche ist es bei Ihnen? Machen Sie eine Pause und spüren Sie nach, ob Sie wieder anders auf dem Boden liegen als vorher.

9 Wiederholen Sie die letzte Bewegung in der Variante, in der Ihnen die Kombination mit dem Atmen leichter fällt. Nun beugen Sie den linken Fuß, während Sie das Bein heben, so dass sich die Fußspitze dabei ein wenig auf das Knie zu bewegt. Schauen Sie gleichzeitig das linke Knie an. Achten Sie auf langsame, einfache Bewegungen, die mit dem Atmen koordiniert sind. Nun haben Sie mit dieser Bewegung ein ganzes Bewegungsmuster zusammengestellt. Von den Augen bis zur Fußspitze beugen Sie den ganzen Körper. Damit haben Sie das Planungsbüro Ihres Gehirns vollständig mobilisiert. Achten Sie auf den Fluss der Bewegung. Wenn Sie jetzt hinspüren, wie der Rücken den Kontakt mit dem Boden verändert, werden Sie allmählich die ganze Wirbelsäule in die Bewegung einbeziehen. Machen Sie eine Pause und spüren Sie nach.

10 Wiederholen Sie jetzt den vierten Schritt der Einleitung wie auf Seite 169 bis 172 beschrieben, um wieder Ihre Lage am Boden und die Mittellinie Ihres Körpers zu spüren. Sie werden feststellen, dass Sie anders auf dem Boden liegen, vielleicht etwas überraschend oder sogar schiefer als zuvor. Sie werden jedoch merken, dass Ihr Rücken etwas länger, flacher oder breiter auf dem Boden liegt und dass Sie anders atmen.

Diese letzte Bewegung, bei der Sie die Beugung mit den Atembewegungen und mit dem Schauen nach unten koordinieren, ist eine der Ursprungsbewegungen unseres Lebens. Ihr Gehirn wird sie als solche erkennen und die gesamte Kette der Rückenmuskeln entspannen und verlängern. Diese Wirkung beruht auf der Art und Weise, wie die Grundspannung der Streckmuskeln unseres Körpers koordiniert wird.

Diese wird nämlich zusammen mit der Atmung und den Bewegungen der Augen koordiniert. Alle leisten Ihren Beitrag zu unserem Gleichgewicht. Wenn Sie sich jetzt langsam hinsetzen und aufstehen, werden Sie feststellen, dass Sie sich leichter aufrichten können, da Ihre Rückenmuskeln besser arbeiten können. Achten Sie auch auf Ihre Atmung und die Entspannung in Ihren Augen. In den nächsten Stunden werden Sie die Veränderungen im Sitzen, Stehen und Gehen genießen.

11 Machen Sie für heute Schluss und morgen oder in ein paar Tagen weiter, indem Sie alle oben aufgeführten Schritte wiederholen. Es mag vielleicht etwas langweilig sein, sie zu wiederholen. Sie werden jedoch überrascht feststellen, dass Sie jedes Mal, wenn Sie die gleichen Schritte wiederholen, etwas Neues entdecken, wenn Sie erforschend vorgehen. Und Sie können die Übung auch in genau der gleichen Reihenfolge wiederholen, aber die Seite wechseln. Dann legen Sie also die linke Hand unter den Kopf, bewegen die rechte Hand vom Unterleib über das rechte Bein und heben das rechte Bein statt das linke. Wiederholen Sie auch die Wahrnehmung des ganzen Körpers wie in Schritt vier der Einleitung (Seite 169 bis 172) beschrieben. Danach machen Sie wieder Schluss. Morgen oder übermorgen können Sie weiterforschen.

12 Schon bald können Sie alle vorangegangenen Schritte wiederholen. Beginnen Sie immer mit den ersten vier einleitenden Schritten Seite 168 bis 172, um sich auf die Lektion vorzubereiten. Dann üben Sie die Bewegungen, die Sie bislang kennen gelernt haben, erst auf der einen Seite, dann auf der anderen Seite. Dabei können Sie die Bewegungen der einen Seite mit denen der anderen vergleichen. Natürlich gehen Sie Schritt für Schritt voran. Beeilen Sie sich nicht, vielleicht entdecken Sie noch neue Empfindungen in diesen schon bekannten Bewegungen.

13 Nun eine neue Kombination. Sie werden dem gleichen Grundschema der Bewegungsschritte folgen, jedoch mit einem wichtigen Unterschied: Wenn Ihre rechte Hand unter dem Kopf liegt, um ihn zu heben, bewegen Sie jetzt die linke Hand zum rechten Knie hin und beugen Sie die rechte Hüfte. Wenn Ihre linke Hand unter dem Kopf liegt, heben Sie das linke Bein. Mit anderen Worten, Sie

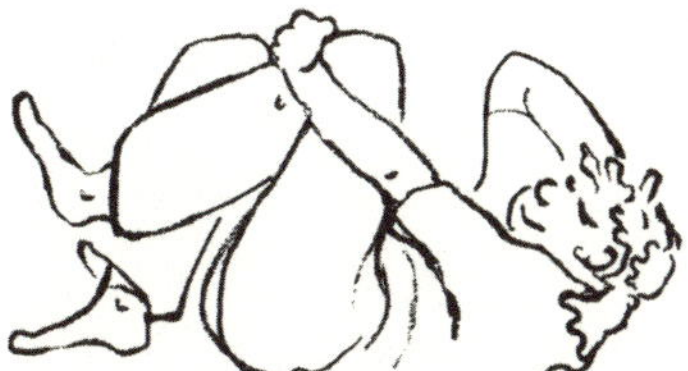

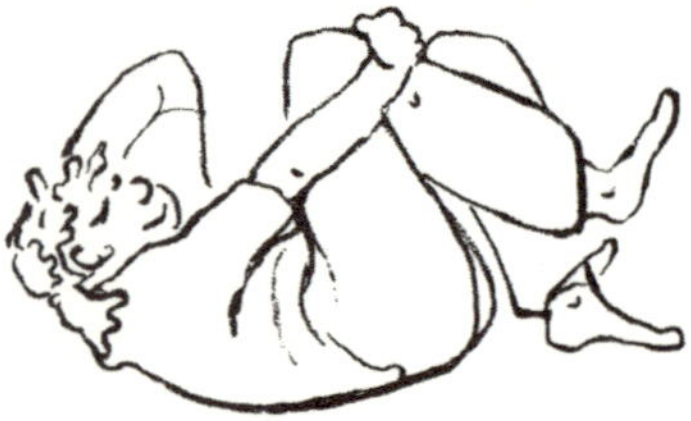

bewegen Ellenbogen und Knie auf der gleichen Seite aufeinander zu statt wie zuvor der gegenüberliegenden Seiten. Ansonsten bleibt die Übungsabfolge gleich. Heben Sie also Ihren Kopf mit der rechten Hand, der Ellenbogen bewegt sich zum rechten Knie hin. Dann gleitet die linke Hand über den Unterleib zum rechten Bein in Richtung rechtes Knie. Es folgen dann die Schritte, bei denen Sie das rechte Bein heben, das rechte Knie und der rechte Ellenbogen bewegen sich aufeinander zu. Koordinieren Sie diese Bewegungen auch wieder mit dem Ein- und Ausatmen und beziehen Sie anschließend auch Ihren Fuß und Ihre Augen in die Bewegung mit ein. Wiederholen Sie die Übung mit allen Bewegungsschritten ca. 10-15 mal.

Machen Sie anschließend die Übung in der gleichen Reihenfolge auf der linken Seite, ebenfalls ca. 10-15 mal. Legen Sie nach jedem Mal eine kurze Pause ein, um sich wieder auf dem Boden wahrzunehmen.

14 Nun haben Sie vier verschiedene Arten, um sich zu beugen: Sie können den rechten Ellenbogen und das linke oder das rechte Knie einander näher bringen, oder den linken Ellenbogen und entweder das rechte oder das linke Knie einander nähern. Probieren Sie von diesen vier Kombinationen, die Sie jetzt kennen, eine nach der anderen aus. Dabei können Sie darauf achten, ob diese vier Varianten sich voneinander unterscheiden. Nachdem Sie sie miteinander verglichen haben, spüren Sie Ihrem Körper auf dem Boden noch einmal nach, wie im Schritt vier der Einleitung (Seite 169 bis 172) beschrieben. Entdecken Sie die Veränderung in der Art und Weise, wie der Rücken jetzt auf dem Boden liegt, wie Sie atmen, und wie lang und wie breit Sie sich erleben. Stehen Sie wieder auf und gehen Sie ein paar Schritte im Raum herum.

Es gibt zahlreiche Variationen dieser Lektion, und vielleicht entdecken Sie im Laufe der Zeit selbst einige davon. Doch hiermit haben Sie zunächst eine Reihe von aufeinander aufgebauten Bewegungen, die Ihnen die Möglichkeit geben, Ihren Rücken neu wahrzunehmen. Sie können diese Lektion wiederholen, so oft Sie wollen. Dabei werden Sie vertrauter damit und werden auch immer wieder feststellen, dass Sie jedes Mal neue Entdeckungen machen.

Lektion 2: Die Flexibilität des Brustkorbs verbessern

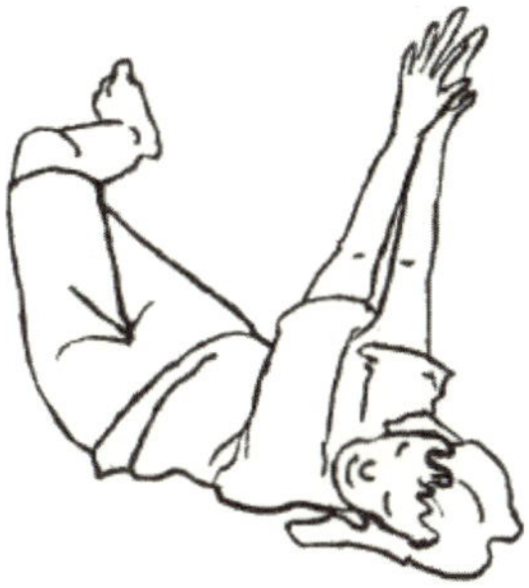

Aufgrund der Struktur ihrer Gelenke und Wirbelkörper ist die Brustwirbelsäule der potenziell beweglichste Teil der Wirbelsäule. Der nachfolgend beschriebene Klassiker unter den Feldenkrais-Lektionen wird Ihnen helfen, die uneingeschränkte Drehfähigkeit der gesamten Drehachse des Körpers von den Augen bis zu den Hüftgelenken wieder zu erlangen. Dabei werden Sie lernen, den Brustkorb geschmeidig zu bewegen. Auch die Atmung wird dann leichter, denn die Drehung kann nur erfolgen, wenn die Bewegungen der Rippen und des Brustbeins fließend sind und das Zwerchfell frei ist.

Beginnen Sie wie immer mit den ersten vier Schritten aus der Einleitung (Seite 168 bis 172), um sich auf die Lektion vorzubereiten, Ihre Aufmerksamkeit auf sich zu richten und den Körper auf dem Boden zu spüren.

1 Legen Sie sich in der Rückenlage hin und stellen Sie die Füße auf. Finden Sie eine Stelle für die Füße, die Ihnen eine bequeme Stellung der Beine ermöglicht. Überkreuzen Sie die Beine, indem Sie das linke Bein über das rechte legen. Lassen Sie die Beine langsam nach links sinken. Sie sollten die Beine nicht fallen lassen, sondern langsam herabsenken und auch nur so weit, dass Sie sie ohne Anstrengung wieder in ihre Ausgangsstellung aufrichten können. Legen Sie sich nach ca. 10-15 Wiederholungen wieder flach auf den Boden und spüren nach, wie Sie es jetzt schon kennen.

2 Stellen Sie die Füße wieder auf und überkreuzen sie nochmals Ihre Beine, aber dieses Mal mit dem rechten Bein über dem linken. Lassen Sie jetzt die Beine nach rechts sinken, wieder langsam

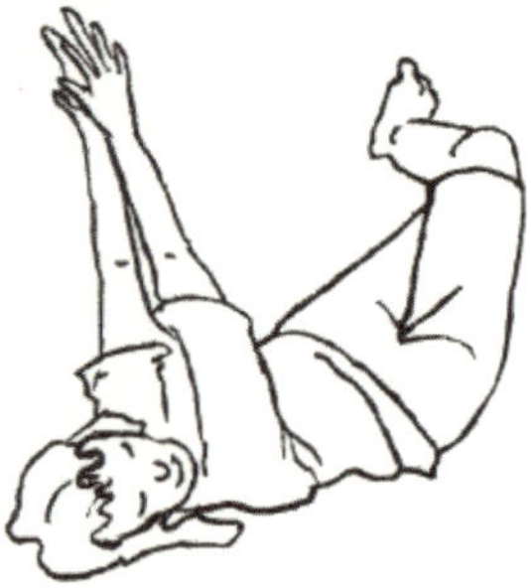

und auch nur so weit, dass Sie sie ohne Anstrengung wieder in ihre Ausgangsstellung aufrichten können. Achten Sie darauf, ob Ihnen die Bewegung in diese Richtung einfacher fällt, oder war es einfacher nach links? Wiederholen Sie die Bewegung ca. 10-15 mal, legen sich anschließend wieder flach auf den Boden und spüren nach.

Wahrscheinlich fällt Ihnen die Bewegung in eine der Richtungen leichter. Versuchen Sie nicht, die Richtung, die Ihnen nicht so leicht fällt, zu verbessern. Sie haben gerade ein Bewegungsmuster entdeckt, nämlich wie Sie die Wirbelsäule seit Jahren drehen, wenn nicht seit Jahrzehnten. Wenn Sie die nachfolgenden Schritte geduldig nachvollziehen, werden Sie feststellen, dass Ihnen anschließend beide Richtungen leichter fallen. Außerdem können Sie eine solch langjährige Gewohnheit, wie Sie die Wirbelsäule drehen, nicht mit bloßer Willenskraft und Anstrengung ändern. Dazu müssen Sie ganz klar wahrnehmen, wie Sie das gesamte Bewegungsmuster koordinieren. Wie Sie das tun, sehen Sie gleich.

3 Sie liegen in der Rückenlage, stellen die Füße auf und überkreuzen die Beine, legen also das linke über das rechte. Nun bringen Sie die Hände zusammen wie Anna das macht. Dabei halten Sie Ihre Arme relativ gerade, ohne sie steif zu machen. Sie sollten sich vor Ihrem Gesicht befinden. Ihre Arme und Ihr Rumpf bilden jetzt ein Dreieck. Lassen Sie jetzt die Beine langsam nach links sinken, während Sie die Hände, Arme und den Kopf zusammen wie in einem Stück nach rechts bewegen. Der Kopf wird dabei am Boden rollen, und die Arme werden sich gegenläufig zu den Beinen bewegen. Dann bringen Sie alles wieder in die Ausgangsposition. Bei dieser Bewegung haben Sie durch die Ausgangsposition dafür gesorgt, dass sich Ihre Hüftgelenke und Schultern kaum bewegen können. Aber die gegenläufige Bewegung der Arme und Beine erzeugt eine Drehbewegung der Wirbelsäule. Ihr Gehirn wird versuchen herauszufinden, wie das zu erreichen ist, ohne dass die normale Beweglichkeit der Arme und Beine zur Verfügung steht. Das Ergebnis ist die Entdeckung der Beweglichkeit der Brustwirbel, wie ich sie Ihnen in den letzten Kapiteln vorgestellt habe. Außerdem werden bei dieser Drehbewegung auch die Rippen und das Brustbein bewegt. Während Sie diese Bewegung 10-15 mal wiederholen, achten Sie darauf, ob sie Ihnen während des Einatmens oder während des Ausatmens leichter fällt. Gehen Sie forschend und vorsichtig vor. Außer

dieser Kombination von Drehung und Atmung können Sie kaum etwas besseres für Ihren Rücken tun. Versuchen Sie, die Bewegung klein auszuführen. Versuchen Sie, die Hälfte dessen zu tun, was Sie schon gemacht haben, und spüren Sie, wie Ihr Rücken auf dem Boden etwas rollt. Sie werden auch spüren, wie sich der Brustkorb selbst dreht – für viele eine ungewöhnliche Empfindung. Aber übertreiben Sie nicht und gehen Sie geduldig mit sich selbst vor.

Kommen Sie anschließend wieder in die Ausgangslage auf dem Boden und spüren nach. Sie werden sich wahrscheinlich etwas schief erleben. Machen Sie sich keine Sorgen darum, das wird sich nach dem nächsten Schritt wieder ändern.

4 Nun probieren Sie das gleiche, aber in genau der anderen Richtung, d. h. Ihr rechtes Bein liegt jetzt über Ihrem linken. Bringen Sie wieder die Hände zusammen und halten die Arme gerade vor Ihrem Gesicht. Lassen Sie nun die Beine nach rechts sinken, während die Arme sich gegenläufig dazu nach links bewegen, zusammen mit dem Kopf. Mit dieser Bewegung drehen Sie den Brustkorb und die Brustwirbelsäule in genau die andere Richtung wie oben unter Schritt 3 beschrieben. Erleben Sie die Bewegung in einer der beiden Richtungen mit einem anderen Bewegungsfluss, oder drehen Sie sich in der einen Richtung weiter als in die andere? Dies ist wahrscheinlich der Fall, da wir alle eine Richtung haben, in der es uns leichter fällt, die Drehachse zu benutzen. Vergessen Sie nicht, das Atmen mit in die Bewegung einzubeziehen. Dann kommen Sie wieder in die Ausgangslage auf dem Boden und spüren nach. Was hat sich verändert in der Art und Weise, wie Sie jetzt am Boden liegen? Wie atmen Sie jetzt?

5 Für den nächsten Schritt legen Sie sich wieder in die Rückenlage, stellen Sie die Füße auf, überkreuzen die Beine, indem Sie das linke über das rechte legen und bringen die Hände zusammen. Lassen Sie die Beine in der Mitte, während sie die Arme langsam nach rechts bewegen. Aber nun drehen Sie sehr, sehr behutsam den Kopf gegenläufig zu den Armen nach links. Dann bringen Sie Arme und Kopf wieder zur Mitte. Halten Sie für einen Augenblick inne und überlegen Sie, ob Sie die Bewegung noch einfacher, kleiner oder langsamer machen können. Diese Bewegung kann im Nacken weh tun, wenn Sie sie

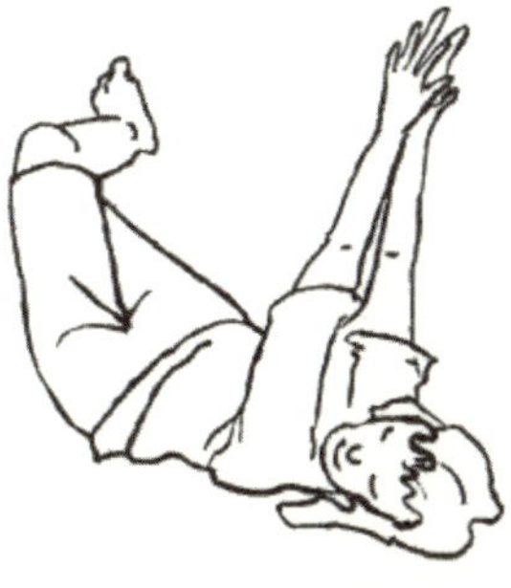

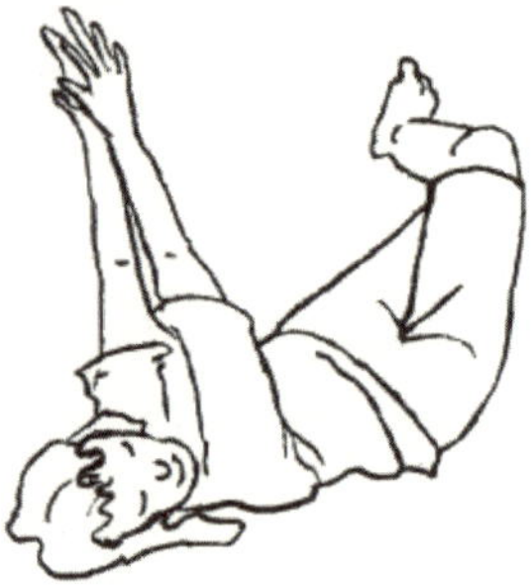

mit der geringsten Anstrengung machen. Wenn Sie die Bewegung so weit reduzieren, bis sie Ihnen wirklich leicht fällt, ist die Wirkung verblüffend. Sie werden anschließend feststellen, dass Ihnen auch die anderen Bewegungen des Rückens leichter fallen. Wiederholen Sie nur so lange, wie Sie die Bewegung als mühelos empfinden. Kommen Sie anschließend wieder in die Ausgangslage auf dem Boden und spüren Sie nach. Was hat sich jetzt verändert, so wie Sie am Boden liegen? Wie atmen Sie jetzt?

6 Bei diesem Übungsschritt wiederholen Sie die Bewegung aus dem vorigen, allerdings seitenverkehrt. Sie stellen also Ihre Füße wieder auf und überkreuzen Ihre Beine, indem Sie jetzt das rechte über das linke legen. Dann bringen Sie die Hände zusammen. Lassen Sie die Beine wieder in der Mitte, während Sie die Arme langsam nach links bewegen und den Kopf vorsichtig gegenläufig zu den Armen nach rechts drehen. Dann bringen Sie Arme und Kopf wieder zur Mitte. Überlegen Sie, ob Sie die Bewegung noch einfacher, kleiner oder langsamer machen können. Fällt Ihnen diese gegenläufige Bewegung zwischen Kopf und Armen in diese Richtung leichter als zuvor in die andere Richtung? Probieren Sie es wieder andersherum, die Arme nach rechts, den Kopf nach links. Was fällt Ihnen leichter? In welche Richtung können Sie diese Drehbewegung zusammen mit der Bewegung des Atems leichter und fließender machen? Kommen Sie wieder in die Ausgangslage auf dem Boden und spüren Sie nach.

7 Sie haben jetzt verschiedene Drehbewegungen der Brust- und Halswirbelsäule gemacht. Nun können Sie beide miteinander kombinieren. Dazu legen Sie sich wieder in der Rückenlage auf den Boden, stellen die Füße auf, überkreuzen die Beine, legen also das linke über das rechte und bringen die Hände zusammen. Lassen Sie die Beine nach links sinken, während sich die Arme nach rechts bewegen. Lassen Sie dabei den Kopf sehr vorsichtig nach links rollen. Hierbei werden das Becken und der Kopf ein wenig nach links auf dem Boden rollen, während die Schulter gegenläufig etwas nach rechts rollt. Es ist sehr wichtig, dass Sie bei diesem Schritt viel weniger machen als Sie können. Diese neue Kombination der Drehbewegungen stellt ein neues Bewegungsmuster zusammen. Ihr Gehirn findet eine Möglichkeit, die Muskulatur auf eine neue und wahrscheinlich bequemere Art und Weise

zu steuern. Und deshalb geht es nicht darum, wie groß die Bewegungen sind, sondern wie empfindsam Sie vorgehen. Achten Sie natürlich auch auf das Atmen. Kehren Sie anschließend wieder in die Ausganglage auf dem Boden zurück und spüren Sie nach.

8 Nun üben Sie das Gleiche in die andere Richtung, d. h. Sie kreuzen die Beine, das rechte Bein über das linke Bein und bewegen die Beine und den Kopf nach rechts und die Arme nach links. Wieder ist der Bewegungsfluss wichtig, nicht die Leistung. Kommen Sie nach ca. 10-15 Wiederholungen wieder in die Ausgangslage auf dem Boden und spüren Sie nach. Was hat sich jetzt verändert in der Art und Weise, wie Sie am Boden liegen? Wiederholen Sie den vierten Schritt der Einleitung (Seite 169 bis 172) und spüren Sie genau, wie Sie auf dem Boden liegen. Sie werden sicherlich Unterschiede darin feststellen, wie Sie liegen und wie Sie Ihre Atembewegungen erleben. Für heute haben Sie vermutlich genug von diesen ungewöhnlichen Drehbewegungen. Rollen Sie zur Seite, setzen Sie sich auf und stehen Sie auf. Erleben Sie sich im Stehen jetzt anders? Drehen Sie sich nach rechts oder nach links, um über die Schulter zu schauen. Fällt Ihnen dies nun leichter? Oder können Sie jetzt weiter hinter sich schauen? Gehen Sie ein paar Schritte im Raum und stellen fest, ob die gegenläufigen Bewegungen zwischen Becken und Schultern beim Gehen leichter oder schwungvoller geworden sind. Genießen Sie die Empfindung, für den Rest des Tages einen beweglicheren Brustkorb zu haben. Morgen oder übermorgen können Sie sich auf weitere Schritte der Lektion freuen.

9 Heute werden Sie neue Facetten dieser Bewegung kennen lernen. Sie erinnern sich an die ersten Schritte dieser Lektion. Wiederholen Sie nun die gleichen Schritte, genau in der gleichen Reihenfolge, aber mit einem wichtigen Unterschied. Achten Sie zu Beginn der Lektion, nachdem Sie die ersten vier einleitenden Schritte (Seite 168 bis 172) abgeschlossen haben, auf Folgendes: Normalerweise fühlt sich eine Seite des Körpers zwischen Schultern und Hüften im Vergleich zur anderen Seite etwas kürzer an. Sie brauchen dies nicht auszugleichen; es handelt sich hierbei um eine Eigenschaft unserer Wirbelsäule, wie wir sie geerbt haben. Sie können diese Eigenschaft sogar nutzen, um die Drehbewegungen der Wirbelsäule zu verbessern. Erinnern Sie

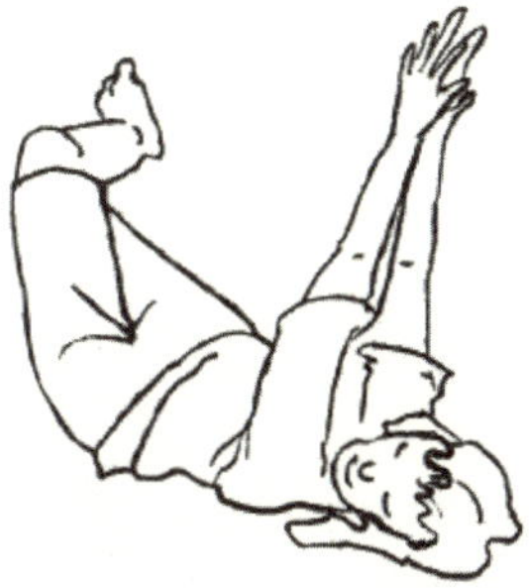

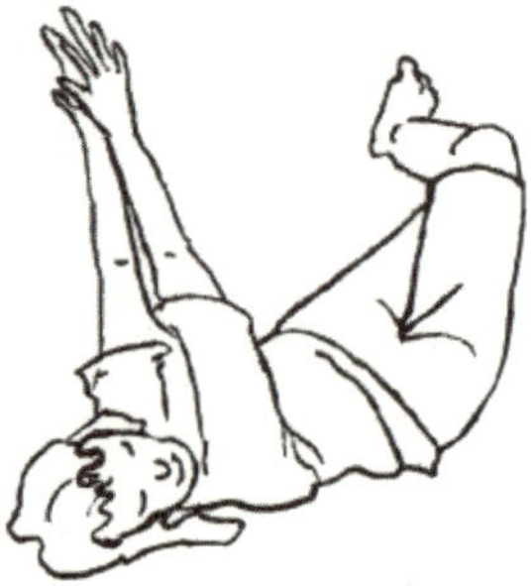

sich daran, wie Babys lernen, die verschiedenen Kombinationen von Drehung und Seitneigung zu erforschen? Im Folgenden können Sie dies auch lernen. Das Ergebnis wird eine neue Geschmeidigkeit Ihres Rückens sein.

10 Stellen Sie also die Füße auf und nehmen Sie das linke Bein einen kleinen Schritt nach links, wobei das rechte Bein ebenfalls nach links folgt. Jetzt liegen Sie etwas schief nach links. Wenn Sie nun das Becken ein wenig anheben und nach links auf den Boden setzen, werden Sie feststellen, dass Sie jetzt noch schiefer nach links liegen. Gut so. Spüren Sie nach, wie sich das anfühlt. Ist das unbequem für Sie, oder stellen Sie fest, dass es überraschend angenehm ist? Kehren Sie zurück zur Mitte und machen dann die gleichen kleinen Schritte mit Beinen und Becken, aber dieses Mal nach rechts statt nach links. Sie liegen jetzt schief nach rechts. Ist es Ihnen angenehmer, in dieser Richtung schief zu sein oder ist es jetzt unbequemer? Probieren Sie vielleicht fünfmal, die beiden Richtungen miteinander zu vergleichen, bis Sie in der Richtung liegen bleiben, die Sie als angenehmer empfinden. Achten Sie auch darauf, ob Ihnen die Atembewegungen in dieser Position leichter fallen.

11 Wiederholen Sie nun, in dieser etwas schiefen Lage, alle oben beschriebenen Schritte. Spüren Sie anschließend in der Ausgangslage genau nach, wie Sie jetzt in der Mitte liegen. Wahrscheinlich erleben Sie eine unerwartete Empfindung. Warum? Während Sie diese Drehbewegung ausführen und sich etwas zur Seite neigen, ist es Ihnen möglich, genau diejenigen Kombinationen der Drehung und Seitneigung zu erforschen, die optimal sind, um die größte Bewegungsfreiheit der Brustwirbelsäule herauszufinden. Als Kind haben Sie das bereits erprobt, als Sie auf dem Boden zu rollen lernten. Wenn Sie Lust haben weiter zu forschen, können Sie die Bewegungen dieser Lektion wiederholen, wobei Sie sich diesmal aber etwas in die andere Richtung neigen. Sie werden staunen, wie viel leichter und sogar weiter Sie sich drehen können, wenn Sie wieder aufstehen. Doch bevor Sie aufstehen, wiederholen Sie wieder Schritt vier der Einleitung (Seite 169 bis 172), um die Veränderungen genau festzustellen.

Bevor Sie nun das letzte Experiment dieser Lektion machen, wiederholen Sie mindestens zweimal die vorangegangenen Schritte, um mit den Drehbewegungen der Wirbelsäule besser vertraut zu werden.

12 Stellen Sie die Füße auf und lassen Sie die Beine ungekreuzt. Bringen Sie Ihre Hände in der Mitte zusammen, wie Sie es inzwischen gut kennen. Schauen Sie die Hände an und bewegen Sie Arme, Hände, Kopf und Augen zusammen nach rechts und wieder zurück zur Mitte. Dabei findet zwischen Kopf und Augen bzw. zwischen Kopf und Schultern nicht viel Bewegung statt. Der gesamte Bewegungsablauf sollte gleichmäßig und langsam erfolgen. Finden Sie heraus, ob Ihnen die Bewegung mit dem Einatmen oder mit dem Ausatmen leichter fällt. Probieren Sie diese Bewegung ebenso nach links statt nach rechts. Welche Richtung fällt Ihnen leichter?

13 Nun rollen Sie den Kopf nach rechts, während sich Ihre Arme nach links bewegen, und wenn Sie zurück zur Mitte kehren, rollen Sie den Kopf nach links und nehmen Sie die Arme nach rechts. Die Augen sollten sich mit dem Kopf bewegen, d.h. sie sind nicht mehr auf die Hände gerichtet. Probieren Sie diese Bewegung in beide Richtungen aus. Kehren Sie anschließend wieder in die Ausgangslage auf dem Boden zurück und spüren Sie nach. Was hat sich jetzt an der Art und Weise verändert, wie Sie am Boden liegen?

14 Stellen Sie die Füße auf und lassen Sie sie wieder ungekreuzt. Bringen Sie die Hände in der Mitte zusammen. Schauen Sie die Hände an und bewegen Sie wieder Arme, Hände, Kopf und Augen, jetzt allerdings in einer ganz neuen Variation: Schauen Sie die Hände an, während Sie die Hände und Arme nach rechts bewegen und der Kopf nach links rollt. Machen Sie diese Bewegung äußerst behutsam und langsam. Bei dieser Bewegung bewegt sich der Kopf gegenläufig zur Schulter, und gleichzeitig bewegen sich die Augen gegenläufig zum Kopf. Reduzieren Sie das Ausmaß der Bewegung, bis sie Ihnen leicht fällt. Möglicherweise werden es nur noch 10-15 Grad sein, die Sie sich drehen. Aber dadurch gelangen Sie zu einer neuen Beweglichkeit im Nacken und in den Augen, die wiederum eine Veränderung der Beweglichkeit der Wirbelsäule bewirkt. Kommen Sie nach einigen Wiederholungen wieder in die Ausgangslage und spüren nach, wie sich Kopf, Nacken und Augen anfühlen.

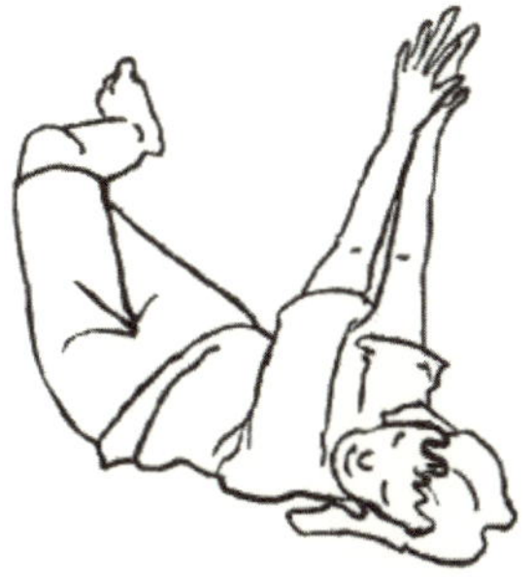

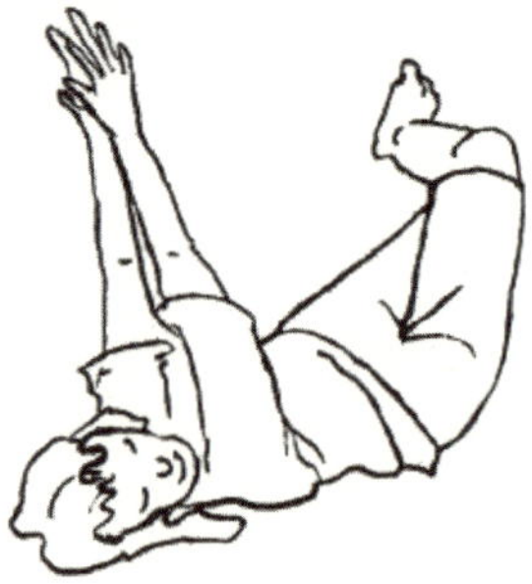

15 Jetzt können Sie das Gleiche in die andere Richtung ausprobieren, d. h. die Augen bewegen sich nach links, um den Händen nach links zu folgen, während der Kopf nach rechts rollt. Wiederholen Sie langsam, sanft und vorsichtig. Kehren Sie nach einigen Wiederholungen wieder in die Ausgangslage zurück und spüren nach wie sich Kopf, Nacken und Augen anfühlen.

16 Stellen Sie nun die Füße auf und überkreuzen Sie jetzt die Beine, indem Sie das linke über das rechte legen und bringen die Hände wieder in der Mitte zusammen. Schauen Sie Ihre Hände an. Jetzt lassen Sie die Beine nach links sinken und bewegen die Hände und Arme nach rechts. Dabei rollen Sie Ihren Kopf nach links, während Sie die Augen nach rechts bewegen, um den Händen zu folgen. Diese Bewegung ist wahrscheinlich die komplexeste Drehbewegung, die Sie je mit der Wirbelsäule gemacht haben. Nehmen Sie sich also Zeit dafür und machen Sie die Bewegung sehr klein und langsam. Kehren Sie dann wieder zur Mitte zurück und probieren Sie es noch einmal, wieder langsam und aufmerksam. Nachdem Sie diese Bewegung einige Male gemacht haben, wird sie Ihnen allmählich leichter fallen. Dann können Sie auch darauf achten, ob Ihnen diese Bewegung mit dem Einatmen oder mit dem Ausatmen leichter fällt. Kommen Sie nach 5-10 Wiederholungen wieder in die Ausgangslage auf dem Boden und spüren Sie nach, wie Sie jetzt liegen.

17 Probieren Sie diese Kombination genauso langsam und achtsam, aber in die andere Richtung. Kommen Sie nach 5-10 Wiederholungen wieder in die Ausgangslage.

18 Wiederholen Sie den vierten Schritt der Einleitung (Seite 169 bis 172), um Ihre Lage auf dem Boden und die Mittellinie genau zu spüren. Stehen Sie auf und stellen Sie fest, was sich daran verändert hat, wie Sie stehen und herumschauen. Und wie gehen Sie jetzt? Fühlt sich das Gehen gut an? Nun werden Sie auch merken, dass all die Stellen von den Hüften bis zu den Augen, die Sie beim Drehen am Boden kennen gelernt haben, auch an den Bewegungen des Gehens beteiligt sind. Ebenso werden Sie auch spüren, dass die Atmung jetzt leichter und angenehmer ist.

Lektion 3: Die Beckenuhr

Das Becken ist das Kraftzentrum unseres Körpers, in dem die für die Fortbewegung erforderliche Kraft erzeugt wird. Da das Becken und die beiden Hüftgelenke große Kraft und höchste Beweglichkeit besitzen, ist die richtige Koordination dieser Kraft und Beweglichkeit von Bedeutung. Nur dann ist die Bewegungsachse unseres Körpers frei beweglich, nur dann haben wir einen gesunden und leistungsfähigen Rücken.

Die hier vorgestellte Lektion, die „Beckenuhr-Lektion", ermöglicht es Ihnen, die Bewegungen des Beckens und der Hüften mit der Wirbelsäule und die Bewegungen des Kopfes fließend zu koordinieren.

Beginnen Sie nochmals mit den ersten vier Schritten aus der Einleitung (Seite 168 bis 172).

1 Legen Sie sich auf den Rücken und stellen Sie die Füße auf. Stellen Sie sich ein Zifferblatt vor, auf dem Sie mit der Rückseite des Beckens liegen, und ein zweites Zifferblatt, auf dem der Hinterkopf liegt. Stellen Sie sich die verschiedenen Ziffern vor: 12 ist oben und 6 unten, die Ziffern 3 und 9 stehen dann auf der rechten bzw. linken Seite. Alle anderen Ziffern liegen natürlich dazwischen, wie bei einem normalen Zifferblatt. Wichtig ist, dass die Ziffern beider Zifferblätter in der gleichen Richtung miteinander korrespondieren. Diese Zifferblätter sind in den Abbildungen größer dargestellt, das für das Becken soll vielleicht 10-15 cm Durchmesser haben, das unter dem Kopf ist entsprechend kleiner.

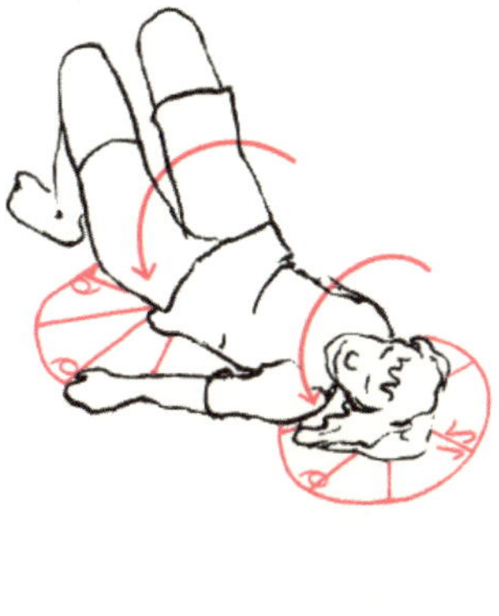

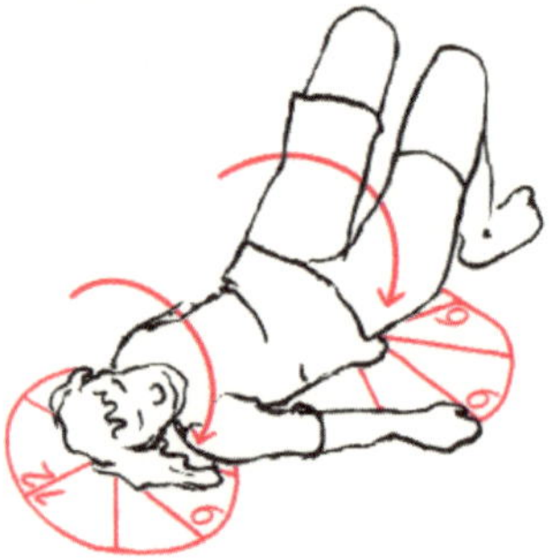

2 Beginnen Sie damit, dass Sie das Becken zwischen 12 und 6 kippen, und der Kopf gleichzeitig diese Bewegung mit vollzieht. Bewegen Sie das Becken und den Kopf auf dem jeweiligen Zifferblatt von der 12 zur 6 und zurück in einer geraden Linie. Dabei wird die gesamte Wirbelsäule mobilisiert. Falls diese Bewegung anstrengend ist, reduzieren Sie die Größe der beiden Zifferblätter, bis Ihnen diese Bewegung leicht fällt. Sie werden feststellen, dass die Lendenwirbel etwas in Richtung Boden sinken, wenn Sie Kopf und Becken in Richtung 12 bewegen. Aber versuchen Sie nicht, durch Anspannung der Bauchmuskeln erreichen zu wollen, dass der Rücken vollständig auf den Boden zu liegen kommt. Wenn sie den Kopf in Richtung 12 bewegen, wird der Kopf kippen, und der Unterkiefer wird sich etwas vom Brustkorb entfernen. Wenn Sie Kopf und Becken in Richtung 6 bewegen, werden sich die Lendenwirbel etwas vom Boden erheben, und Unterleib und Bauch werden sich etwas nach vorn wölben. Wiederholen Sie die Bewegung ca. 10-15 mal. Legen Sie sich anschließend wieder in die Ausgangslage und spüren Sie nach.

3 Stellen Sie nach einer kurzen Pause die Füße wieder auf. Rollen Sie Becken und Kopf gemeinsam, um sie auf die 9 bzw. 3 zu bringen. Auch dies ist eine gerade Bewegung zwischen den beiden Ziffern. Führen Sie sie langsam aus und spüren Sie, ob sich Kopf und Becken gleichzeitig bewegen. Öffnen Sie Ihre Aufmerksamkeit um zu spüren, wie sich Ihre Wirbelsäule währenddessen bewegt. Machen Sie nach 10-15 Wiederholungen eine Pause in der Ausgangslage und spüren Sie nach.

4 Nach dem gleichen Prinzip können Sie jetzt die übrigen, einander gegenüberliegenden Ziffernpaare jeweils mit einer geraden Linie verbinden und die Übung entsprechend ausführen. Sie bewegen also Becken und Kopf mehrmals gemeinsam jeweils zwischen 1 und 7, danach zwischen 2 und 8, anschließend zwischen 4 und 10, und zum Schluss zwischen 5 und 11. Achten Sie darauf, ob Ihnen einige dieser Bewegungen leichter fallen als andere. Wichtig ist, dass Sie Kopf und Becken möglichst gleichzeitig bewegen. Mit jeder dieser verschiedenen Bewegungsrichtungen werden Sie feststellen, dass sie alle etwas unterschiedlich sind. Manche Richtungen werden Ihnen leichter fallen als andere. Auch die Bewegungen des Rückens und des Brustkorbs sind unterschiedlich, je nachdem, in welche Richtung des Zifferblatts Sie sich bewegen. Versuchen Sie nicht, diese Unterschiede auszugleichen. Achten Sie auch darauf, wie diese verschiedenen Bewegungen mit den Bewegungen des Atmens koordiniert sind. Machen Sie nach jeweils 10-15 Wiederholungen eine Pause in der Ausgangslage und spüren Sie nach, ob sich etwas verändert hat in der Art und Weise, wie Sie liegen.

5 Nun haben Sie alle Ziffern mit dem Kopf und dem Becken gefunden. Bewegen Sie Becken und Kopf noch einmal auf die 12 zu. Statt sich aber anschließend in Richtung 6 zu bewegen, bewegen Sie sich nur zur 1 und dann zurück zur 12. Dann von der 12 zur 11 und zurück. Wiederholen Sie die Bewegung gleichzeitig mit Kopf und Becken zwischen 11 - 12 - 1. Sie bewegen sich nun außen am Kreis des Zifferblatts entlang. Fügen Sie, nachdem Sie diese Bewegung ca. zehnmal wiederholt haben, in jeder Richtung jeweils eine Ziffer hinzu, so dass die Bewegung nun 10 - 11 - 12 - 1 - 2 umfasst. Sie werden feststellen, dass die Bewegung beginnt rund zu werden, und eine kleine Kurve entsteht. Wenn Sie wieder eine Ziffer hinzufügen, entsteht sogar ein kleiner Halbkreis, dann bewegen Sie sich zwischen 3 - 2 - 1 - 12 - 11 - 10 - 9 und zurück.

Führen Sie diese Bewegung langsam aus und wiederholen Sie sie ca. 10-15 mal. Legen Sie sich anschließend wieder flach in die Ausgangslage und spüren Sie nach, wie Sie jetzt auf dem Boden liegen.

6 Eine weitere Variante dieser Übung können Sie durchführen, indem Sie mit Kopf und Becken bei der 6 beginnen. In dieser Lage werden Sie ein Hohlkreuz spüren, und der Unterkiefer kippt nach vorn, mit dem Unterkiefer nah am Brustbein. Bewegen Sie Kopf und Becken gleichzeitig von der 7 über die 6 zur 5. Fügen Sie anschließend wieder in jeder Richtung jeweils eine Ziffer dazu und danach wieder eine Ziffer, bis Sie wieder an der 3 und der 9 angekommen sind, also die Bewegung jetzt 9 - 8 - 7 - 6 - 5 - 4 -3 umfasst. Jetzt beschreiben Sie wieder einen halben Kreis. Legen Sie sich nach ca. 10-15 Wiederholungen wieder flach in die Ausgangslage und spüren Sie nach, wie Sie jetzt auf dem Boden liegen.

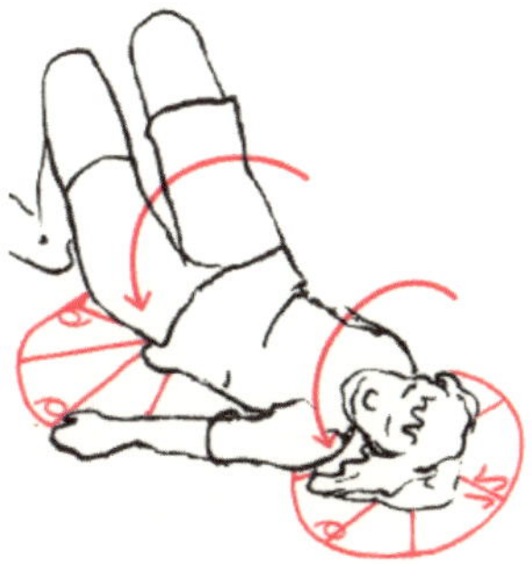

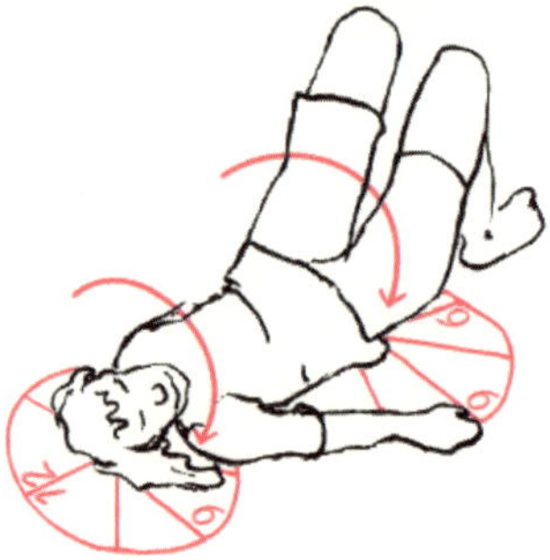

7 Stellen Sie nun die Füße wieder auf und bewegen Becken und Kopf wieder zur 12. Von hier zur 1, dann über die 2 weiter zur 3 und schließlich zur 4. Kehren Sie dann wieder zurück, bis Sie wieder bei der 12 angelangt sind. Führen Sie anschließend die Bewegung nach der anderen Seite aus, also 12 - 11 - 10 - 9 - 8 und wieder zurück zur 12. Fügen Sie nach 5-10 Wiederholungen auf jeder Seite eine Ziffer hinzu, also die 5 bzw. die 7. Nun fehlt Ihnen nur noch die 6, um einen vollständigen Kreis zu schließen. Und das ist der nächste Schritt. Führen Sie diese Bewegung langsam aus und wiederholen Sie sie ca. 10-15 mal. Kehren Sie dann wieder in die Ausgangslage zurück und spüren Sie nach, wie Sie jetzt auf dem Boden liegen.

8 Nun können Sie die letzten Schritte wiederholen, aber wenn Sie jetzt wieder zur 6 kommen, bewegen Sie Kopf und Becken weiter in der gleichen Richtung, bis Sie wieder bei der 12 angelangt sind. Wiederholen Sie diese Kreisbewegung mehrmals in die eine Richtung, und nach einer kleinen Pause beschreiben Sie mit Kopf und Becken auf dem Zifferblatt einen Kreis in die andere Richtung. Führen Sie diese Bewegungen langsam aus und wiederholen Sie sie ca. 10-15 mal. Wahrscheinlich wird Ihnen der Kreis in eine Richtung leichter fallen als in die andere. Legen Sie sich abschließend wieder flach in die Ausgangslage und spüren Sie nach, wie Sie jetzt auf dem Boden liegen. Schließen Sie die Lektion für heute ab. Wiederholen Sie noch einmal Schritt vier der Einleitung (Seite 169 bis 172), bevor Sie aufstehen und ein paar Schritte auf und ab gehen. Spüren Sie nach, ob Sie mit Ihren neu geölten Hüftgelenken leichter gehen können.

9 Wiederholen Sie am nächsten Übungstag alle vorangegangenen Schritte. Sie werden feststellen, dass Ihnen die Bewegungen jetzt vertrauter sind, und gleichzeitig werden sich einige davon anders anfühlen als beim letzten Mal. Sie können jetzt einen neuen Schritt der Lektion versuchen, der ein bisschen Geduld erfordert. Der Kopf und das Becken werden sich jetzt gegenläufig um die Zifferblätter bewegen. Beginnen Sie die Übung, indem Sie Kopf und Becken zur Ziffer 12 bewegen. Bewegen Sie von hier aus das Becken zur 1, während Sie den Kopf zur 11 bewegen. Dann bewegen Sie beide, Kopf und Becken, zurück zur 12. Bewegen Sie anschließend das Becken zur 11, und den Kopf zur 1, danach beide wieder zurück zur 12. Wiederholen Sie diese Bewegung mehrmals, bis Sie sie leicht und fließend ausführen

können. Dann fügen Sie auf jeder Seite eine Ziffer dazu. Sie bewegen also jetzt das Becken von der 12 über die 1 zur 2, während Sie den Kopf von der 12 über die 11 zur 10 bewegen. Kehren Sie anschließend wieder mit Kopf und Becken zur 12 zurück und bewegen dann beide entsprechend in die jeweils andere Richtung. Bewegen Sie sich langsam und aufmerksam zu den Ziffern. Falls Sie durcheinander geraten, kehren Sie ganz einfach mit Kopf und Becken zurück zur 12 und beginnen erneut. Sie werden feststellen, dass Ihnen die Übung allmählich leichter fällt. Sie können sie zur 3 und 9 ausdehnen und dann noch weiter. Achten Sie darauf, dass Sie Kopf und Becken immer gleichzeitig bewegen, während Sie nach und nach eine Ziffer hinzufügen. Achten Sie auch auf Ihre Atmung und den Bewegungsfluss. Sie können auf diese Weise die gegenläufigen Kreise aufbauen, bis es Ihnen leicht fällt, mit Kopf und Becken jeweils einen vollständigen Kreis zu beschreiben, wobei sich die beiden Kreise an der 12 und der 6 treffen. Nachdem Sie dies mehrmals gemacht haben, werden Sie etwas Neues entdecken. Während Sie Kopf und Becken gegenläufig bewegen, vollzieht sich im Brustkorb und in der Brustwirbelsäule eine komplexe Drehbewegung. Und auch am Kraftzentrum Ihres Körpers machen die Hüften nun neue, differenzierte Bewegungen, die Ihnen sowohl Kraft als auch Geschicklichkeit verleihen. Legen Sie sich anschließend wieder in die Ausgangslage und spüren Sie nach, wie Sie jetzt auf dem Boden liegen. Wiederholen Sie nochmals Schritt vier der Einleitung (Seite 169 bis 172), bevor Sie aufstehen und ein paar Schritte spazieren gehen. Spüren Sie nach, ob Sie leichter gehen können und wie sich Hüften, Brustkorb und Schultern jetzt beim Gehen bewegen. Schwingen Ihre Arme jetzt freier? Ist Ihre Atmung fließender geworden?

10 Wiederholen Sie am nächsten Übungstag alle vorangegangenen Schritte. Wenn sie Ihnen vertraut geworden sind und Ihnen die gegenläufigen Bewegungen des Beckens und des Kopfes leicht fallen, dann können Sie das i-Tüpfelchen ausprobieren. Setzen Sie sich dafür in den Schneidersitz. Schließen Sie die Augen und stellen Sie sich ein Zifferblatt vor, das sich direkt vor Ihrem Gesicht befindet. Die Mitte des Zifferblattes befindet sich direkt vor Ihrer Nasenspitze. Die 12 ist oben, die 6 unten, die 3 und die 9 sind rechts bzw. links. Bewegen Sie nun die Nase und die Augen zunächst zur 3 und dann zur 9. Wiederholen Sie diese Bewegungen mehrmals. Achten Sie dabei sehr darauf, dass Sie die Bewegung langsam und fließend ausführen.

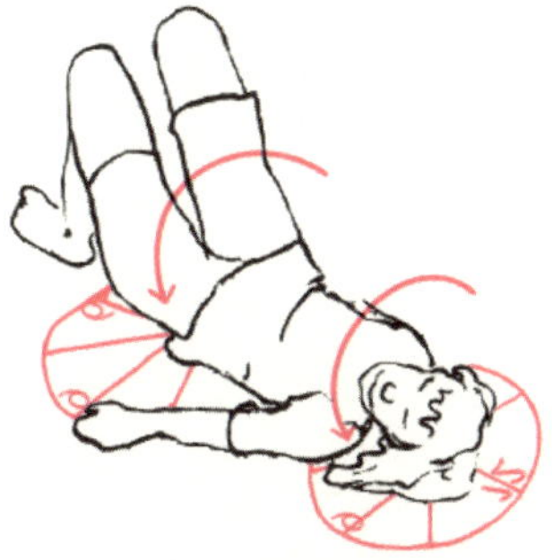

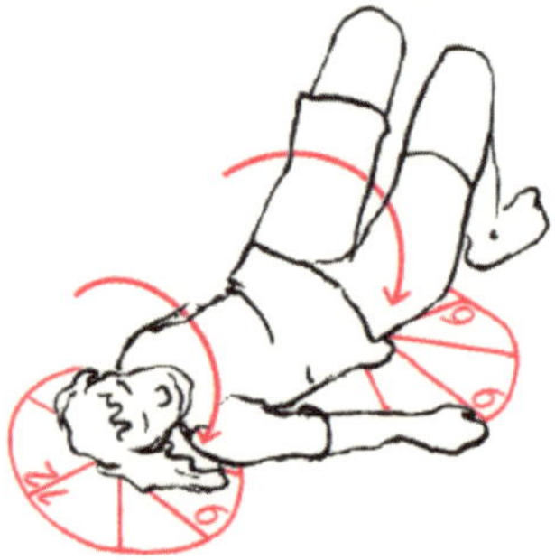

11 Fügen Sie nun wie zuvor bei jedem Übungsschritt eine Ziffer in jede Richtung hinzu und bewegen Nase und Augen zwischen jeweils zwei gegenüberliegenden Ziffern hin und her. Sie bewegen also Nase und Augen zunächst zwischen 2 und 8, danach zwischen 1 und 7, dann zwischen 12 und 6, anschließend zwischen 11 und 5, dann zwischen 10 und 4 und schließlich wieder zwischen 9 und 3. Die Nase und die Augen sollten sich dabei miteinander zu den Ziffern bewegen. Kehren Sie anschließend in die Ausgangslage zurück und spüren Sie nach. Wie empfinden Sie Ihre Augen, Ihr Gesicht, Ihren Kopf und Nacken?

Setzten Sie sich wieder in den Schneidersitz. Nun bewegen Sie, ganz langsam und vorsichtig, die Nase zur 3, während sich die Augen zur 9 bewegen. Dann bewegen Sie die Nase zur 9 und die Augen zur 3. Wiederholen Sie diese gegenläufigen Bewegungen der Nase und der Augen. Dabei ist sehr wichtig, dass Sie dies mit größter Leichtigkeit tun. Wahrscheinlich sind diese gegenläufigen Bewegungen zunächst ungleichmäßig und steif. Doch statt sie mit mehr Kraft zu versuchen, machen Sie die Bewegungen kleiner, mit weniger Ehrgeiz und noch langsamer. Nachdem Sie diese Bewegungen ein paar Mal ausgeführt haben, wandern Sie wieder in jede Richtung jeweils eine Ziffer weiter, bewegen also jetzt Nase und Augen gegenläufig zwischen der 2 und der 8. Fahren Sie auf diese Weise fort. Vielleicht müssen Sie zwischendurch kurze Pausen einlegen, da diese Bewegungen so ungewöhnlich sind. Auf diese Weise können Sie alle Ziffern nochmals besuchen, wobei sich diesmal jedoch die Augen und die Nase gegenläufig bewegen. Nachdem Sie nochmals ganz um das Zifferblatt gewandert sind, kehren Sie wieder in die Ausgangslage zurück und spüren Sie nach. Wie fühlen sich die Augen, das Gesicht, der Kopf und Nacken jetzt an? Spüren Sie eine Veränderung in der Spannung oder dem Gewicht der Augen? Versuchen Sie nun, Kopf und Becken zusammen um ihre jeweiligen Zifferblätter zu bewegen. Beide zuerst im Uhrzeigersinn, dann entgegen dem Uhrzeigersinn. Hat sich an diesen Bewegungen etwas verändert? Wiederholen Sie abschließend wieder den vierten Schritt der Einleitung (Seite 169 bis 172), bevor Sie aufstehen. Spüren Sie nach, ob Sie eine Veränderung im Stehen oder Gehen erleben und wie sich Ihre Augen anfühlen, wenn Sie umherschauen.

Wie am Anfang dieses Buches versprochen, haben Sie:

- gelernt, wie Sie selbstständig lernen können,
- erfahren, dass Sie die Prozesse Ihrer Bewegungsentwicklung wieder aufgreifen können, um Ihre Bewegungen klüger zu koordinieren und damit fließender und gesünder auszuführen,
- die Bewegungsachse Ihres Körpers kennen gelernt,
- gesehen, wie der „Chefdirigent Gehirn" Ihnen zu mehr Bewegungsharmonie verhelfen kann,
- sich von Schmerzen verabschiedet und Ihre Haltung verbessert,
- gesehen, dass Sie Ihre Bewegungsentwicklung bis ins hohe Alter weiterentwickeln können,
- Selbstvertrauen gewonnen und neue Möglichkeiten für Freizeit und Beruf gefunden.

Recht beachtlich, und dank Tom war es sicherlich auch unterhaltsam. Falls Sie daran interessiert sind, die Feldenkrais-Lektionen weiter kennen zu lernen, finden Sie auf den folgenden Seiten einige Anschriften, an die Sie sich wenden können. Dort gibt man Ihnen gerne Auskunft und weitere Informationen. Ich danke Ihnen herzlich für Ihre Aufmerksamkeit und wünsche Ihnen viel Erfolg bei Ihren Versuchen, sich klüger zu bewegen.

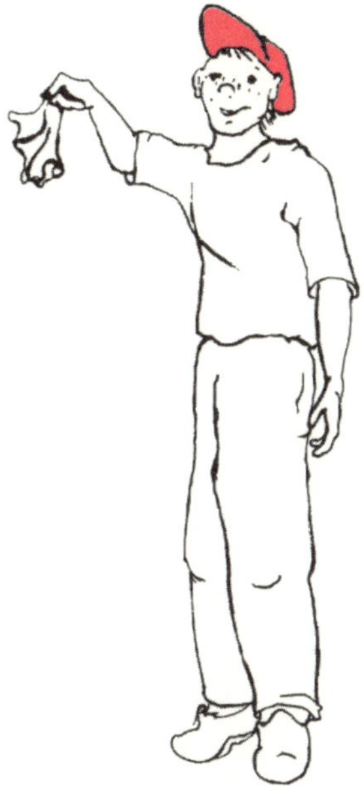

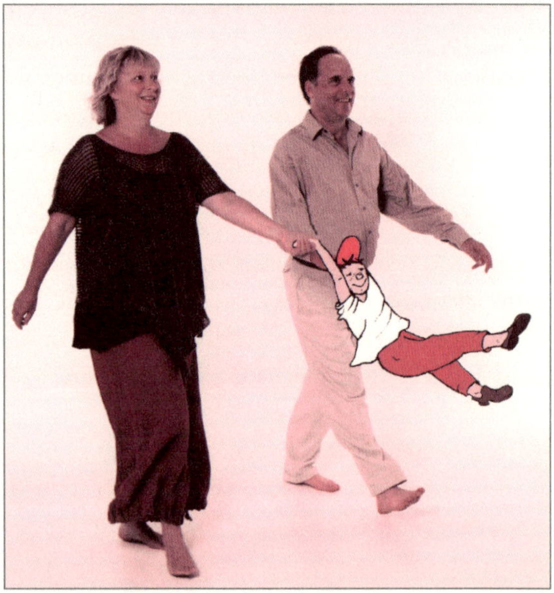

Biographien

Roger Russell hat dieses Buch konzipiert und geschrieben. Es ist eine Synthese aus den Erkenntnissen, die er während seines Studiums erworben hat, und der Erfahrungen seiner Ausbildung und seiner Arbeit als Physiotherapeut, seiner Forschungsarbeiten zur menschlichen Bewegungsentwicklung und nicht zuletzt das Ergebnis von 25 Jahren Anwendung der Feldenkrais-Methode. Er lernte 1975 - 1982 mit Dr. Moshé Feldenkrais in den USA und in Israel. Er ist Magister in Bewegungswissenschaft und Bewegungserziehung. 1989-1993 leitete er ein Forschungsprojekt der Deutschen Multiple Sklerose Gesellschaft zur Wirkung der Feldenkrais-Methode bei MS-Betroffenen. Als gebürtiger Amerikaner lebt er seit 20 Jahren in Deutschland. Er ist international anerkannt als Ausbilder in der Feldenkrais-Methode und unterrichtet in Europa und USA. Sein erstes Buch „Feldenkrais im Überblick" (1999) ist ebenfalls im Thomas Kaubisch Verlag erschienen und auch dort erhältlich.

Susanne Mertner, geboren 1956 in Münster/Westfalen, ist die Illustratorin dieses Buches. Während eines Aufenthaltes in Nordirland von 1974-1976 studierte sie am Rupert-Standley-College in Belfast Zeichnen. Sie führte Ihre Studien an der Universität in Münster im Atelier für künstlerisches und wissenschaftliches Zeichnen weiter. 1977 machte sie eine Ausbildung als Masseurin und medizinische Bademeisterin und wenig später die zur staatlich anerkannten Krankengymnastin. Seit 1983 lebt sie in Nördlingen, wo sie 15 Jahre als Krankengymnastin und Bobath-Therapeutin im Frühförderbereich mit Kindern und deren Eltern tätig war. Ihre Ausbildung zur Feldenkrais-Lehrerin schloss sie 1996 ab und seit 1998 ist sie selbstständige Feldenkrais-Lehrerin in Nördlingen. Neben ihren beruflichen Aktivitäten ist sie zeichnerisch tätig und leidenschaftliche Dressur- und Freizeit-Reiterin.

Tom, geboren im März 2001, macht es richtig Spaß, Sie durch das Buch zu begleiten. Als Kobold nimmt er natürlich nicht immer alles ernst. Wenn er nicht mit der Buchgestaltung beschäftigt ist, spielt er am liebsten Streiche!

ADRESSEN

Roger Russell leitet das Feldenkrais Zentrum Heidelberg wo er Ausbildungen und Fortbildungen in der Feldenkrais-Methode durchführt.

Feldenkrais Zentrum Heidelberg
Bergheimerstr. 31
D - 69115 Heidelberg
Tel: 06221 - 29461
Fax: 06221 -28965
Email: feldenkraiszentrum-HD@t-online.de
Internet: www.feldenkraiszentrum-hd.de

Andreas Langhammer ist unser Finn von Seite 22. Er ist Friseurmeister, Tai Chi und Feldenkrais-Lehrer in Ruhpolding/Südbayern.

Es gibt mehr als 1500 Feldenkraislehrerinnen/lehrer im deutschsprachigen Raum. Kontaktieren Sie die folgenden Feldenkrais-Verbände, um jemand in Ihrer Nähe zu finden.

Deutschland

Feldenkrais Gilde e.V.
Jägerwirtstr. 3
81373 München
Tel: 089 523 10171
Fax: 089 523 10172
Internet: www.feldenkrais.de

Schweiz

Schweizerischer Feldenkrais Verband (SFV)
Rebhalde 33
CH - 8645 Jona.
Telefon: 0041 55 21426 58
Fax: 0041 55 214 26 59
Internet: www.feldenkrais.ch

Österreich

Feldenkrais Verband Österreich
Postfach 363
A -1181 Wien
Telefon und Fax: 0043 1 479 25 03
Internet: www.feldenkrais.at

Ausblick

Dieses Buch hat Ihnen gezeigt, wie Sie lernen können, Ihre Bewegungskoordination zu verbessern, um bequemer zu leben. Sie haben gesehen, wie Sie Ihre Lernfähigkeit verfeinern und gleichzeitig Ihrem Rücken etwas Gutes tun können. Auch haben Sie erfahren, *wie* Sie lernen können. All dies können Sie auch in jedem anderen Lebensbereich anwenden, in dem Sie vorhaben etwas Neues zu lernen. Die Antwort auf die Frage, wie denn das funktionieren soll, ist ganz einfach: indem Sie sich entschließen, bei allem was Sie tun, neugierig vorzugehen. Eines der Merkmale kreativer Menschen ist ihre Fähigkeit, durch eine neue Sichtweise Altbekanntes neu wahrzunehmen. Auch Sie können dies, indem Sie den Fokus und die Ausrichtung Ihrer Aufmerksamkeit verändern. Und indem Sie mit allen möglichen Variationen experimentieren, können Sie neue Zusammenhänge erkennen – das heißt, Sie können erfinderisch sein!

Mit Hilfe der Feldenkrais-Lektionen lernen Sie nicht nur, Ihre Wirbelsäule wieder mit Leichtigkeit zu bewegen, sondern verfeinern auch Ihre Körperwahrnehmung. Sie entdecken, dass Ihr Bewegungssinn sensibler wird, wenn Sie Ihre Anstrengungen reduzieren. Durch die Rückmeldungen zum Gehirn bei neuen Bewegungsvariationen wird Ihre Körperwahrnehmung präziser, und Sie spüren genauer, wie Sie sich bewegen.

Wohin führt nun dieser Weg weiter?

Haben Sie je darüber nachgedacht, wie wir uns erkennen und wissen, wer wir sind? Wie wir wissen, dass wir wir selbst sind, wenn wir morgens aufwachen? Die Frage „Wer bin ich?“ ist eine Kernfrage des menschlichen Daseins. Forschungen in der Psychotherapie und der Entwicklungspsychologie haben gezeigt, dass unsere Körperempfindung das Fundament unseres geistigen und emotionalen Lebens ist.

Jedes Kind kommt mit einem großen Bewegungs- und Wahrnehmungspotenzial zur Welt. In den ersten Monaten nach der Geburt lernt es, seine Aufmerksamkeit und emotionale Erregbarkeit zu regulieren. Mit Hilfe dieser neuen Fertigkeit geht das Kind dann systematisch vor, seinen Körper kennen zu lernen. Es probiert allerlei Bewegungsvariationen aus und erkennt, dass manche sehr sinnvoll sind, andere hingegen nicht sehr zweckmäßig. Während das Kind die Bewegungsmuster um die Drehachse seines Körpers entdeckt, entwickelt es die ersten Grundlagen seines Körperbilds.

Wenn wir den in diesem Buch beschriebenen Lernprozessen folgen und damit die optimale Art, unsere Drehachse zu bewegen, wieder entdecken, begreifen wir, wie wir unser Körperbild verfeinern können. Und da unser Körperbild das Fundament unseres emotionalen Lebens bildet, haben wir damit auch eine Möglichkeit, unser emotionales Selbstbild verändern! Durch die Ruhe, Gelassenheit und Offenheit, die wir in diesen Lektionen finden, finden wir auch einen Weg zurück zu unserem wahren biologischen Wesen. Ein Wesen, das durch Mut, Freude, Neugier, Hoffnung, spielerisches Lernen und Zuversicht gekennzeichnet ist. Wenn wir erleben, wie sich unsere Entwicklungslandschaft wieder ausbreitet, erleben wir auch die geistige und emotionale Flexibilität wieder, die mit der körperlichen Flexibilität Hand in Hand ging, bevor wir uns durch unsere unbewusst erlernten Einschränkungen unserer Wahlmöglichkeiten beraubt haben. Wenn wir lernen, *wie* wir lernen können, und diese Fähigkeit auch entsprechend einsetzen, dann erleben wir unsere menschliche Würde. Eine Würde, die uns Selbstvertrauen gibt, weil wir genau wissen, dass wir alle die Fähigkeiten selbst besitzen, die wir brauchen, um kreativer und bequemer zu leben.

Literatur

Berthoz, A. (2000). *The brain's sense of movement.* Cambridge, MA: Harvard University Press

Birbaumer, N. & Schmidt, R.F. (1989). *Biologische Physiologie.* Berlin: Springer

Brooks, V.B. (1986): *The neural basis of motor control.* New York: Oxford University Press

Damasio, A. R. (1997): *Decartes' Irrtum,* München: dtv

Damasio, A. R. (2002): *Ich fühle, also bin ich. Die Entschlüsselung des Bewusstseins,* München: Ullstein

Eckert, R. (2000): *Tierphysiologie.* Stuttgart: Thieme

Feldenkrais, M. (1978): *Bewusstheit durch Bewegung.* Frankfurt am Main: Suhrkamp

Fischer, S. (1986): *Development and structure of the body image.* Hillsdale, NJ: Lawrence Erlbaum

Haken, H. & Haken-Krell, M. (1997): *Gehirn und Verhalten.* Stuttgart: Deutsche Verlagsanstalt

Jones, S., Martin, R. & Pilbeam, D. (1999): *The Cambridge encyclopedia of human evolution.* Cambridge, England: Cambridge

Kelso, J.A.S. (1995): *Dynamic Patterns.* Cambridge, Mass.: MIT Press

Klinkenberg, N. (2000): *Feldenkrais-Pädagogik und Körperverhaltenstherapie.* Stuttgart: Pfeiffer bei Klett-Cotta

Latash, M.L. & Turvey, M.T. (Eds.) (1996): *Dexterity and its development.* Mahwah, NJ: Lawrence Erlbaum

Muchisky, M., Gershkoff-Stowe, L., Cole, E. & Thelen, E. (1996): *The epigenetic landscape revisited: a dynamic interpretation.* In: Rovee-Collier, C. & Lipsitt, L. (Eds.). *Advances in infancy research 10.* pp. 21-159.

Nørretranders, T. (1994): *Spüre die Welt: die Wissenschaft des Bewusstseins.* Reinbek: Rowohlt

Pattee, H. (1973): *Hierarchy theory: The challenge of complex systems.* New York: George Braziller

Pikler, E. (1988): *Lasst mir Zeit.* München: Pflaum

Posner, M.I. & Rothbart, M.K. (1998): *Attention, self regulation and consciousness.* Phil. Trans.R. Soc. Land B, 353; 1915-1927

Pough, F. H., Janis, C.M. & Heiser, J. B. (1999): *Vertebrate life.* Upper Saddle River, NJ: Prentice Hall

Rochat, P. (Ed.) (1995): *The self in infancy: Theory and research.* Amsterdam: Elsevier

Rohen, J.W. (1985)[4]: *Funktionelle Anatomie des Nervensystems.* Stuttgart: Schattauer

Savelsbergh, G.J.P. (Ed.) (1993*): The development of coordination in infancy.* Amsterdam: Elsevier

Smith, L.B & Thelen, E. (Eds.) (1993): *A dynamic systems approach to development: Applications.* Cambridge, Mass: MIT Press

Stern, D. (1992): *Die Lebenserfahrung des Säuglings.* Stuttgart: Klett-Cotta

Thelen, E. & Smith, L.B. (1994): *A dynamic systems approach to the development of cognition and action.* Cambridge, Mass.: MIT PressDa